彭万年40年经方实践录

宋爱军 周 英 主编

罗 仁 李赛美 万晓刚 主审

U0334947

中国中医药出版社
·北京·

图书在版编目（CIP）数据

彭万年40年经方实践录/宋爱军，周英主编 .—北京：
中国中医药出版社，2020.10
ISBN 978-7-5132-6295-8

Ⅰ . ①彭…　Ⅱ . ①宋…　②周…　Ⅲ . ①经方－汇编
Ⅳ . ① R289.2

中国版本图书馆 CIP 数据核字（2020）第 114089 号

中国中医药出版社出版

北京经济技术开发区科创十三街 31 号院二区 8 号楼
邮政编码　100176
传真　010-64405750
廊坊市祥丰印刷有限公司印刷
各地新华书店经销

开本 880×1230　1/32　印张 12.75　彩插 0.25　字数 287 千字
2020 年 10 月第 1 版　2020 年 10 月第 1 次印刷
书号　ISBN 978－7－5132－6295－8

定价　59.00 元
网址　www.cptcm.com

社 长 热 线　010-64405720
购 书 热 线　010-89535836
维 权 打 假　010-64405753

微信服务号　**zgzyycbs**
微商城网址　**https://kdt.im/LIdUGr**
官 方 微 博　**http://e.weibo.com/cptcm**
天猫旗舰店网址　**https://zgzyycbs.tmall.com**

如有印装质量问题请与本社出版部联系（010-64405510）
版权专有　侵权必究

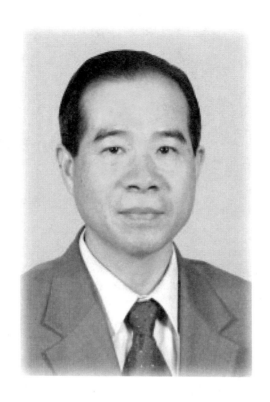

彭万年教授

内容提要

彭万年教授是广州中医药大学博士研究生导师，从医逾40年，崇尚学伤寒、用伤寒，为岭南经方大家。其以《伤寒论》和《金匮要略》仲景学说研究进展、中医临床基础、中医药养生康复学等学科为主，主攻经方治疗疑难重症、糖尿病及多种严重并发症的临床和实验研究，并开展中医药养生保健和中药新药、中成药的研究开发等。因对仲景学说研究深入，每以经方立起沉疴，故海内外求医者甚众。本书从彭万年教授仲景学说阐微、临证经验、医案与研究三方面系统总结了其主要医学成就，全部文稿由彭教授原作和其众多硕士、博士研究生写成，理论联系实际，重点突出了彭教授对仲景学说的领悟及临证运用经方治疗内、外、妇、儿等多科疑难病、常见病的经验，对于促进《伤寒论》的研究和推广经方应用具有重要价值，适合于广大中医临床工作者及中医药爱好者阅读参考。

● 罗 序

　　我和彭万年教授是出生于 20 世纪 50 年代的"50 后",都经历过我们这代人所忘不了的磨炼,都感受到自身的责任和担当!

　　我和彭万年教授是同乡,从客家农村成长而后从学从医,他具有客家人的朴实、热情、执着与追求!

　　我和彭万年教授是校友,学的都是中医临床专业,都热衷于临床,爱好经典,喜用经方!

　　我和彭万年教授曾在 2006 年共同撰写出版专著《糖尿病肾病研究》。

　　2 年前,彭万年教授还多次给我打电话,讨论他想在澳门开办中医院、在广州开办养生馆的方案……凝聚着彭万年教授对中医的爱和自信!

　　这一切,都好像在昨天,历历在目!然而,2018 年 5 月,惊悉彭万年教授仙逝——真正的英年早逝!

　　近日,彭万年教授的学生组织编写《彭万年 40 年经方实践录》书稿,没有故事,没有毁誉,实实在在地把彭万年教授对《伤寒论》《金匮要略》的研究体会,对中医养生康复的理念,以及经方治疗疑难病变的案例体会总结成书，这是彭氏弟子对万年教授最好的纪念，是最好的传承与发扬！

　　在本书出版发行之际，受彭门弟子之托，谨以此为序，以志怀念。

罗仁

2020 年 2 月 22 日于南方医院

● 万 序

　　彭公万年先生，音容儒雅，行止有范，谦谦一君子矣。吾虽与先生高考序在同年，因缘际会，20年前赴穗求学之时，复与先生谱为师生之谊。先生以师长之份，嘉惠后学，不遗余力，吾因之获益良多，而感铭于心。

　　先生出于寒门，感时之艰，而治学勤勉。于仲景之学，致力尤多。治学不尚空谈，强调学以致用，用理论服务临床实践，以实践推动理论研究。因而，在深入研究仲景扶阳气、存津液、保胃气及治未病等学术思想基础上，通过长期临床实践，努力探索仲景学说防治现代多种疑难病证之运用规律。每以经方起沉疴、救危厄，闻名遐迩。惯以平淡寓精妙，显神奇，而效若桴鼓。是以海内外慕名求医者，不绝于途。而先生则秉持大医精诚之心，无问贫富妍媸、官民商学，皆一视同仁，倾力竭智而为之。其妙术仁心，为众所钦。

　　吾与先生2年前相晤于澳门科技大学，尝感慨其旺盛之精力，奋发之情怀，当得奉为吾侪之楷模。讵料匆匆一别，竟尔永诀！不禁悲从中来，涕泣难止。呜呼，白驹过隙，人生苦短，然先生俯仰于天地之间，诚无愧怍于此生矣。

先生门下高足，宋、周、姜、彭诸君，皆当世之俊彦，杏林之精英。先生学术精华，赖诸君之努力，而得以撰文成章，传承济世，此先生之幸矣，亦医界之幸矣。值此书成付梓之际，愿序之以彰先生之仁德于兹。

广州中医药大学　万晓刚

2020 年 2 月 19 日

● 前 言

2018年5月，惊闻彭师仙逝的消息，无比悲恸！我们近60名弟子随即在第一时间组群悼念，并自发成立了编撰老师经验集的小组。老师生前虽是岭南经方大家，但向来自谦，对其经验集的事情一再推辞，说自己学识尚浅，未能领会仲景精髓之万一。后来看到当下中医书籍多徒有其表，甚或拼凑而成，为切于实际、振奋同道，才考虑到出书立著，然而由于种种原因，没有成功实施。待其殁后，我们众弟子方始整理成册，不禁诚惶诚恐，抱愧于心！

老师为人师表，德艺双馨。因对仲景学说研究深入，每以经方立起沉疴，故求医者甚众。其同事记述："每到周一晚上和周六上午，全国甚至世界各地的患者纷至沓来，医馆门庭若市，前来就诊的患者挤到了大街上。"广州中医药大学伤寒教研室主任李赛美教授在其专著中提及："我们伤寒教研室有一位老师，患者非常多，晚上的夜诊从六点半开始，经常要看到凌晨。"这位老师即是我们敬爱的彭老师。老师虽然以技名世，但未曾自矜，对患者不分贫贱，一视同仁，处方则药味寥寥，从不开大方。老师归属于学院派、经方派，临证注重调补脾肾，初看似乎不外四君、真武，其实处处讲

002

求辨证论治，是真正的辨证派。由于老师诊务繁忙，我们虽对其择用几个习常方剂而能够对付诸多疑难重症觉得不可思议，也因时间关系，不忍细问。因此，书中努力做到写实、评点和解析老师临证思路，但因领悟不深，难免有蠡测之处，尚祈见谅。

需要说明的是，书中文稿既有老师的生前原作，也多有学生们的跟师总结，行文风格不尽一致，我们在编辑过程中尽量做了统一。由衷地感谢老师，是他引领我们得窥仲景之门；感谢各位师兄姐弟妹，正是由于他们前期的辛勤撰述，才使本书得以顺利成编；还要衷心感谢南方医科大学中医药学院罗仁教授、广州中医药大学万晓刚教授，他们慷慨地拨冗赠序，给本书生色添辉。希望本书能够成为对老师最好的纪念，并有助于推广仲景学术，有益于中医药事业的传承！

宋爱军

2020 年 2 月

● 目 录

经方临证经验

经方医案评析

经方之路

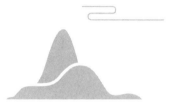

● 医事生平简介

彭万年（1953—2018），男，广东省兴宁市人。1978 年考入广州中医学院（现广州中医药大学），1983 年广州中医药大学毕业后留校，历任助教、讲师、副教授。2000 年起任硕士研究生导师。2002 年起被聘为广州中医药大学教授，任博士研究生导师。2012 年起兼任澳门科技大学中医药学院教授。

彭教授是广州中医药大学第一附属医院主任医师，国家重点学科学术骨干；教育部学位与研究生教育发展中心学位论文质量评审专家；国家中医药管理局中医药科技咨询与评审专家；澳门科技大学校纪律奖惩委员会委员；澳门科技大学中医药学院纪检召集人、学术职称晋升评审专家；世界中医药学会联合会医案专业委员会副会长，创会发起人之一；世界中医药学会联合会诊断专业委员会、免疫专业委员会首届常务理事；广州中医药大学科技产业园糖尿病研究中心主任；紫和堂幸和国医馆馆长；广东省市级优秀中医临床人才师承指导老师；广东省中西医结合学会糖尿病专业委员会常委；广东省中医药学会仲景学说专业委员会常委；美国中西部东方医学院访问学者（公派），并任美国中医药专家交流协会顾问、加州中医针灸联合会顾问、美国中国医学研究院访问学者（特邀）、中医药研究院研究员等职。

彭教授从医逾 40 年，从事高等中医药教育 30 余年，获高级职称20余年。其学、教、研以仲景学说研究进展、中医临床基础、中医药养生康复学等学科为主。主攻经方治疗疑难重症、糖尿病及多种严重并发症的临床和实验研究，并开展中医药养生保健和中药新药、中成药的研究开发等。曾主持和参与国家、省市级等系列研究课题10余项，发表论文100余篇；海外发表论文10多篇。主编论著6部；参编10余部。先后获国家级、省市级等奖励15项。彭教授作为国家中医药管理局"十一五""十二五"糖尿病重点专科主任医师，在创建国家级重点学科及打造国家级精品经典课程中有积极贡献；在经方治疗疑难病证如心脑血管病、甲亢、风湿病、糖尿病及多种严重并发症的临床和实验研究中卓有建树。在2003年抗击"非典型肺炎"中，坚持于一线救治患者，获广东省委省政府荣记三等功、广州市委市政府授予"先进个人"称号等嘉奖。多次出访美国、澳大利亚、新加坡、泰国等国家，以及台湾、香港、澳门等地区，积极开展国际学术交流，顺利完成多个国家和地区中医药学外教合作及进修任务，为学科发展做出了贡献。曾获日本国春光苑汉方研修会、东洋医学药学研究会首届仲景医学奖。海内外求诊者众。重视发挥中医药特色和优势，积极救治急危重症患者，努力宣传、推广中医药，受到广泛支持。

● 学术思想述要

　　彭万年教授从事临床与教学 40 余年，擅长运用和化裁经方治疗各科疑难杂症，诚为海内外广大患者所欢迎。今就其学术思想管窥如下：

一、学崇伤寒，医教并重

　　张仲景集汉代以前医学之大成，并根据他的临床实践，总结写成《伤寒杂病论》，在 1000 多年的历史中，为中华民族的健康繁衍做出了积极贡献。正是由于仲景学说在实践上的有效性与科学性，才使其学术源远流长，长盛不衰。彭教授认为，对《伤寒论》的学习研究，一定要提到相当的高度，不仅要对重点条文能够熟记熟背，更要对重点方剂于临床上反复应用。彭教授反对死读书、读死书，提倡把握仲景学说的精神实质，真正领悟六经辨证的深刻内涵，并使之与八纲、脏腑、三焦、卫气营血等辨证模式紧密结合，不拘于一方一法，一切从临床疗效的实际出发，从而提高医疗业务水平。在某种程度上讲，学好《伤寒论》，既是提高中医临床水平的必经之路，也是提高中医临床水平的捷径之一。彭教授指出，想学好《伤寒论》，必须要在原著上下功夫。一方面认真阅读《伤寒论》，对书中章节条文做到耳熟能详；另一方面仔细参考后世注家注本，广览博收，并结合临床，悟出条文外的道理。他在研究伤寒学术史的基础上，曾对《伤寒论》桂林本进行过深入考辨，并结合实际提出了许多新的见解。他认为，成无己的《注解伤寒论》、柯韵伯的《伤寒来苏集》等都是从古至今为人们推崇的经典注释，能够发仲圣未发之秘，确实有独到见地，应该认真披阅借鉴。一些近现代的相关作品，包括发表在各类杂志、报刊上的文章也多有新颖之处，可以开阔思路，亦应兼收并蓄。只有掌握广博的知识，打好基本功，才能站在专业的制高点，才有利于进一步的深造和发展。

　　彭教授同时认为，加大对经方的探讨，并联系西医学及其研究进展，积极应用于临床，也是学好《伤寒论》的关键。如大青龙汤，《伤寒论》主要用治太阳伤寒兼内有郁热之证，《金匮要略》则用于治疗"溢饮"，因其组方严谨，临床疗效确切，故为历代医家所尊崇，并被广泛应用于临床各科。特别是现代医家，在继承的基础上有所发挥，常用之治疗呼吸道感染、慢性支气管炎、支气管哮喘、肺气肿、肺炎、胸膜炎等，还用之治疗麻疹、丹毒、急慢性肾炎、关节炎等症。对外感高热、流行性脑脊髓膜炎等均可用之救治，且退热快，后遗症少。彭教授指出，在应用大青龙汤时，必须抓住"外束风寒，内有郁热"的病机及"不汗出而烦躁"的主要证候特征方可提高疗效。对脉微弱、汗出恶风者，须遵仲师告诫，不可与服。若贸然服之，易致厥逆、大汗、筋惕肉𥆧等亡阳之变，临证不可不慎。

　　而与大青龙汤遥相呼应的小青龙汤，对呼吸系统、泌尿系统及神经系统疾病有较好疗效。它不仅适用于"外寒""内饮"证，还可用于内科肺源性心脏病、风湿性心脏病、急性心力衰竭、肺水肿等危急重症。只要临床辨证准确，用之多效。其指征虽多，条文难记，但只要抓住病机，即"水""寒"二字，不管是心下、腹部，或全身有"水气"，且属阴寒性质，均可大胆使用。若运用及时、得当，则效如桴鼓。当然，对于肺肾两虚身肿者，阴虚内热、心肾不交、血证患者等虽有"水气"之患，亦不可颟顸从事，以免犯"虚虚"之戒。

再如五苓散，仲景设此方，主要用治表邪循经入腑，膀胱气化不利，水停下焦之蓄水证。彭教授认为，本方非必兼太阳表证，或只因太阳循经入腑，水蓄膀胱才用。临床许多病例并未兼表，或与太阳病无涉，而见水气内停、小便不利即可用之。其应用范围亦不局限于下焦膀胱病变，而可用于各类泌尿系疾病如泌尿系感染、尿路结石、尿路出血、急慢性肾炎等。还可用于非泌尿系疾病如脑积液、心包积液、胸腔积液、充血性心力衰竭及肝硬化腹水等。然而用五苓散也应注重辨证。许多患者临床表现虽各不相同，但都有脾虚湿盛、水气内停病机，故用之皆获良效。本方配伍科学，与正常人相比，其利尿作用明显，应用时可根据实际情况，适当配合使用养阴药，以防过利伤阴。用其治疗肝硬化腹水等病，应酌情加入活血祛瘀药物，可显著提高疗效，值得深入探讨。

学好《伤寒论》，还要善于总结、归纳，把零散的知识点汇成一个系统。如仲景于著述中多处论及黄疸、胁痛等证，这对今人治疗肝病就很有启发。彭教授从治法上归纳为10种：①疏肝解郁法：适用于寒热往来，胸胁苦满，或胁肋胀痛，纳呆，心烦喜呕，口苦咽干目眩，舌苔薄白，脉弦数等。主方小柴胡汤。②疏肝解表法：适用于发热，微恶风寒，胸胁胀痛，或心下支结，肢节烦疼，微呕，舌质淡红苔白，脉浮而弦等。主方柴胡桂枝汤。③疏肝通下法：适用于少阳肝胆之疾兼有阳明里实热证。症见往来寒热，胸胁苦满，兼呕吐不止，心下痞急，或胸胁满痛，大便秘结，或热结下利等。主方大柴胡汤。④疏肝理脾法：适用于肝郁气滞，肝脾失调之肝胆疾病。症见胸胁胀闷，甚至胸胁疼痛，或胁腹胀痛不舒，手足不温，或泄利下重，或咳嗽，心悸，或小便不利，脉弦或弦细等。主方四逆散。⑤清热利湿解毒法：适用于阳明热盛，湿热交蒸，肝胆疏泄失常之证。症见身目俱黄，色如橘子，胁痛腹胀，口干口苦，烦热脘闷，纳呆乏力，呕吐，大便秘结，小便黄赤，舌苔黄腻，脉弦数或滑数等。主方茵陈蒿汤。⑥温化寒湿法：适用于脾肾阳虚，寒湿内阻，肝胆郁滞证。症见形寒肢冷，面色萎黄或㿠白，胁痛脘闷纳呆，或腹部胀大，或腹胀如鼓，按之坚满而痛，神疲乏力，肢体浮肿，尿少色白，舌质淡胖，舌苔白腻，脉沉细而弦等。主方四逆汤。⑦温肝暖胃法：适用于肝寒犯胃，浊阴上逆者。症见呕吐吞酸，或头痛干呕，胁腹胀满，或肢厥，烦躁，吐涎沫，口淡苔白，脉沉弦无力等。主方吴茱萸汤。⑧健脾和胃降逆法：适用于肝病寒热错杂，脾胃不和，胃气上逆证。症见胁腹闷胀不舒，胃脘痞满，或呕而下利，肠鸣，舌质淡，苔微黄或黄腻，脉濡数等。主方半夏泻心汤。⑨化气利水祛湿法：适用于气化失职，水湿内停，湿郁化热，影响肝胆疏泄所致之黄疸。症见身目发黄，胁腹胀满，小便不利，烦渴，或饮入即吐，或兼发热，恶风，舌淡红，苔白或微黄，脉滑数或浮数等。主方茵陈五苓散。⑩建中补虚法：适用于肝强脾弱，中气不足，虚寒内生之证。症见面色萎黄或苍白，心下悸动，腹中急痛，梦交失精，手足烦热，咽干口燥，舌淡苔少，脉右弦左涩等。主方小建中汤。总之，纵观仲景治肝之道，既突出"木郁达之"之法，又重视健脾扶中之方，对痰、湿、燥、热等病理因素，亦每每兼顾，随证立法，灵妙之至。彭教授举例的这种学习方法，基于梳理仲景原作，又通过总结衍义，在继承的同时有所提高，达到了学以致用的目的。

彭教授在积极践行仲景学说的同时，注重教书育人，对《伤寒论》教学模式的改革、探索与实践，提出了自己的见解。他与熊曼琪教授等指出，《伤寒论》只有回归临床，做到医、教、研同步发展，才能还其本来面目和恢复其活力，才是发扬光大《伤寒论》的正确途径，才是保持我国在《伤寒论》研究发展中处于领先地位的根本出路。为此，彭教授提倡各级单位齐心协力，创建以临床为依托，以科研为动力，以搞好教学为目的的医、教、研相互促进的新体制。与此同时，彭教授着重以真武汤证为例，对《伤寒论》临床教学方法进行了探讨。真武汤证作为《伤寒论》少阴病的重要方剂，既是课堂教学的重点内容，又是临床带教的常选病证，是《伤寒论》教学的重点、难点之一。彭教授认为，欲搞好本方证的临床带教，要做到以下几点：一是要帮助学生弄清本方证的病机、主症、治则、方药，以利其入门探径，使之心中有"理""法"，临证不慌张。这是搞好临床教学带教的基本前提。二是要注意选择好临床带教病例。病例选择得当与否，将密切影响带教质量的高低，必须选择有"证"可见的病例，而非仅仅有"效"的病例。三是要通过综合、分析、鉴别并用的方法，引导学生逐步掌握真武汤的辨证规律，使之真正"识证"。四是要根据带教对象的不同，灵活调整带教内容，因材施教。即本、专科见习生突出"见"字，结合相关本方证的鉴别诊断，以强化对本方证的辨识。本、专科毕业实习生重在"用"字，在上述基础上，指导学生加深对本方证辨治规律的理解和应用，并根据病情变化，学会灵活加减运用真武汤。至于学位班及岗培、进修医生，已有一定临床经验，则应结合本方证的应用范围及解决疑难病证的实例进行带教，以进一步提高应用本方证的水平。七年制和研究生有较强的科研思维能力，临床应结合现代科研成果及临床科研实践进行带教，以提高其学习本方证的兴趣及进一步扩大其科研视野。此外，在带教前提要求、带教中提问题、带教后与学生一起讨论总结，不搞"一言堂"，不演"独角戏"，也是提高本方证带教质量的重要方法，亦是教学相长的极好机会。彭教授的这些观点，于现实中切实可行，于实践中容易操作，极大地丰富了中医教育学的内容。

二、扶正祛邪，屡用达药

正邪是疾病发生机理中的一对基本矛盾，正确处理正气与邪气的关系是临证治病的首重点。《内经》既云"正气存内，邪不可干"，又云"邪之所凑，其气必虚"，揭示了正气与邪气之间的对立统一关系。在人体起病过程中，邪气侵袭是外因，是发病的诱导因素；正气亏虚则是内因，是发病的主导因素。彭教授说，《伤寒论》原著中有许多描述疾病"自愈"的条文，其"自愈"原因，就在于人体自身具有平衡阴阳的功能，如果能在用药处方时适当扶助正气，因势利导，增强机体抗病能力，就可以祛邪外出，使身体恢复健康。这也正是《素问·阴阳应象大论》倡导的"治病必求于本"的具体体现。

但是，许多人只知道扶正能够祛邪，然而究竟应该从哪些途径

去实现"扶正",则不一定心中了了。于此,彭教授通过大量的临床灵效验案为我们提示两点:

1. 扶正要培补脾肾

彭教授认为,扶正的第一个环节是重视脾肾"先天""后天"之本的作用。彭教授遵李东垣之论,认为内伤杂病多由人身元气不足,而元气不足,则由脾胃损伤所致,李氏所谓"脾胃之气既伤,而元气亦不能充,而诸病之所由生也"。其实,张仲景就已十分注重脾胃在人体生理病理上的重要性,处处体现出了"保胃气"的学术思想。如《伤寒论》71条"太阳病,发汗后,大汗出,胃中干,烦躁不得眠,欲得饮水者,少少与饮之,令胃气和则愈";209条"阳明病,潮热,大便微硬者,可与大承气汤,不硬者不可与之。若不大便六七日者,恐有燥屎,欲知之法,少与小承气汤,汤入腹中,转失气者,此有燥屎也,乃可攻之。若不转失气者,此但初头硬,后必溏,不可攻之,攻之必胀满不能食也"等,就有寓护于防的意思。在方剂组成上,仲景也时刻不忘考虑脾胃之气的强弱。如白虎汤,既以大量石膏、知母祛邪,又以粳米、炙甘草护中。小柴胡汤,施用柴胡、黄芩、半夏之余,必加人参、甘草、姜、枣顾本。再如药物服用上,桂枝汤"服已须臾,啜热稀粥一升余,以助药力……禁生冷、黏滑、肉面、五辛、酒酪、臭恶等物",十枣汤"得快下利后,糜粥自养",瓜蒂散"得快吐乃止"等亦反映了这一点。仲景于《金匮要略》中也说"四季脾王不受邪",突出强调了正气的盛衰与脾胃功能的强弱有着密切的内在联系。因此,健脾益气,调畅脾胃,使五脏六腑安和,就成为彭教授临证时首要的治疗法则,也是他调治内伤杂症一以贯之的一条基本规律。如彭教授治疗头痛，但见患者伴有头晕、耳鸣、神疲乏力、纳差、便溏、舌质淡嫩苔白边齿印、脉细弱或沉细或弦细等症，辄从脾胃入手，以四君子汤适当加入防风、白芷等药，补中气而升清阳。既合《素问》"谷气通于脾，六经为川，肠胃为海，九窍为水注之气"，又合其"头痛耳鸣，九窍不利，肠胃之所生也"之旨，每能得心应手，游刃有余，且收效甚捷。彭教授认为，脾胃为生化之源，气血皆本于此，扶正是补益人体气血阴阳之虚损，故脾胃最为根本。因此，凡用药应处处顾及脾胃盛衰，使其受纳、运化、吸收功能发挥正常，才能做到"脾气散精，上归于肺，通调水道，下输膀胱，水精四布，五经并行"，却敌于千里之外。

　　如彭教授曾治一女童林某，13岁，面部及双手出现红斑3年，已经在某大医院确诊为系统性红斑狼疮，经用大量强的松和中药清热解毒之剂，未见缓解，反而激素的副作用如满月脸、水牛背等症渐增。刻诊见皮损部位发痒，胸痛，呼吸困难，气短乏力，心悸，头痛，四肢关节痛。二便尚调。舌质红苔薄黄，脉细数。先予益气养阴，理气活血。疏方：太子参12g，沙参12g，丹参10g，麦冬10g，五味子6g，柴胡12g，赤芍12g，白术12g，黄芩15g，田七片（先煎）5g，怀山药20g，藏红花3g，炙甘草5g。六剂。二诊时胸痛明显减轻，呼吸顺畅，转方以健脾益气、养阴活血为法：党参15g，白术12g，云苓15g，麦冬12g，五味子6g，柴胡10g，黄芩12g，桔梗12g，田七片5g（先煎），山萸肉10g，丹皮10g，穿山甲10g，藏红花3g，炙甘草6g。12剂后胸痛未发，红斑见退，关节疼痛缓解，仍头痛。于前方中减去麦冬、五味子、黄芩、桔梗，加川芎12g，白芷12g，香附15g等药，连进2周，疼痛不发，红斑隐约已不清晰，其他症状也多消失。本案患者病变不仅侵及皮肤，而且心脏、呼吸系统、神经系统和关节等处也有损害，幸亏肠胃功能尚健，彭教授从治本入手，培后天而除疾恶，故能收到很好的疗效。

　　张景岳说："五脏之伤，穷必及肾。"大凡疾病经久不愈，多有损及肾脏者。彭教授指出，在一些病证予补脾不应的情况下，就应该考虑到肾脏虚衰对人体的不利方面，采取脾肾同治的办法，兼筹并顾。彭教授认为，脾肾两者之间的关系，犹如水鱼之交，密不可分。或因脾土久虚而致肾亏，或因肾亏而不能生土，相互影响。《素问·水热穴论》云："肾者胃之关也，关门不利，故聚水而从其类也。"李东垣讲："脾胃气虚，则下流于肾，阴火得以乘其土位。"李中梓立论"肾为先天本，脾为后天本"，认为"先天之本在肾，肾应北方之水，水为天一之源；后天之本在脾，脾为中宫之土，土为万物之母"。脾乃土脏，众相所归；肾乃水脏，中蕴雄阳。二者的联系突出地表现在土克水与火生土两个方面。一方面肾有贮藏人身之精的功能，而精源自脾胃生化精微之气的滋养，如果脾胃气衰，则不能化精为水，造成津液代谢失常。另一方面肾育命门生生不息之气，如果脾土得不到命门的温煦，则生化运行障碍，不能化生气血以供应五脏六腑，进而影响人体生长发育。从这些角度来看，脾肾合治，实为千古不易之论。彭教授反对"用药峻猛，妄投滥补"的风气，提倡适应个体体质的强弱差异，尤其是对那些慢性病、老年病的患者，更要遵循"治内伤如相"的道理，既照顾到久病多虚的一面，又虑其虚不受补，而以平缓取胜。故他在临证时常常于健脾畅中的同时，参入菟丝子、山萸肉、枸杞子、肉苁蓉、杜仲、狗脊、首乌、黄精、骨碎补等药一两味稳求功效，而很少使用海马、海狗肾、阳起石、仙茅等性烈之物。

如治李某，女，74岁，6年前确诊糖尿病。平时空腹血糖居高不下，最高18.8mmol/L。就诊时症见：形体偏胖，口干，纳食旺，视物昏蒙，全身皮肤瘙痒，手指微麻，腰酸，下肢疲软乏力，夜尿频，舌淡暗苔黄边有齿痕，脉弦细。中医诊为消渴。证属脾肾亏虚，气滞血瘀。处方：党参15g，白术12g，柴胡10g，枳壳15g，赤芍15g，菟丝子15g，山萸肉12g，田七片10g（先煎），怀山药15g，玉米须20g，杭菊花20g，陈皮6g，炙甘草6g。同时予苦参30g，蛇床子30g，地肤子30g，白鲜皮20g，大黄30g，生姜皮15g，炙甘草10g煎汤外洗。1周后复诊，自觉神疲减轻，精神增加，皮肤已不再瘙痒。继续从上方出入，去陈皮，加云苓15g，鸡血藤20g。再服6周后，口干不甚，夜尿减为一次，视物转清。仍以上法治疗3个月；复查空腹血糖6.7mmol/L，全身症状改善，患者自述身体较前轻便许多。近期疗效堪为称佳。

2. 扶正要顾护阳气

《素问·生气通天论》言："阳气者，若天与日，失其所则折寿而不彰，故天运当以日光明。"又说："凡阴阳之要，阳密乃固。"张介宾据此提出："阳之为义大矣，夫阴以阳为主，所关于造化之原，而为性命之本者，惟斯而已……是形本属阴，而凡通体之温者，阳气也；一生之活者，阳气也；五官五脏之神明不测者，阳气也。"又说："天之大宝，只此一丸红日；人之大宝，只此一息真阳。"可见，人体气的生成、运行及气之推动、温煦、防御、固摄、气化、营养等功能的发挥，全靠元阳的资助来表现。彭教授特别重视人身之阳在生命活力中的作用。他认为，一部《伤寒论》，其根本要义在于扶阳气、存津液、保胃气，其中扶阳气又是重中之重。《伤寒论》原文 397 条，寒证十居八九，讨论虚寒的就有 100 多条，而实热不过十居其一二。全书载方 113 首，属热者 60 余首，属寒者仅 20 多首。三阴病篇章，则几近为温阳而设。张琦《素问释义》中说："七阳数，八阴数。七八犹言阴阳也。中年以后，阳渐衰而阴渐长。七曰损而八曰益，知其损益而抑阴扶阳，则两者可调，不然乃早衰矣。"临床上常见一些患者出现面色㿠白，形寒肢冷，腰膝骨节或腹部冷痛，久泄久痢或五更泄泻，完谷不化，或面浮身肿，小便不利，甚则腹胀如鼓，舌质淡胖，舌苔白滑，脉沉迟无力等脾肾阳虚的症状，于此必须大肆温补，方能力挽狂澜，药起沉疴。彭教授临证时经常选用真武汤、附子汤、四逆汤等类，尤其喜用附子、善用附子。明·虞抟称："（附子）禀雄壮之质，有斩关夺将之气，能引补气药行于十二经以追复散失之元阳，引补血药入血分以滋养不足之真阴，引发散药开腠理以驱逐在表之风寒，引温暖药达下焦以祛除在里之冷湿。"仅一味药，即可内走五脏六腑，外行肌肤表腠，上通下达，八面玲珑。于心阳虚，可疗胸脘疼痛，心悸多寐，或失眠；于脾胃虚寒，可疗脘腹冷痛，泄泻下利，食欲不振，水肿，吞咽梗塞；于肾阳不足，可疗腰背疼痛畏冷，甚或亡阳厥逆。它不仅可用来救治濒危重症，而且可以广泛用于各科内伤杂症，从《内经》"少火生气"之义而臻扶正养正之妙。

如彭教授治陈某，女，42 岁，风湿性心脏病病史 8 年。因心悸、胸痛、气促、夜间阵发性呼吸困难、双下肢浮肿等症，于 1998 年 2 月到某市医院诊治，诊为冠心病、慢性心功能不全失代偿期

（充血性心力衰竭，心功能Ⅲ级），住院治疗月余。住院时曾用过西地兰、速尿、硝酸甘油等，胸痛、气促、呼吸困难及双下肢水肿等症一度好转。但1个月后，上述症状复发并不断加重。经大剂量强心、利尿药，24小时尿量少于200mL。邀诊时患者心悸、胸痛、气促较甚，低流量吸氧，尿少，眼睑及双下肢浮肿，乏力，恶心，舌淡暗，苔白滑，脉沉细数。中医诊为少阴病，心肾阳虚，水邪泛滥。治宜温养心肾，利水消肿。予真武汤加味：熟附子9g（先煎），茯苓20g，白术12g，白芍12g，生姜6g，丹参12g，薤白12g，法半夏12g，泽泻12g，猪苓15g。首日服1剂后，恶寒减，尿量增至600mL，患者家属大喜。次日服2剂，早晚各1剂，24小时尿量增至1300mL，浮肿渐退；心悸、胸痛明显减轻，气促好转，停止吸氧。后续上方加减调治周余，患者精神转佳，心悸、气促、胸痛缓解，可自行落地大小便，双下肢浮肿消退，纳食渐复。

　　又如治一肠易激综合征患者，女，36岁，反复腹痛、腹胀数月，屡治不果。就诊时除腹痛、腹胀外，伴见咳嗽、咽间痰阻感、肢端欠温、皮肤瘙痒、黄带有异味、大便溏薄日二三行。舌质淡红苔白，脉弦细滑。辨为脾肾阳虚，寒湿内蕴。以四逆汤、半夏厚朴汤合香连丸加减：熟附子6g（先煎），干姜6g，紫菀12g，香附15g，广木香6g（后下），黄连6g，法半夏12g，川朴15g，云苓20g，苏叶12g（后下），陈皮6g，炙甘草6g。4剂后腹痛、腹胀减轻，已无咳嗽，肤痒亦除，大便渐次成形，即于原方中撤去肺表药，守上方稍事增损，前后再服14剂，腹痛腹胀及泄泻未发。继以健脾之药调理巩固。彭教授指出，不管治疗哪个系统、哪一病种，只要符合阳虚的本质，就可投用附子，以患者微微口干，甚则咽部轻微不适为度。即使一些苔黄或光剥、脉细数的患者，凡是舌苔黄但水滑黏腻，光剥而质地淡嫩，脉虽数而沉弱无力，不可认为是热证，仍要分清寒热真假，予温补收功。遇到某些虚实并存的情况，则须不拘一格，寒温并用，可以在使用附子的同时，加黄芩、桔梗、沙参等苦寒凉润药味监制和抵消其副作用。当然，附子虽然好用，但毕竟是刚烈之性，且有一定的毒性，用之不当，可致心律不齐，甚至导致心脏、呼吸麻痹而死亡。全国各地附子品种不一，毒性也不一样，如云南腾冲附片的毒性就比四川附子大 18 倍，故临证时除考虑其适应证以外，尚需注意附子的品种、用量及煎煮炮制方法。

　　彭教授指出，正确处理正邪的关系，仅仅给予扶正是不够的，还必须时刻注意祛邪。某些因素，如风、寒、暑、湿、燥、火六淫，以及痰湿、郁气、瘀血、滞食、热毒等病理产物也往往在疾病的发生发展过程中起重要作用。比如，他发现有一类消渴病患者表现为纳食不多而不瘦，喝水不多却欲饮，尿不长甚或短而黄。此类患者若用滋阴清热法多不奏效，反因用药之寒凉滋润而助其湿，或因湿郁化热，湿热不去，其病难愈。彭教授结合南方高温多雨的气候条件和人体体质、饮食习惯的差异等内在因素，独具慧眼地提出湿热与消渴病在临床上密切相关，祛湿清热法也是治疗消渴病的重要方法。

　　如治疗梁某，男，43 岁，1997 年 5 月 23 日初诊。患糖尿病 2 年余。曾在新加坡等地多家医院求治，诊为 2 型糖尿病。服过多种降糖药，血糖控制欠佳（经常波动于 8 ～ 12mmol/L）。亦找当地中医师治疗，服过不少清热养阴药物，效不显。来诊时症见：口渴，但喝水不多，胸闷心烦，倦怠乏力，腹胀，大便日 2 ～ 3 次、黏而不爽，尿浊色黄、多泡沫。舌暗红、苔黄腻，脉滑略数。5月20日查空腹血糖为10.8mmol/L，尿糖（++++）。中医诊为消渴病，证属湿热内蕴（湿热并重型）。处方：黄芩、石菖蒲、藿香、连翘、木通各12g，滑石（包）18g，茯苓皮24g，猪苓、茵陈、大腹皮各15g，白豆蔻、炙甘草各6g。水煎服，每日1剂。服药3剂后，口渴好转，胸闷、心烦、腹胀等症减轻，大便日2次、稍烂，尿较前清。舌暗红，苔微黄腻，脉略滑数。效不更方，续服8剂。患者口渴等症已微，无明显胸闷心烦，腹胀大减，大便每日1次、成条状，尿转正常。舌淡红，苔薄，苔心微黄，腻苔已化，脉转平缓。复查空腹血糖6.9mmol/L，尿糖（+）。后以四君子汤合四逆散，加玉米须、丹参等调理善后。上述症状逐渐消失，二便转常。追访3个月，数次复查空腹血糖均在5.1～6.3mmol/L，尿糖转阴。

此外，彭教授还指出，六淫、七情和痰湿、郁气、瘀血、滞食、热毒等各种致病因素不仅可以单一存在，而且可以相互影响和共同作用。如彭教授治疗心血管疾病，常从痰瘀相关角度着手，扶正的同时予以化痰祛瘀，收效显著。

曾治疗陈某，女，33岁。因胸闷半年余，加重1周门诊求治。患者诉有胸闷，偶发压榨性胸痛，阴雨天及情绪激动时明显，含服硝酸甘油可以缓解，伴见心悸、腰背酸痛、失眠、大便黏滞不爽感。月经尚调。舌质淡红、边有瘀点，苔白，脉沉细涩。心电图提示ST-T段改变，心肌缺血。中医诊断：胸痹（胸阳不振，痰瘀内阻）；西医诊断：冠心病，稳定型劳累性心绞痛。治则：温通心阳，化痰祛瘀。方药：太子参15g，白术15g，云苓15g，薤白15g，法半夏12g，田七片10g（先煎），灯心草6扎，夜交藤30g，柴胡

10g，枳壳 15g，赤芍 15g，炙甘草 6g。服药 4 剂，胸闷减轻，夜寐得安。二诊处方：党参 20g，白术 15g，茯苓 15g，薤白 15g，法半夏 12g，瓜蒌皮 15g，田七片 10g（先煎），柴胡 10g，枳壳 15g，郁金 12g，怀山药 20g，丹参 15g，炙甘草 6g。继服 1 周，胸闷胸痛未发，大便畅通，脉搏和缓有力。守法善后。1 个月后复查心电图，未见异常。

彭教授认为，扶正与祛邪的契合点在于气血，调理气血实是冶扶正与祛邪于一炉的关键环节。《素问·调经论》有云："血气不和，百病乃变化而生。"朱丹溪曰："气血冲和，万病不生，一有怫郁，诸病生焉。"王清任说："治病之要诀，在明白气血。"近贤程门雪也说："人身气血，贵乎流行，一有瘀凝，便成疾病。"气血的流畅和平衡是气血发挥正常功用的基础，也是人体保持健康的必要条件。彭教授指出，生理角度上，血为气之母，气为血之帅；病理角度上，气为百病之长，血为百病之胎。这是两者的共通点。两者为什么能够共通，必须从二者的共同物质基础考察。《素问·调经论》云："肝藏血。"《素问·阴阳应象大论》云，肝"在志为怒"。《素问·本病论》云："肝为将军之官，谋虑出焉。"《素问·平人气象论》云："脏真散于肝，肝藏筋膜之气。"肝一身兼二职，具有统调气与血的功能，不仅藏血摄血，而且升气降气。可见，调畅气血就是让肝主藏血和主疏泄的功用发挥正常。为此，治病须调肝，应是一条基本大法。临床上彭教授推崇四逆散，《伤寒论》318 条讲："少阴病，四逆，其人或咳，或悸，或小便不利，或腹中痛，或泄利下重者，四逆散主之。"仔细分析该条文，仲景用此方施治于相当于西医学的呼吸、消化、泌尿、循环等多个系统疾病，足见其治疗范围之广泛。它不仅疏肝健脾，更能调和气血，调理气机。彭教授使用四逆散，常以枳壳代枳实，芍药取赤芍，并加入三七，增强了其理气活血之功。三七既可以活血止血，又能够补血养心，其质优者则三分在补，七分在通。

兹举一例：王某，女，41岁。甲状腺功能亢进症病史3年。门诊就诊见心悸，多汗，口干口苦，眠差多梦，双手轻微颤抖，甲状腺Ⅱ度肿大，二便调，舌红苔薄白，脉弦细数。中医辨证为心阴不足，痰气内结，予四逆散加味：柴胡10g，赤芍15g，枳壳15g，太子参10g，沙参15g，麦冬12g，丹参15g，浙贝母15g，猫爪草15g，黄芩12g，田七片6g（先煎），炙甘草6g。同时服用广州中医药大学第一附属医院自制瘿气灵片。2周后复诊，心悸减轻，口苦已除，睡眠较前踏实。原方去黄芩、猫爪草、麦冬，加五味子9g，怀山药20g，山萸肉12g继进，1个月后，心悸发作次数明显减少，汗出亦少，甲状腺肿大不显，手颤轻微。稍予加减再服，半年后诸症消失，唯心悸于劳累或情绪波动时偶发，检查甲状腺功能指标也在正常值范围之内。

毛泽东在《矛盾论》中指出："在研究矛盾特殊性的问题中，如果不研究过程中主要的矛盾和非主要的矛盾，以及矛盾之主要的方面和非主要的方面这两种情形，也就是说不研究这两种矛盾情况的差别性，那就将陷入抽象的研究，不能具体地懂得矛盾的情况，因而也就不能找出解决矛盾的正确的方法。"彭教授认为，正邪就是一对矛盾，是一个问题的两个方面。对于正气亏虚较甚的，则必须以扶正为主，祛邪为次；对于邪气盛实较甚的，则必须以祛邪为主，扶正稍次。或者在用药的配伍上予以分清先后缓急，或者在用

药的剂量上予以区别孰轻孰重，做到因时因地因人而制宜，知常
达变。因此，有必要掌握好医学实践中的"两分法"和"重点论"。
彭教授临床医疗成就的取得，是与他在方法论上达到如此高的哲学
深度分不开的。

　　上面简述了彭万年教授的学术思想。一言以蔽之，彭教授以贯
穿仲景学说为主线，以调节脾、肾、肝三脏为核心，寓防于治，尤
其重视益气温阳、流通气血是其特色所在。

● 经方临证思路

　　张仲景《伤寒杂病论》中所载方药因配伍精当，效果显著，被后世誉为"经方"。然"经方之难精，由来尚矣"，尤其随着近现代医学兴起，不少医师更对经方运用望而生畏。彭万年教授在医疗、教学与科研一线工作四十载，临床经验丰富，学术造诣精深，尤擅用经方治疗疑难疾病且疗效卓著。现将其临证运用仲景经方思路总结介绍如下。

一、整体观念识病诊治

　　张仲景创立了中医学六经辨证、脏腑经络辨证体系，成为中医临床治病独具特色的优势。同时，在《伤寒论》中也有很多辨病识证诊疗用药思路，比如，《伤寒论》的篇名"辨……病脉证并治"命名就是辨病辨证综合诊疗的体现。可以看出，在辨别疾病的基础上进行诊治是中医学临床实践的首要内容。仲景对疾病的认识，是将疾病统一在一个包含了对其病因、病位、病势、正邪力量等的综合判断的模式之下，是一种对疾病整体的、动态的综合判断模式。彭教授在繁忙的诊疗中常教导学生，中医临床诊病时辨证固然重要，但亦必须要重视辨病，辨病和辨证的灵活结合是中医临证诊疗的必要手段。辨证论治重视疾病的证候特点，或者从病因出发，或者强调对疾病性质的认识，或者是对疾病发展阶段特点的特殊认识；辨病则更为重视对疾病的整体全部演变过程的把握。辨证论治过程中证候相同可以一方治多病，异病同治，这是中医学一大特色；辨别疾病，认清楚疾病，同病异治，一病用多方，结合现代医学观点进行疾病的辨证分型论治，这是基于对疾病本质的更深刻、更全面的认识，同样体现了中医学的整体观念诊疗思路。如仲景治疗消渴"渴欲饮水，口干舌燥者"，为肺胃热胜、津气两伤，用白虎加人参汤；若"男子消渴，小便反多，以饮一斗，小便一斗"为肾气亏虚所致，则用肾气丸。彭教授曾根据自身临证经验，在《伤寒论》的基础上，总结出仲景治消渴病十大法，并且指出治消渴不能唯重养阴润燥，必要时需使用祛湿清热法。

二、个体化诊疗辨证选方

辨证论治源于《黄帝内经》，经《伤寒杂病论》确立，成为中医临床诊疗疾病的主要方法。通过辨识方证，给予患者个体化的诊疗是经方临床运用的主要特色。仲景治病特别强调辨证施治，如"观其脉证，知犯何逆，随证治之"（《伤寒论》）；"审脉阴阳，虚实紧弦；行其针药，治危得安；其虽同病，脉各异源"（《金匮要略》）。仲景的经方方证运用思维就是"有是证，用是药"，务必要"汤证相应"。彭教授屡屡教导学生，辨证论治包括辨证和论治两个过程，即根据中医理论进行综合分析，分辨出证候，并拟定治疗方法，确定治疗法则和方向，但是在经方的临床运用中，不仅要辨证，更重要的是精通于辨别经方方证的个性特点。每一个经方都有一个相对固定的适应范围，经方与适应范围的结合则称之为方证，如麻黄汤证、桂枝汤证等。经方方证是以经方为主确定的证候治疗系统，不同于一般意义的以确定疾病的属性、病因作为治疗法则的辨证施治，经方的方证治疗思路更简洁明确，目标更直接，是一种临床更为便捷的辨证论治方法。只要熟悉了仲景的经方方证思维体系，掌握经方运用辨证要点，临证就能效如桴鼓。如经方真武汤，主要病机为脾肾阳虚，水湿不运内聚。其中脾肾阳虚是本，水湿内停是标。方证相符，临床既可以治疗糖尿病肾病，也可以运用于甲状腺功能减退症、慢性心功能不全、肝硬化腹水等不同疾病的施治。

三、特征性主症用药

辨证论治是临证运用方剂的重要思路和方法，但经方不同于时方，在实际应用中还另具特色。如仲景于小柴胡汤证曾明示"伤寒中风，有柴胡证，但见一证便是，不必悉具"，就是教导后人不必生搬硬套、证候齐全，抓住主症即可使用。彭教授亦经常强调，运用经方不仅要辨证论治，也要注意抓住主症。"证"与"症"均为中医临床施治要素，证是机体在疾病发展过程中某一阶段出现的多种症状的病理概括。但一般在临床上"主症"则较"证"更为简明和直观，临证也更容易抓住。主症大多是疾病的主要症状，通常情况下是患者的主诉，与疾病病机密切相关，往往多是证候本质的反映。在所有症状中，全身的或特别严重的或患者最感痛苦的症状就是主症。从经方角度看，每一个汤证都有一个相对固定的证候；从性质上分，其中有"主症"，也有"次症""或然症"等。临床上也并不是经方方证所对应的所有"症"都同时出现。仲景在对经方的论述中，不但证候确切，主症大多也是明确清楚。如太阳病证候是恶寒、头项强痛而脉浮，其中恶寒就是太阳病的主症；再比如寒热往来则是少阳病主症。临证运用经方时，只要善于掌握主症，果断遣方用药，常可收到直中靶的之效。

四、灵活机动对症化裁

经方临证严谨古已有之。经方运用中主症虽说"必见"固然重要，但是对某些汤证中间或出现的证候，仲景也详细列出"或然症"，或用"随证治之"的方法增减药物，这样就更增加了临床治疗的灵活性、针对性和准确性。如真武汤中，"若咳者，加五味子半升，细辛、干姜各一两；若小便利者，去茯苓……"小柴胡汤中，"若胸中烦而不呕，去半夏、人参，加瓜蒌实一枚；若渴者，去半夏，加人参，合前成四两半，栝楼根四两；若腹中痛者，去黄芩，加芍药三两……"后世不少医家质疑仲景经方中的"或见症"，还有不少医生在经方使用时以原方原量，有的甚至提出"非此方不能治此病，非此药不能成此方，所投必效，如桴鼓之相应"，不敢变更增减一味，不敢越雷池一步。对此彭教授明确反对，认为经方临证应灵活机动，对症化裁。"或见症"一般而言可以视为仲景对经方的加减用药、对症用药，符合仲景"随证治之"之意。主症反映疾病的主要病机，"或见症"反映疾病的具体夹杂变化，两者相辅相成，主次分明，需全面考虑，才能知方善用。在实际临床中，仲景"或见症"也可能就是"主症"，或者在疾病演变中逐渐变为"主症"，同时经方应用的条件一直在发展变化着，因此针对具体的患者应更加灵活应对，只有知常达变，才能领会经方运用实质。

总之，彭教授非常重视中医临床经典的学习和继承，在经方临证中多从疾病整体入手，遵循中医整体观念的思路，注重辨证论治，善用经方方证诊疗体系治疗疑难疾病。辨方证、抓主症，体现了中医临证的精髓，而在经方原方基础上随证加减用药，既遵守仲景原意，又师古而不泥古，体现了原则性与灵活性的统一，值得认真学习和推广。

● 方药应用心得

　　彭万年教授作为岭南中医药大家，在临证选方用药上积累了丰富的经验。然由于诊务繁忙，未曾做专门整理和讲授，我们仅在跟师门诊时得其零星片语的指点。今就其一鳞半爪之运用方药心得予以介绍，为使其系统化，参考借鉴了古今诸多医家的撰述，不当之处，敬请指正。

一、常用方剂经验

1. 小柴胡汤

　　组成：柴胡、半夏、人参、黄芩、生姜、大枣、甘草。

　　功用：和解少阳。

　　方证：往来寒热，胸胁苦满，默默不欲饮食，心烦喜呕，口苦，咽干，目眩，舌红，苔薄白，脉弦。

　　方解：柴胡清透少阳半表之邪，从外而解为君。黄芩清泄少阳半里之热为臣。人参、甘草益气扶正。半夏降逆和中为佐。生姜助半夏和胃，大枣助参、草益气，姜、枣合用，又可调和营卫为使。诸药合用，共奏和解少阳之功。

　　临证：彭教授把握小柴胡汤的三大功效特点予以运用。①解肌退热：针对发热性疾病，如感冒、急慢性扁桃体炎、结膜炎、牙龈炎等，热型表现为寒热往来的固然适宜，但也有表现为持续高热或不规则低热的。偏于虚寒者，合用桂枝汤；若外感风寒，郁而化热者，可配伍葛根、桔梗、金银花、石膏等辛凉解表。②疏肝解郁：小柴胡汤有调畅气机、舒畅情志之功，比四逆散透散性好，也不同于逍遥散的养血柔肝，而偏重于清泻肝火。③和解内外，宣畅三焦：《伤寒论》谓小柴胡汤能使"上焦得通，津液得下，胃气因和……"因此，小柴胡汤于上可宣通肺卫，于中可疏利肝胆，于下可畅达肠胃，可将其扩展用于治疗呼吸系统疾病、肝胆类疾病、胃肠道疾病、皮肤疾病、神经系统疾病等多个病种，施治范围相当广泛，所谓"但见一证便是，不必悉具"。

2. 四逆散

组成：柴胡、芍药、枳实、甘草。

功用：透邪解郁，疏肝理脾。

方证：手足不温，或腹痛，或泄利下重，或胁肋胀闷，舌红，苔白，脉弦。

方解：君药柴胡入肝胆经，升发阳气，疏肝解郁，透邪外出。芍药敛阴养血柔肝为臣，与柴胡合用，以补养肝血，条达肝气，可使柴胡升散而无耗伤阴血之弊。佐以枳实理气解郁，泄热破结，与芍药相配，又能理气和血，使气血调和。使以甘草，调和诸药，益脾和中。诸药合用，具有调和肝脾、透邪解郁、疏肝理脾之功效。

临证：彭教授认为，四逆散在临床上有三大作用。①宣通气机：四逆散对由外邪传经入里，气机为之郁遏，不得疏泄，阳气内郁所致之厥逆证可奏升清降浊之效，使阴阳之气自相顺接。②疏肝解郁：四逆散能够恢复肝胆疏泄功能，解除郁积，用于治疗肝气郁滞证。③调畅气血：彭教授认为，芍药入血分，并喜择用赤芍，使全方在调和肝脾的同时，加强了其活血散瘀的功效。因此，临证时凡肝胃病、情志病、妇科病、内科疼痛类疾病，几乎方方不离，运用十分广泛。

3. 四君子汤

组成：人参、白术、茯苓、甘草。

功用：益气健脾。

方证：面色萎黄，语声低微，气短乏力，食少便溏，舌淡红，苔白，脉虚弱。

方解：人参为君，甘温益气，健脾养胃。臣以苦温之白术，健脾燥湿，加强益气助运之力。佐以甘淡茯苓，健脾渗湿，苓、术相配则健脾祛湿之功益著。使以炙甘草，益气和中，调和诸药。诸药配伍，共奏益气健脾之功。

临证：本方组成虽仅四药，但皆味甘入脾，且益气之中有燥湿之功，补虚之中有运脾之力，诸药相辅相成，配伍严谨，药简力专，颇合脾欲甘、喜燥恶湿、喜通恶滞的生理特性，体现了治疗脾胃气虚证的基本大法。彭教授认为，四君子汤以补为主，兼能祛湿，然其祛湿力度较弱，故临证时常配伍法半夏、陈皮等加强温燥之性。同时四君子汤不唯健脾，亦有补益肺气的作用，常酌加黄芪、附子、肉桂、干姜等益气温阳，以顾护人体元气，增强抗病能力。

4. 麻黄汤

组成：麻黄、桂枝、杏仁、甘草。

功用：发汗解表，宣肺平喘。

方证：恶寒发热，头身疼痛，无汗而喘，舌淡红，苔薄白，脉浮紧。

方解：君药麻黄苦辛性温，善开腠发汗，祛在表之风寒，且能够宣肺平喘，开闭郁之肺气。臣药桂枝解肌发表，温通经脉，既助麻黄解表，使发汗之力倍增，又畅行营阴，使疼痛之症得解。佐药杏仁降利肺气，与麻黄相伍，一宣一降，以恢复肺气之宣降，加强宣肺平喘之功。甘草既能调和麻、杏之宣降，又能缓和麻、桂相合之峻烈，使汗出不致过猛而耗伤正气，是使药而兼佐药之用。诸药配伍，能使表寒得散，营卫得通，肺气得宣。

临证：麻黄汤临床使用以风、寒、痛、喘为证治要点，以无汗为与中风表虚证的区别点。风，指外感风寒，如普通感冒、流感、风湿热等疾病；寒，指恶寒、怕风怕冷，典型者表现为高热的同时盖几层棉被而不解；痛，疼痛类疾病，如关节炎、颈椎病、坐骨神经痛、三叉神经痛、偏头痛等；喘，呼吸系统常见咳喘者。彭教授指出，麻黄汤除上述证治外，对耳鼻咽喉科疾病及与肺经有连属关系的膀胱、大肠经络的疾病亦有奇效，如肾炎、湿疹、鼻窦炎、中耳炎、尿崩症、急性喉炎等。

5. 半夏泻心汤

组成：半夏、黄连、黄芩、干姜、人参、大枣、甘草。

功用：调和肝脾，寒热平调，消痞散结。

方证：腹部痞满，或呕吐，肠鸣下利，舌淡红，苔腻或微黄，脉弦。

方解：君以辛温之半夏散结除痞，又善降逆止呕。臣以干姜之辛热以温中散寒，黄芩、黄连之苦寒以泄热开痞。又以人参、大枣甘温益气，以补脾虚，为佐药。使以甘草补脾和中而调诸药。全方具有寒热平调，辛开苦降之用。

临证：本方是消化道疾病寒热错杂时的首选方剂，在应用上重点掌握寒热虚实四点。虚，脾气虚弱，可见乏力、便溏、泄泻等；实，气机升降失常，可见胃脘痞满、腹胀、恶心、呕吐等；寒，胃阳不足，可见恶食生冷、脘腹凉痛等；热，脾胃湿热内蕴，运纳失司，可见口干口苦、口舌溃疡等。彭教授指出，本方证可以从脾胃虚弱，夹杂湿热理解，类似于李东垣的阴火论。临证时需辨寒热的多少而增减药物配比用量。若以胃脘嘈杂、口苦、吞酸、舌红、苔黄为主要临床特征，是偏于湿热，可增加黄芩、黄连苦寒药味的剂量；若以腹部胀痛、肠鸣下利、舌质淡红、苔白为主要临床特征，是偏于寒湿，应酌减黄芩、黄连用量，而重用干姜。彭教授还特别指出，《伤寒论》强调痞证"但满而不痛"，现代临床不必拘泥于此，对某些腹痛疾病如急性胃肠炎、胆囊炎、消化性溃疡、慢性结肠炎等，但见寒热错杂之证即可选用，能够使寒去热清，脾胃气机升降及运化受纳功能得以复常。

6. 真武汤

组成：附子、白术、茯苓、芍药、生姜。

功用：温阳利水。

方证：畏寒肢厥，小便不利，心悸，头目眩晕，身体筋肉瞤动，四肢沉重疼痛，浮肿，或腹痛，泄泻，咳喘，呕逆，舌质淡胖，苔白润，脉沉细。

方解：附子辛甘性热，为君药，可温肾助阳，化气行水，兼暖脾土，以温运水湿。臣以茯苓利水渗湿，白术健脾燥湿，使水邪从小便消去。佐以生姜之温散，既助附子温阳散寒，又合苓、术宣散水湿。芍药亦为佐药，可利小便以行水气，并且能够柔肝缓急、敛阴止痛，还可防止附子燥热伤阴，以利于久服缓治。诸药合用，共达温脾肾以助阳气，利小便以祛水邪。

临证：本方主治阳虚水泛证，有温补脾肾、散寒利水的功效。运用此方需从"水饮""虚寒"二处把握。水邪为病，可表现为痰、眩、液、唾、肿、咳等多种形式。在人体上部，可见眩晕、流涕、咳嗽、心悸等症，故能治疗梅尼埃病、高血压、低血压、椎–基底动脉供血不足、过敏性鼻炎、鼻窦炎、慢性支气管炎、肺心病、冠心病等疾病。在人体中部，可见腹胀、腹痛、恶心、呕吐等症，故能治疗肝硬化腹水、胃下垂、急慢性胃炎等疾病。在人体下部，可见泄泻、小便不利、下肢浮肿、女性带下异常等症，故能治疗肠炎、前列腺增生、关节积液、慢性充血性心功能不全、肾病综合征、慢性肾功能衰竭、糖尿病肾病、子宫脱垂、慢性盆腔炎、遗尿、精液不液化、甲状腺功能减退症等疾病。此外，阳虚阴盛之人多表现为寒、痛症状，可施治于类风湿关节炎、骨质增生症、腰椎间盘突出症、前列腺炎、功能性子宫出血、原发性痛经等疾病。

7. 麻黄附子细辛汤

组成：麻黄、附子、细辛。

功用：温阳解表。

方证：恶寒发热，身体疼痛，神疲欲寐，舌淡，苔白，脉沉微。

方解：君以麻黄发汗解表，开泄皮毛而逐邪于外。臣以附子振奋阳气，鼓邪外达。佐用细辛通彻表里，既助麻黄发汗解表，又可鼓动肾中真阳之气，协附子内散阴寒。诸药并用，补散兼施，使外感风寒之邪得以表散，在里之阳气得以维护，则阳虚外感可愈。

临证：主治太少两感证，即受寒邪后出现畏寒、发热，兼见嗜睡、神疲等症状，具有沉脉或微细脉，所谓"反发热，脉沉者"。陆渊雷提出："治寒咳头顶痛，及咽痛音哑。"因之，凡虚弱体质或素体阳虚之人患感冒，导致过敏性鼻炎、哮喘、支气管炎、百日咳、肺炎等疾病，或外感造成的暴盲、暴聋、暴哑失音、阴缩者，症见精神萎靡、倦怠、恶寒明显、舌质淡苔白润、脉细弱或沉迟，可以考虑使用本方。此外，全方具有温经止痛、温养扶正的功效，故对于三叉神经痛、偏头痛、风湿性关节炎、坐骨神经痛、牙痛，以及某些功能低下性疾病，如病态窦房结综合征、性神经衰弱、慢性疲劳综合征、低血压等也有较多应用的机会。彭教授认为，本方与参苏饮、人参败毒散同属扶正解表之剂，然彼重于益气，此重于温肾，是其差异之处。

8. 五苓散

组成：猪苓、茯苓、白术、泽泻、桂枝。

功用：利水渗湿，温阳化气。

方证：小便不利，头痛微热，烦渴欲饮，甚则水入即吐，或脐下动悸，吐涎沫而头目眩晕，或短气而咳，或水肿，泄泻，舌淡红，苔白，脉浮或浮数。

方解：泽泻为君，以其甘淡，直达肾与膀胱，利水渗湿。臣以茯苓、猪苓之淡渗，增强其利水渗湿之力。佐以白术健脾以运化水湿，又佐桂枝温阳化气以助利水，且解表散邪。诸药相伍，甘淡渗利，温阳化气，能使水湿之邪从小便而去。

临证：本方病机为水湿内盛，膀胱气化不利。在《伤寒论》

中原治蓄水证，乃由太阳表邪不解，循经传腑，导致膀胱气化不利，而成太阳经腑同病。太阳表邪未解，故头痛微热；膀胱气化失司，故小便不利；水蓄不化，郁遏阳气，气不化津，津液不得上承于口，故渴欲饮水；其人本有水蓄下焦，饮入之水不得输布而上逆，致水入即吐，故此又称"水逆证"；水湿内盛，泛溢肌肤，则为水肿；水湿之邪，下注大肠，则为泄泻；水湿稽留肠胃，升降失常，清浊相干，则为霍乱吐泻；水饮停于下焦，水气内动，则脐下动悸；水饮上犯，阻遏清阳，则吐涎沫而头眩；水饮凌肺，肺气不利，则短气而咳。彭教授认为，五苓散的功效不仅仅是利小便，而是在于恢复膀胱的气化功能。膀胱的气化功能包括"气化则能出"和"津液藏焉"两个方面。若膀胱气化功能失常，一则不能气化而出，表现为水饮停蓄于人体的不同部位；二则不能藏津，表现为小便频多或遗尿等。在此意义上，五苓散可以作为水液调节剂来使用，具有双向调节的作用。

9. 大承气汤

组成：大黄、厚朴、枳实、芒硝。

功用：峻下热结。

方证：大便不通，脘腹痞满，腹痛拒按，按之则硬，甚或潮热谵语，手足濈然汗出，或热结旁流，口舌干燥，舌红，苔黄燥，脉沉实。

方解：大黄泻热通便，荡涤肠胃，为君药。芒硝助大黄泻热通便，并能软坚润燥，为臣药。厚朴、枳实行气散结，消痞除满，并助硝、黄推荡积滞以加速热结之排泄，共为佐使。诸药合用，共奏峻下热结之功。

临证：本方是用于阳明腑实证的基础方，又是寒下法的代表方。其主要病机在"热""实"二字，临床应用以痞、满、燥、实四症及舌红、苔黄、脉沉实为辨证要点。各种急腹症、热性传染病、脑血管病、狂躁型精神病等多是其适用对象。此外，本方能够以泄代清，通过畅通腑气使上部之热下行而起到釜底抽薪的作用。除主治胃肠实热外，凡上焦热盛证或阳明络属之热证，如呼吸窘迫、咳喘、发斑吐衄、口齿眼目咽喉肿痛等，均属证治范围。

10. 瓜蒌薤白半夏汤

组成：瓜蒌、薤白、半夏、白酒。

功用：行气解郁，通阳散结，祛痰宽胸。

方证：胸中痞闷疼痛，胸痛彻背，呼吸不畅，或咳嗽短气，痰多黏而白，舌质暗淡，苔白或腻，脉沉弦滑。

方解：瓜蒌为君，理气宽胸，涤痰散结。薤白为臣，通阳散结，行气止痛，善散阴寒之凝滞，行胸阳之壅结。佐以白酒，辛散温通，行气活血，既轻扬上行而助药势，又可加强薤白行气通阳之力。再佐用半夏燥湿化痰，消痞散结。诸药合用，有行气解郁、通阳散结、祛痰宽胸的功效。

临证：本方是痰浊型胸痹的主方。《金匮要略》谓："胸痹不得卧，心痛彻背者，瓜蒌薤白半夏汤主之。"痰浊痹阻，胸阳失展，故见胸闷心痛；不得卧，即夜间患者胸痛发作或加重。各种心脏病，如冠心病心绞痛、风湿性心脏病、室性心动过速、心包积液、病毒性心肌炎、急性心肌梗死等多有应用的机会。合用活血化瘀药物，其效倍增。此外，因其主症为胸部闷痛，故凡胸胁部病证如呼吸道疾病、肋间神经痛、乳腺小叶增生症、带状疱疹等亦可加减应用。

11. 半夏厚朴汤

组成：半夏、茯苓、厚朴、生姜、苏叶。

功用：行气散结，降逆化痰。

方证：咽喉部有异物感，吞吐不得，情志不畅，胸胁满闷，舌淡红，苔白腻，脉弦滑。

方解：半夏辛温入肺胃，化痰散结，降逆和胃，为君药。厚朴苦辛性温，下气除满，助半夏散结降逆，为臣药。茯苓甘淡渗湿健脾，以助半夏化痰；生姜辛温散结，和胃止呕，且制半夏之毒；苏叶芳香行气，理肺疏肝，助厚朴行气宽胸、宣通郁结之气，共为佐药。全方辛苦合用，辛以行气散结，苦以燥湿降逆，使郁气得疏，痰涎能化。

临证：本方主治"妇人咽中如有炙脔"，后世称为"梅核气"，相当于现代咽喉部与食管部位疾病，如慢性咽炎、扁桃体炎、喉源性咳嗽、声带水肿、食管狭窄、食管炎等。其病机为痰气交阻，故对多种精神刺激、心因性疾病有效。此类患者性格上多偏于内向，为人处事小心谨慎，多疑善虑，平素情绪极不稳定，对外界环境反应强烈，表现为敏感、焦虑、惊恐、抑郁、烦躁等情绪特征。因此，特别适合于神经衰弱、癔症、抑郁症、胃神经官能症、神经性呕吐、肠易激综合征、更年期综合征等疾病的治疗。

二、常用中药经验

1. 附子

附子味辛、甘，性大热。归心、肾、脾经。功效：回阳救逆，补火助阳，散寒止痛。治阴盛格阳，大汗亡阳，吐利厥逆，心腹冷痛，脾泄冷痢，脚气水肿，小儿慢惊，风寒湿痹，踒躄拘挛，阳痿宫冷，阴疽疮漏及一切沉寒痼冷之疾。

彭教授主要运用附子于亡阳证、阳虚证、寒痹证。四逆汤、八味肾气丸、附子汤分别为此三方面配伍的代表方剂。附子量大、生用，则力猛迅捷，以救急为先；量小、制用，则"少火生气"，以温补为胜。本品毒性差别很大，如炮制不当或剂量过大以及煎煮时间不够，均可引起中毒反应。临证需严格掌握其应用指征、用法用量、配伍技巧和中毒解救之法。彭教授常从以下几个方面予以把控：①初始剂量宜小，采取剂量递增的办法，循序渐进，以期早日发现不良反应，及时停药或减量。②配伍干姜、炙甘草等以减毒增效。③一般入汤剂时先煎30分钟左右以减弱其毒性，若量大、生用要久煎2个小时以上。

2. 黄芪

黄芪性味甘，微温。归肺、脾、肝、肾经。功效：补气固表，利尿托毒，排脓，敛疮生肌。用于气虚乏力，食少便溏，中气下陷，久泻脱肛，便血崩漏，表虚自汗，痈疽难溃，久溃不敛，血虚萎黄，内热消渴等。

临证应用：①健脾益气：多用于治疗脾气虚弱导致的体倦乏力、纳食减少、大便溏薄等症状。因其长于升阳举陷，常被用于治疗脾虚所致中气下陷引起的脱肛、内脏下垂等症。此外，黄芪入肺经，又能补益肺气，可治疗肺气虚弱所导致的咳嗽无力、气短喘促、咳痰清稀等症状。②固表止汗：黄芪能补肺脾之气，益卫固表以止汗，常与牡蛎、麻黄根等收敛止汗的药物同用，来治疗脾肺气虚、卫气不固所致的表虚自汗。③利水消肿：脾脏主运化水湿，脾气虚则运化不力，黄芪既能补脾益气治本，又能利尿消肿治标，是治疗气虚水肿的重要药物之一。④补气生血：黄芪能够通过补气的作用有助于生血，因此黄芪也常被用于治疗血虚萎黄及气血两虚证。同时以其补气养血的功效，能使正气旺盛，对于疮疡溃破后久不收口等，可收托毒排脓、生肌敛疮之效。

3. 白芍

白芍味苦、酸，性微寒。归肝、脾经。功效：养血调经，敛阴止汗，柔肝止痛，平抑肝阳。常用治血虚萎黄，月经不调，自汗，盗汗，胁痛，腹痛，四肢挛痛，头痛眩晕等。

彭教授遵仲景之旨，用于四个方面：①益阴敛营：如桂枝汤中配伍桂枝，一治卫强，一治营弱，合则调和营卫，相须为用。②养血祛瘀：如温经汤中配伍当归、川芎、丹皮、阿胶等养血滋阴，活血散瘀。③柔肝止痛：如芍药甘草汤中配伍炙甘草以酸甘化阴、调和肝脾，有缓急止痛之效。④通利二便：白芍量大时能够润肠通便，尤其符合老年人气虚血弱之体质；此外，《名医别录》指出："通顺血脉，缓中，散恶血，逐贼血，去水气，利膀胱、大小肠，消痈肿……"张锡纯也推崇白芍为"阴虚有热之小便不利之要药"，可见，白芍亦有通利小便的作用，真武汤可为范例。

4. 葛根

葛根味甘、辛，性凉。归肺、胃经。功效：解肌退热，透疹，生津止渴，升阳止泻。用于表证发热，项背强痛，麻疹不透，热病口渴，阴虚消渴，热泻热痢，脾虚泄泻等。

临证应用：①辛凉解表：如柴葛解肌汤。②生津舒筋：如桂枝加葛根汤。③升阳止泻：如葛根芩连汤。④活血通脉：配伍丹参、川芎、三七等能够化瘀行血，治疗心脑血管疾病有佳效。

5. 知母

知母性味苦，寒。归肺、胃、肾经。功效：清热泻火，滋阴润燥。用治热病烦渴，肺热燥咳，骨蒸潮热，内热消渴，肠燥便秘等。《本草纲目》曰："肾苦燥，宜食辛以润之；肺苦逆，宜食苦以泻之。知母之辛苦寒凉，下则润肾燥而滋阴，上则清肺金泻火，乃二经气分药也。"《本草正义》曰："知母寒润，止治实火，泻肺以泄壅热，肺痈燥咳宜之，而虚热咳嗽大忌。清胃以救津液，消中瘅热宜之，而脾气不旺亦忌。通膀胱水道，疗淋浊初起之结热，伐相火之邪，主强阳不痿之标剂。热病之在阳明，烦渴大汗，脉洪里热，佐石膏以扫炎症；疟证之在太阴，湿浊熏蒸，汗多热甚，佐草果以泄脾热。统详主治，不外实热有余四字之范围。"

彭教授一用其清热，代表方如白虎汤、桂枝芍药知母汤；二用其润燥，代表方如知柏地黄汤、玉液汤。

6. 海螵蛸

海螵蛸味咸、涩，性微温。归肝、肾经。功效：收敛止血，固精止带，制酸敛疮。治胃痛吞酸，吐、衄、呕血，便血，崩漏，血枯经闭，腹痛癥瘕，虚疟泻痢，阴蚀烂疮，风泪目翳，遗精滑精，赤白带下等。

彭教授认为其是血分证的要药，不仅能够止血，而且具有通血脉、活经络的作用，药效较为平和。临证应用：①通经活血：如《素问》之四乌鲗骨一藘茹丸，能够治疗精血枯竭之月经闭止。②制酸止痛：如乌贝散治疗胃和十二指肠溃疡，能够迅速减轻吞酸、烧心症状并缓解胃脘疼痛。③收敛止血：如固冲汤治疗崩中漏下，有固冲摄血之功效。

7. 石菖蒲

石菖蒲性微温，味辛、苦。归心经、胃经。功效：开窍，豁痰，理气，活血，散风，去湿。用治癫痫，痰厥，热病神昏，健忘，气闭耳聋，心胸烦闷，胃痛，腹痛，风寒湿痹，痈疽肿毒，跌打损伤等。

彭教授常用之以化湿浊，配伍远志、郁金等化痰开窍，配伍黄连、半夏、陈皮等燥湿醒脾。

8. 益母草

益母草味苦、辛，性微寒。归肝、心包、膀胱经。功效：活血调经，利尿消肿，清热解毒。用于月经不调，痛经经闭，恶露不尽，水肿尿少，疮疡肿毒等。

其主要适应证：一为妇科经产疾病，如继发性闭经、痛经、月经过多、产后瘀血腹痛、产后恶露不止、晚期产后出血、产后血晕、血崩、难产、胎死腹中及产妇分娩后子宫复原不全等；二为水肿类疾病，如急慢性肾炎、心功能不全、糖尿病肾病、慢性肾功能衰竭、特发性水肿等。

9. 丹参、三七

丹参性味苦，微寒。归心、心包、肝经。功效：活血调经，祛瘀止痛，凉血消痈，除烦安神。主治月经不调，闭经痛经，产后瘀滞腹痛，血瘀心痛，脘腹疼痛，癥瘕积聚，跌打损伤，风湿痹证，疮痈肿毒，热病烦躁神昏，心悸失眠等。三七味甘、微苦，性温。归肝、胃经。功效：散瘀止血，消肿定痛。用治咯血，吐血，衄血，便血，崩漏，外伤出血，胸腹刺痛，跌扑肿痛等。

两药伍用，具有活血化瘀、祛瘀生新、通络止痛之功，常用于治疗冠心病心绞痛、脑梗死、高血压、心肌梗死、脑动脉硬化症、高脂血症等疾病。

10. 熟地、黄精

熟地味甘，性微温。归肝、肾经。功效：补血养阴，填精益髓。用治血虚萎黄，眩晕，心悸失眠，月经不调，崩漏，腰膝酸软，潮热骨蒸，盗汗，遗精，耳鸣耳聋，消渴等。黄精味甘，性平。归脾、肺、肾经。功效：养阴润肺，补脾益气，滋肾填精。主治阴虚劳嗽，肺燥久咳，脾虚乏力，食少口干，消渴，腰膝酸软，阳痿遗精，耳鸣目暗，须发早白，体虚羸瘦，风癞癣疾等。

两药配伍，能够滋阴补虚、益肾填精，常用于治疗慢性肾炎、高血压、糖尿病、肺结核、甲状腺功能亢进症、无排卵性功能性子宫出血、更年期综合征、斑秃等疾病。

11. 菟丝子、山茱肉

菟丝子性味甘，温。归肝、肾、脾经。功效：补肾益精，养肝明目。用于腰膝酸痛，腿脚软弱，阳痿遗精，小便频数，尿有余沥，头晕眼花，视物不清，耳鸣耳聋等。山茱肉性味酸、涩，微温。功效：补肝肾，涩精气，固虚脱。用治腰膝酸软，眩晕，耳鸣，阳痿，遗精，小便频数，崩漏带下，虚汗不止等。

两药合用，能够补益肝肾、温肾助阳，常用于治疗性功能障碍、精子缺乏症、前列腺增生、骨质疏松症、慢性支气管炎、糖尿病、腰肌劳损、慢性肾炎、不孕症等疾病。

12. 阿胶、桑椹子

阿胶性味甘，平。归肺、肝、肾经。功效：补血止血，滋阴润燥。主治眩晕，心悸，吐衄，咳唾便血，崩漏，干咳无痰，心烦失眠，手足瘛疭等。桑椹子味甘、酸，性寒。归肝、肾经。功效：补肝益肾，生津润肠，乌发明目。用于头晕目眩，腰酸耳鸣，须发早白，失眠多梦，消渴，肠燥便秘等。

两药合用，有滋阴养血润燥之功，常用以治疗贫血、高血压、高脂血症、冠心病、血小板减少性紫癜、神经衰弱、月经不调、习惯性流产等疾病。

13. 桑寄生、桑螵蛸

桑寄生味苦、甘，性平。归肝、肾经。功效：补肝肾，强筋骨，祛风湿，养血安胎。主治腰膝酸软，筋骨无力，崩漏经多，妊娠漏血，胎动不安等。桑螵蛸味甘、咸，性平。归肝、肾经。功效：固精缩尿，补肾助阳。用治遗精滑精，遗尿，尿频，小便白浊，赤白带下等。

两药配伍，共奏补益肝肾之功，常用于治疗小儿遗尿、泌尿系感染、阳痿、产后遗尿症、阴道炎等疾病。

14. 北杏仁、川贝

北杏仁味苦，性微温。归肺、大肠经。功效：止咳平喘，润肠通便。用治咳嗽，喘满，喉痹，肠燥便秘等。川贝性凉，味甘平。归肺、胃经。功效：润肺止咳，清热化痰。用于燥热咳嗽，干咳少痰，咯痰带血，肺痈，瘰疬，痈肿，乳痈等。

两药合用，共奏止咳化痰平喘之功，常用以治疗急慢性支气管炎、支气管哮喘、肺部感染、肺癌等疾病。

15. 杜仲、桑寄生

杜仲味甘，性温。归肝、肾经。功效：补肝肾，强筋骨，安胎。用治腰脊酸疼，足膝痿弱，小便余沥，阴下湿痒，胎漏欲堕，胎动不安等。桑寄生味苦、甘，性平。归肝、肾经。功效：补肝肾，强筋骨，祛风湿，养血安胎。主治腰膝酸软，筋骨无力，崩漏经多，妊娠漏血，胎动不安等。

两药伍用，能够补肾强骨、固经安胎，常用于治疗腰椎间盘突出症、骨质疏松症、骨性关节炎、坐骨神经痛、高血压、不孕症、先兆流产等疾病。

16. 龙骨、牡蛎

龙骨味甘涩，性平。归心、肝、肾、大肠经。功效：镇惊安神，敛汗固精，止血涩肠，生肌敛疮。用治惊痫癫狂，怔忡健忘，失眠多梦，自汗盗汗，遗精淋浊，吐衄便血，崩漏带下，泻痢脱肛，溃疡久不收口等。牡蛎味咸，性微寒。归肝、胆、肾经。功效：平肝潜阳，重镇安神，软坚散结，收敛固涩。主治眩晕耳鸣，惊悸失眠，瘰疬瘿瘤，癥瘕痞块，自汗盗汗，遗精，崩漏，带下等。

两者合用，能够重镇平肝、收敛固涩、化痰软坚，常用于治疗植物神经功能紊乱、失眠症、癫痫、高血压、精神分裂症、甲状腺功能亢进症、功能性子宫出血等疾病。

17. 苏叶、薄荷

苏叶性味辛，温。归肺、脾经。功效：散寒解表，理气宽中。主治恶寒发热，咳嗽，气喘，胸腹胀满，胎动不安等。薄荷性味凉，辛。归肺、肝经。功效：疏散风热，清利头目，利咽透疹，疏肝行气。用治发热，微恶风寒，头痛，目赤，咽喉肿痛，口疮，风疹瘙痒，麻疹，胸胁胀闷等。

两药合用，具有疏风解表之功，常用于治疗上呼吸道感染、流感、风疹、急性鼻炎、卡他性中耳炎等疾病。

18. 沉香、丁香

沉香味辛、苦，性微温。归脾、胃、肾经。功效：行气止痛，温中止呕，纳气平喘。用于胸腹胀闷疼痛，呕吐，呃逆，气逆喘急等。丁香性味辛，温。归脾、胃、肺、肾经。功效：温中，暖肾，降逆。主治胃寒呃逆，脘腹冷痛，食少吐泻，阳痿，腰膝酸冷，阴疽等。

两药配伍，共奏温中降逆、补肾助阳之功，常用于治疗急慢性胃炎、膈肌痉挛、胃癌、支气管炎、慢性肺源性心脏病等疾病。

19. 大黄、芒硝

大黄性味苦，寒。归脾、胃、大肠、肝、心包经。功效：泻下攻积，清热泻火，凉血解毒，逐瘀通经。主治实热便秘，食积痞满，痢疾初起，时行热疫，暴眼赤痛，吐血，衄血，痈疡肿毒，产后瘀阻，黄疸，水肿等。芒硝味辛、苦、咸，性寒。归胃、大肠经。功效：泻热通便，润燥软坚，清火消肿。用于便秘，大便燥结，积滞腹痛，肠痈肿痛，痔疮等。

两药配伍，有泻热解毒之功，常用于治疗急腹症、脑炎、肺炎、痔疮、糖尿病、支气管哮喘、精神分裂症、焦虑症、牙周炎、扁桃体炎、湿疹、接触性皮炎等。

20. 大蓟、小蓟

大蓟味甘、苦，性凉。归心、肝经。功效：凉血止血，祛瘀消肿。用于衄血，吐血，尿血，便血，崩漏，外伤出血，痈肿疮毒等。小蓟性味甘、苦，凉。归心、肝经。功效：凉血止血，散瘀解毒。主治衄血，吐血，尿血，便血，崩漏下血，外伤出血，热毒疮疡等。

两药合用，能够凉血止血、行瘀消肿，常用于治疗急性肾炎、泌尿系感染、消化性溃疡、支气管扩张、阴道炎、产后恶露不绝等。

21. 地榆、槐花

地榆味苦、酸、涩，性微寒。归肝、大肠经。功效：凉血止血，解毒敛疮。用于便血，痔血，血痢，崩漏，水火烫伤，痈肿疮毒等。槐花味苦，性微寒。归肝、大肠经。功效：凉血止血，清肝泻火。主治肠风便血，痔血，血痢，尿血，血淋，崩漏，吐血，衄血，头痛，目赤肿痛，喉痹，失音，痈疽疮疡等。

两药配伍，具有清热凉血止血之功，常用以治疗痔疮、溃疡性结肠炎、细菌性痢疾、肠癌、过敏性紫癜等疾病。

22. 败酱草、鱼腥草

败酱草性凉，味辛、苦。归胃、大肠、肝经。功效：清热解毒，祛瘀排脓。用于腹痛，咳吐脓血，痢疾，目赤，痈肿疔疮等。鱼腥草性微寒，味苦。归肺、膀胱、大肠经。功效：清热解毒，排脓消痈，利尿通淋。主治咳嗽，吐脓痰，热痢，疟疾，水肿，淋病，白带，痈肿，痔疮，脱肛，湿疹，秃疮，疥癣等。

两药合用，能够清热解毒、散瘀消痈，常用于治疗上呼吸道感染、肺炎、肺脓疡、慢性气管炎、细菌性痢疾、肝炎、盆腔炎、宫颈炎、附件炎等疾病。

23. 猫爪草、荔枝核

猫爪草味甘、辛，性微温。归肝、肺经。功效：化痰散结，解毒消肿。主治瘰疬，痰核，疔疮，虫蛇咬伤，头痛，疟疾，牙痛等。荔枝核味甘、微苦，性温。归肝、肾经。功效：行气散结，祛寒止痛。用于疝气痛，睾丸肿痛，胃脘疼痛，痛经，产后腹痛等。

两药伍用，能够理气化痰、软坚散结，常用以治疗淋巴结结核、急慢性淋巴结炎、单纯性甲状腺肿、甲状腺功能亢进症、乳腺增生等。

24. 党参、沙参、丹参

党参性味甘，平。归脾、肺经。功效：补中益气，和胃生津，祛痰止咳。用于食少便溏，四肢无力，心悸，气短，口干，自汗，脱肛，阴挺等。沙参味甘、微苦，性微寒。归肺、胃经。功效：养阴清热，润肺化痰，益胃生津。主治阴虚久咳，劳嗽痰血，燥咳痰少，虚热喉痹，津伤口渴等。丹参味苦，性微寒。归心、心包、肝经。功效：活血祛瘀，凉血消痈，安神除烦。用治心腹疼痛，月经不调，痛经，经闭，血崩带下，癥瘕，积聚，骨节疼痛，惊悸不眠，恶疮肿毒等。

三药合用，共奏益气养阴活血之功，常用于治疗糖尿病、冠心病心绞痛、心律失常、慢性支气管炎、慢性肺源性心脏病、甲状腺功能亢进症、消化性溃疡、慢性胃炎等疾病。

25. 柴胡、黄芩、桔梗

柴胡味辛、苦，性微寒。归肝、胆经。功效：解表退热，疏肝解郁，升举阳气。主治发热，寒热往来，疟疾，胸肋胀痛，脱肛，子宫脱垂，月经不调等。黄芩性味苦，寒。归肺、胆、脾、胃、大肠、小肠经。功效：清热燥湿，泻火解毒，止血，安胎。用治壮热烦渴，肺热咳嗽，湿热泻痢，黄疸，热淋，吐衄，崩漏，目赤肿痛，胎动不安，痈肿疔疮等。桔梗味苦、辛，性平。归肺、胃经。功效：宣肺，祛痰，利咽，排脓。主治咳嗽痰多，胸闷不畅，咽喉肿痛，失音，肺痈吐脓等。

三药相伍，能够解表泄热、行气开郁，常用于治疗上呼吸道感染、支气管肺炎、慢性胃炎、面神经炎、神经性耳鸣、过敏性鼻炎等疾病。

26. 白鲜皮、金银花、牡丹皮

白鲜皮性味苦，寒。归脾、胃、膀胱、小肠经。功效：清热燥湿，祛风解毒。主治湿热疮毒，眉发脱脆，皮肌急，壮热恶寒，湿疹，疥癣，黄疸，风湿热痹等。金银花性寒，味甘。归肺、心、胃经。功效：清热解毒，疏散风热。用治痈疮初起，红肿热痛，身热，发疹，发斑，口渴，咽喉肿痛，下利脓血等。牡丹皮味苦、辛，性微寒。归心、肝、肾经。功效：清热凉血，活血化瘀。主治温毒发斑，血热吐衄，阴虚发热，夜热早凉，无汗骨蒸，血滞经闭，痛经，跌打伤痛，痈肿疮毒等。

三药配伍，共奏凉血解毒、祛风清热之功，常用于治疗痤疮、荨麻疹、银屑病、湿疹、接触性皮炎、梅毒、水痘等疾病。

27. 酸枣仁、夜交藤、何首乌

酸枣仁味甘、酸，性平。归肝、胆、心经。功效：养肝，宁心，安神，敛汗。主治虚烦不眠，惊悸怔忡，烦渴，虚汗等。夜交藤味甘、微苦，性平。归心、肝经。功效：养心安神，祛风通络。用于失眠，多梦，血虚身痛，肌肤麻木，风湿痹痛，风疹瘙痒等。

何首乌性温，味苦、甘、涩。归肝、肾、心经。功效：安神养血，补肾强骨，解毒消痈。用治血虚萎黄，眩晕耳鸣，须发早白，腰膝酸软，肢体麻木，崩漏带下，久疟体虚，瘰疬疮痈，风疹瘙痒，肠燥便秘等。

三药合用，共奏养血安神之功，常用于治疗失眠症、神经衰弱、心脏神经官能症等疾病。

28. 车前草、车前子、金钱草

车前草味甘，性寒。归肝、肾、膀胱经。功效：清热，利尿，祛痰，凉血，解毒。用于水肿尿少，热淋涩痛，暑湿泻痢，痰热咳嗽，吐血衄血，痈肿疮毒等。车前子性味甘、寒，归肾、膀胱、肝、肺经。功效：利水通淋，渗湿止泻，清肝明目，清热化痰。主治小便不通，淋浊，带下，尿血，暑湿泻痢，咳嗽多痰，湿痹，目赤障翳等。金钱草味甘、微苦，性凉。归肝、胆、肾、膀胱经。功效：利水通淋，清热解毒，散瘀消肿。用治黄疸尿赤，尿涩作痛，水肿，疟疾，肺痈，咳嗽，吐血，淋浊，带下，风湿痹痛，小儿疳积，惊痫，痈肿，疮癣，湿疹等。

三药伍用，共奏清利湿热之功，常用于治疗泌尿系结石、胆石症、痛风、尿路感染、前列腺炎、慢性肾炎、肝硬化腹水、肝癌等疾病。

29. 玉米须、猪苓、泽泻

玉米须味甘、淡，性平。归膀胱、肝、胆经。功效：利尿消肿，清肝利胆。主治水肿，小便淋沥，黄疸，鼻血，红崩，乳汁不通等。猪苓味甘、淡，性平。归心、脾、胃、肺、肾经。功效：利水渗湿。用于小便不利，水肿，泄泻，淋浊，带下等。泽泻味甘、淡,性寒。归肾、膀胱经。功效:利水,渗湿,泄热。主治小便不利,水肿胀满,呕吐,泻痢,痰饮,脚气,淋病,尿血等。

三药配伍,共奏利水渗湿之功,常用于治疗泌尿系感染、糖尿病肾病、慢性肾炎、肾病综合征、高血压、胆石症、脂肪肝等疾病。

30. 怀山药、薏苡仁、陈皮

怀山药性味甘,平。归脾、肺、肾经。功效:益气养阴,补益脾肺,补肾固精。主治脾虚气弱,食少,便溏泄泻,肺虚喘咳,遗精,尿频,带下,消渴等。薏苡仁味甘、淡,性凉。归脾、胃、肺经。功效:利水渗湿,健脾止泻,舒筋除痹,清热排脓。用于水肿,脚气,小便不利,脾虚泄泻,湿痹拘挛,肺痈,肠痈,赘疣,癌瘕等。陈皮味苦、辛,性温。归肺、脾经。功效:理气健脾,燥湿化痰。用于胸腹胀满,食少吐逆,便溏泄泻,痰多咳嗽等。

三药合用,共奏健脾祛湿之功,常用以治疗慢性胃炎、慢性结肠炎、小儿秋季腹泻、慢性肾炎、肾病综合征、肝硬化、慢性支气管炎、肺气肿、肺癌、胃癌等疾病。

31. 沙参、木蝴蝶、玄参

沙参味甘、微苦,性微寒。归肺、胃经。功效:养阴清热,润肺化痰,益胃生津。主治阴虚久咳,劳嗽痰血,燥咳痰少,虚热喉痹,津伤口渴等。木蝴蝶味苦、甘,性凉。归肺、肝、胃经。功效:清肺利咽,疏肝和胃。主治肺热咳嗽,喉痹,音哑,肝胃气痛,疮口不敛等。玄参味甘、苦、咸,性微寒。归脾、胃、肾经。功效:清热凉血,滋阴降火,解毒散结。用治身热烦渴,舌绛,发斑,骨蒸劳嗽,虚烦不寐,津伤便秘,目涩昏花,咽喉肿痛,瘰疬痰核，痈疽疮毒等。

三药配伍，能够滋阴润燥、清热解毒，常用于治疗慢性咽炎、喉炎、喉源性咳嗽、支气管炎、支气管哮喘、鼻咽癌、喉癌等疾病。

32. 肉苁蓉、枳实、厚朴

肉苁蓉味甘、咸，性温。归肾、大肠经。功效：补肾益精，润肠通便。用于阳痿，遗精，白浊，尿频余沥，腰痛脚弱，耳鸣目花，月经愆期，宫寒不孕，肠燥便秘等。枳实味苦、辛、微酸，性微温。归脾、胃经。功效：破气消积，化痰散痞。用治脘腹痞满胀痛，热结便秘，湿热泻痢，里急后重，胃下垂，子宫脱垂，脱肛等。厚朴味苦、辛，性温。归脾、胃、肺、大肠经。功效：行气消积，燥湿除满，降逆平喘。用于食积气滞，腹胀便秘，脘痞吐泻，痰饮喘咳等。

三药合用，能够温肾补虚、理气消积，常用以治疗习惯性便秘、慢性支气管炎肺气肿、高血压、慢性肾功能衰竭、食管癌等疾病。

33. 香附、郁金、桃仁

香附味辛、微苦、微甘，性平。功效：疏肝解郁，理气宽中，调经止痛。用于胸胁胀痛，疝气疼痛，乳房胀痛，脘腹痞闷，胀满疼痛，月经不调，经闭痛经等。郁金味辛、苦，性寒。归肝、心、肺经。功效：活血止痛，行气解郁，清心凉血，利胆退黄。用于胸胁刺痛，胸痹心痛，经闭痛经，乳房胀痛，热病神昏，癫痫发狂，血热吐衄，黄疸尿赤等。桃仁味苦、甘，性平。归心、肝、大肠经。功效：活血祛瘀，润肠通便。主治经闭，痛经，癥瘕痞块，跌扑损伤，肠燥便秘等。

三药相合，能够疏肝理气、活血化瘀。常用以治疗原发性痛经、闭经、肋间神经痛、胸膜炎、慢性肝炎、冠心病、乳腺结节、甲状腺癌、抑郁症等疾病。

34. 鸡血藤、川木瓜、怀牛膝

鸡血藤味苦、甘，性温。归肝、肾经。功效：活血舒筋，养血调经。主治风湿痹痛，手足麻木，肢体瘫痪，血虚萎黄，月经不调，经行不畅，痛经，经闭等。川木瓜味酸，性温。归肝、脾经。功效：舒筋活络，和胃化湿。用于湿痹拘挛，腰膝关节酸重疼痛，暑湿吐泻，转筋挛痛，脚气水肿等。怀牛膝味苦、酸，性平。归肝、肾经。功效：活血祛瘀，补肝肾，强筋骨，引血下行，利尿通淋。主治血滞经闭，痛经，产后血瘀腹痛，胞衣不下，癥瘕，跌打损伤，腰膝酸痛，筋骨痿弱，脚气肿胀，吐血，衄血，头痛，牙痛，咽喉肿痛，淋证，痈肿恶疮等。

三药配伍，共奏补益肝肾、活血通络之效，常用于治疗腰椎间盘突出症、腰肌劳损、骨质增生症、类风湿关节炎、糖尿病周围神经病变、糖尿病足等疾病。

35. 黄连、藿香、广木香

黄连性味苦，寒。归心、脾、胃、肝、胆、大肠经。功效：清热燥湿，泻火解毒。用于湿热痞满，呕吐吞酸，泻痢，黄疸，高热神昏，心火亢盛，心烦不寐，血热吐衄，目赤，牙痛，消渴，痈肿疔疮，湿疮，耳道流脓等。藿香味辛，性微温。归脾、胃、肺经。功效：芳香化浊，和中止呕，发表解暑。用治湿浊中阻，脘痞呕吐，暑湿表证，湿温初起，发热倦怠，胸闷不舒，寒湿闭暑，腹痛

吐泻，鼻渊头痛等。广木香味辛、苦，性温。归脾、胃、大肠、胆
经。功效：行气止痛，调中宣滞。主治胸脘胀痛，泻痢后重，食积
不消，不思饮食，胁痛，呕逆反胃等。

　　三药合用，共奏苦温燥湿、行气和中之功，常用于治疗急性胃
肠炎、细菌性痢疾、慢性胃炎、肝炎、消化性溃疡、慢性结肠炎等
疾病。

36. 杭菊、枸杞子、草决明

　　杭菊味辛、甘、苦，性微寒。归肺、肝经。功效：疏散风热，
平肝明目，清热解毒。主治风热感冒，头痛眩晕，目赤肿痛，眼目
昏花，疮痈肿毒等。枸杞子性味甘，平。归肝、肾经。功效：滋
补肝肾，益精明目。用于虚劳精亏，腰膝酸痛，眩晕耳鸣，内热
消渴，血虚萎黄，目昏不明等。草决明味苦、甘、咸，性微寒。归
肝、肾、大肠经。功效：清肝明目，润肠通便。主治目赤涩痛，羞
明多泪，头痛眩晕，目暗不明，大便秘结等。

　　三药伍用，共奏滋肾清肝明目之效，常用于治疗结膜炎、泪
囊炎、干眼症、近视眼、偏头痛、高血压、高脂血症、脑梗死等
疾病。

37. 防风、白芷、川芎

　　防风味辛、甘，性微温。归膀胱、肺、脾、肝经。功效：祛风
解表，胜湿止痛。用于外感发热，风疹瘙痒，风湿痹痛，破伤风，
脾虚湿泄等。白芷味辛，性温。归肺、脾、胃经。功效：祛风，燥
湿，消肿，止痛。主治头痛，眉棱骨痛，齿痛，鼻渊，寒湿腹痛，
肠风痔漏，赤白带下，痈疽疮疡，皮肤燥痒，疥癣等。川芎味辛，
性温。入肝、胆经。功效：行气开郁，祛风燥湿，活血止痛。用治

风冷头痛眩晕，胁痛腹疼，寒痹筋挛，经闭，难产，产后瘀阻块痛，痈疽疮疡等。

三药相合，能够疏风散寒、活血止痛，常用于治疗偏头痛、神经性头痛、慢性鼻炎、急性额窦炎、周围性神经麻痹等疾病。

38. 半边莲、半枝莲、半边旗

半边莲味辛，性平。归心、小肠、肺经。功效：利尿消肿，清热解毒。用于大腹水肿，面足浮肿，痈肿疔疮，蛇虫咬伤等。半枝莲味辛、苦，性寒。归肺、肝、肾经。功效：清热解毒，化瘀利尿。用于疔疮肿毒，咽喉肿痛，毒蛇咬伤，跌扑伤痛，水肿，黄疸等。半边旗味苦、辛，性凉。归肝、大肠经。功效：清热利湿，凉血止血，解毒消肿。主治泄泻，痢疾，黄疸，目赤肿痛，牙痛，吐血，痔疮出血，外伤出血，跌打损伤，皮肤瘙痒，毒蛇咬伤等。

三药配伍，能够清热解毒、活血利水，常用于治疗慢性肝炎、肝癌、子宫癌、咽喉炎、扁桃体炎、淋巴结核、慢性肾炎、肠炎等疾病。

39. 补骨脂、骨碎补、续断、巴戟天

补骨脂味苦、辛，性温。归肾、脾经。功效：补肾壮阳，固精缩尿。用于腰膝冷痛，阳痿，遗精，小便频数，遗尿，泄泻，虚喘等。骨碎补味苦，性温。归肾、肝经。功效：补肾强骨，续伤止痛。用于肾虚腰痛，耳鸣耳聋，牙齿松动，跌扑闪挫，筋骨折伤等。续断性微温，味苦、辛。归肝、肾经。功效：补肝肾，续筋骨，调血脉。主治腰背酸痛，足膝无力，胎漏，崩漏，带下，遗精，跌打损伤，金疮，痔漏，痈疽疮肿等。巴戟天味甘、辛，性微温。归肾、肝经。功效：补肾助阳，祛风除湿。主治阳痿，遗精，

宫冷不孕，月经不调，少腹冷痛，风湿痹痛，筋骨痿软等。

四药合用，能够补肾壮阳、强筋健骨，常用于治疗腰肌劳损、股骨头坏死、腰椎间盘突出症、强直性脊柱炎、骨折、性功能障碍、不孕症等疾病。

40. 麦芽、谷芽、山楂、神曲

麦芽味甘，性平。归脾、胃经。功效：行气消食，健脾开胃，退乳消胀。用治食积不消，脘腹胀痛，脾虚食少，乳汁郁积，乳房胀痛，妇女断乳等。谷芽味甘，性温。归脾、胃经。功效：健脾开胃，和中消食。用于宿食不化，胀满，泄泻，不思饮食等。山楂味酸、甘，性微温。归脾、胃、肝经。功效：消食健胃，行气散瘀。主治肉食积滞，胃脘胀满，泻痢腹痛，瘀血经闭，产后瘀阻，心腹刺痛，疝气疼痛等。神曲味甘、辛，性温。归脾、胃经。功效：健脾和胃，消食化积。用于饮食停滞，难以运化，脘腹胀满，食欲不振，呕吐泻痢等

四药相伍，共奏开胃消积之功，常用以治疗功能性消化不良、慢性胃炎、厌食症、小儿营养不良、便秘、慢性结肠炎等疾病。

● 主要学术成就

一、对糖尿病及其严重并发症进行了系列研究

1. 带领团队参与糖尿病心病方面的研究

团队共撰写了 20 多篇关于糖尿病的研究论文。自创消渴通痹汤治疗糖尿病性冠心病心绞痛获成果。研究表明：其可改善心肌缺血，控制高血糖状态；减少糖基化终末产物，减少其对血管壁的损伤，降低总胆固醇、甘油三酯、低密度脂蛋白胆固醇等，为治疗糖尿病性心脏病的中医药研发提供了依据。对四逆散合真武汤加减方治疗糖尿病肾病并发冠心病的研究表明：其可明显降低糖尿病心肾同病患者血清可溶性 CD14 的水平，减少尿微量白蛋白，从而具有减轻血管炎症反应、保护心肾功能的作用；能显著降低血浆纤维蛋白原水平，减轻糖尿病患者血液高凝、高黏、高聚倾向，改善微循环，防止各种血栓性疾病的发生。在对高难度糖尿病心肾同病患者的治疗方面提供了较新的方法，提高了疗效，改善了患者生存质量。提出糖尿病肾病必须加强心肾联防联治的较新观点，临床疗效显著，极具研究价值和新药开发潜力。

2. 糖尿病肾病的研究

糖尿病肾病的研究主要依托广州科技局资助的省部级攻关课题《加味真武汤治疗糖尿病肾病少阴证开发研究》。本研究取得丰硕成

果。加味真武汤对糖尿病大鼠的实验表明：①对糖尿病实验大鼠肾脏功能有保护作用；②对调节糖尿病实验大鼠糖代谢紊乱，防治肾脏损害有较明显而积极的作用。如降低血清肌酐、尿素氮，改善肾功能；并能减轻肾小球萎缩、缺血，肾小管浊肿、囊性扩张，间质增生，炎细胞浸润等，从而改善肾脏病理性改变。光镜及电镜超微结构检测均表明：本方药能够抑制实验性糖尿病大鼠早期肾脏肥大及高滤过，减少尿蛋白排出，降低血清尿素氮、肌酐和改善血内生肌酐清除率等，具有较好的保护肾功能的作用。

3. 上述研究为糖尿病肾病的药物开发打下了基础

彭教授主持的课题组与广东一方制药厂（国家中医药管理局中药饮片剂型改革生产基地）合作生产的加味真武汤颗粒（糖肾方Ⅰ号、Ⅱ号颗粒）运用于临床，取得了较好的效益。进一步对糖肾方颗粒的治病机理进行研究，结果显示：糖肾方颗粒可以显著改善糖尿病肾病患者的临床症状，提高患者的生活质量；可以延缓或逆转早期糖尿病肾病（或临床期前）的肾损害；糖肾方颗粒通过对糖尿病肾病大鼠肾小球nephrin蛋白（肾病蛋白）表达的影响，对大鼠尿及肾皮质内的N-乙酰-β-D-氨基葡萄糖苷酶的调整、蛋白尿的降低等，具有全面保护肾功能的作用。糖尿病肾病攻关课题也获中国科学技术出版社支援，彭教授主编出版了《糖尿病肾病研究》。论著推出糖尿病肾病重症患者的中西医结合诊治模式，对急重症的救治提供了新的思路和方法，对糖尿病肾病的研究与防治均有良好的影响与推动作用。

二、对本科和研究生教学改革的研究

彭教授与同事们一起参加了国家教育部、卫生部及校厅级研究课题，先后获得大学教学成果特等奖、省级一等奖及国家级优秀教学成果二等奖。并主持全国"十五"规划课题，联合上海、成都、广州三所中医药大学的专家、教授参与改革，主编了中国科学技术出版社出版的《中医专业七年制研究生临床教学改革研究进展》。本案获邓铁涛、郭子光等国医大师支持，亲自担任主审。本研究对本科和研究生教育有较好的参考借鉴作用。

三、对中医现代化方面的研究与实践

其理念是既要继承传统的中医药精华，又要结合现代医学科学，以成就现代中医学之长。彭教授作为常务副主编，积极参与超 200 万字的《现代中医治疗学》的编撰出版工作，力求准确把握中医药现代化三点目标，即尽可能使之适应新时代实践需要、不断追求中医临床疗效、建立全新中医学术体系。本书由中国科技出版社出版发行后，颇受好评。同时，为使宝贵中医药的继承、开拓与创新落到实处，积极联系上百位中医药界的名医学者携手撰写宝贵经验，其中不乏海内外医学名流、国医大师及国宝级全国名老中医等。经过努力，终于将他们珍贵的学术真传和精湛的临床经验收入文册，最后编辑整理成近百万字的《海内外中医药专家临证经验集成》，由国医大师邓铁涛及国家卫生部负责人作序后，由中国中医药出版社出版。本书不仅翔实推介了海内外名家的宝贵经验，而且篇首即突出了中医药在急危重症救治方面的优势和长处，让人一改中医是"慢郎中"的观念。

仲景学说阐微

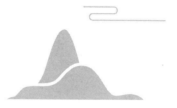

● 仲景学说核心——扶阳气、保胃气、存津液

《伤寒论》是一部治疗外感热病的专著，开创性地建立了六经辨证体系。仲景在治疗外感热病，特别是外感风寒感而即发的疾病方面所取得的成就是历代医家无法企及的。六经辨证不仅能够有效地指导外感病的治疗，而且对于内伤杂病的治疗也具有重大价值。但是，刻板地生搬六经体系去指导杂病的治疗既不符合临床实际，也有悖于仲景著作中外感病与杂病兼备的初衷。彭万年教授尚仲景、学仲景40年，在临床工作多年后，认为六经辨证体系是《伤寒论》的核心内容，而隐于其后、未被明言的是对人体正气丝毫不懈怠的关注，是贯穿始终的扶阳气、保胃气、存津液思想。这些恰恰是仲景治病救人的大法，它不仅适用于外感，更启发着内伤杂病的治疗。

一、扶阳气、保胃气、存津液的内涵

扶阳气是中医人一贯有之的思维。中医学是以阴阳为基本理论构架而成的。但不论是在人体生理病理，还是疾病预防治疗，抑或养生等方面，阴阳都不是等量齐观的一分为二，都有"阳主阴从"的特点。正如《素问·生气通天论》所强调的，在生理上，"凡阴阳之要，阳密乃固"；在病理上，"阳气者，若天与日，失其所，则折寿而不彰"。这是仲景扶阳气思想的理论源头。而东汉时期，外

邪多为风寒，风寒之邪有易伤阳气的特点，这应该是仲景扶阳思想的临床依据。"扶"字本身的意思没有太过复杂的层面，有保护、帮助、调理之义。所以扶阳气，就是保护阳气、温补阳气、调理阳气的意思。

保胃气、存津液思想最早由陈修园在熟读、领悟《伤寒论》后提出。"胃气"一词早已有之，如《难经·十五难》中"胃者，水谷之海也，主禀四时，故皆以胃气为本，是谓四时之变病，死生之要会也"，指明了胃气的生理功能及其对人类生命活动的重要意义。《内经》对于胃气的阐述更加丰富，如《素问·平人气象论》曰："平人之常气禀气于胃，胃者，平人之常气也，人无胃气曰逆，逆者死。"这是关于脉有胃气的经典语句。同样《内经》也肯定了胃气可以作为判断疾病转归与预后的标准，如《素问·平人气象论》曰："人以水谷为本，故人绝水谷则死，脉无胃气亦死。"

后世医家在继承《内经》的基础上，对胃气的理论做了完善，最具代表性的就是金元四大家之一的李杲。李氏将胃气与元气联系起来，认为人之元气旺盛，全赖脾胃之气的健运，而元气又是人体健康之源泉，所以脾胃一伤则元气必损，元气衰则百病由生。这种把胃气作为元气及人体诸气的理论，肯定了"胃者五脏六腑之海"的观点，李杲也就此成为"补土派"的创始人。李杲胃气论的特点是胃气的概念混合了脾气的意味，而在实际操作中重以脾轻乎胃。明代的李中梓提出了脾胃为后天之本的观点，他在《医宗必读·肾为先天本脾为后天本论》中说："脾何以为后天之本？盖婴儿既生，一日不再食则饥；七日不食，则胃肠涸绝而死。经云：安谷则昌，绝谷则亡。"再一次强调了脾胃在人类生命活动中的重要作用。

　　《中医大辞典》解释胃气：一指胃的生理功能；二泛指人体的精气；三指脾胃的功能在脉象的反映，即带和缓流利的脉象。实际上这个解释所指的概念要小于《内经》中关于胃气的内涵。

　　综上，历代医著及医家对于胃气的阐述实际上包括 5 个方面：一是胃气的生理功能；二是胃气的有无是脉诊的一大特色；三是胃气可以决定是否发病及发病的类型；四是胃气的强弱可决定患者的预后与疾病的转归；五是保胃气是养生的重要内容。无论是上述哪个方面，脾、胃并未完全分开。实际上，脾、胃也很难做到绝对分割。

　　"胃气"一词《伤寒论》中有 7 条更倾向于单纯胃气的概念，即不掺杂脾气的胃气，有 3 条更多的是脾胃气综合的概念。如《伤寒论》第 29 条："伤寒脉浮，自汗出，小便数，心烦，微恶寒，脚挛急，反与桂枝，欲攻其表，此误也……若胃气不和，谵语者，少与调胃承气汤……"原文第 70 条："发汗后恶寒者，虚故也；不恶寒，但热者，实也，当和胃气，与调胃承气汤。"原文第 208 条："阳明病，脉迟，虽汗出不恶寒者，其身必重，短气，腹满而喘。有潮热者，此外欲解，可攻里也……若腹大满不通者，可与小承气汤，微和胃气，勿令至大泄下。"在这些条文中，仲景予调胃承气汤、小承气汤来治疗胃气不和，此处的胃气更多倾向"阳明之为病，胃家实是也"中关于胃的定位，即胃、大肠。能反映胃气实指脾胃气的综合论述，见于《伤寒论》第 280 条："太阴为病，脉弱，其人续自便利，设当行大黄、芍药者，宜减之，以其人胃气弱，易动故也。"这里的胃气更多强调的是太阴脾的概念。

　　彭教授认为，仲景对于胃气概念的表述更多体现自《伤寒论》，在脾气与胃气概念的区分上并不十分明确。胃者受纳消化水谷，脾者运化转输精微，虽各有所主，但又是一体、混合的。所以，仲景对于胃气的理解更多的是脾胃功能的综合，它可以决定发病及疾病的类型，决定预后与转归。

二、太阳病篇扶阳气、保胃气、存津液思想概述

太阳在表之邪，可用汗法。对于汗，中医最经典的解释是"阳加于阴谓之汗""汗为心之液"。从这些语句中可以看出，汗是人体阴阳相互作用的结果，与心系统有密切的关系。

实际上，无论是人体大而广之的阴阳范畴，还是心系统的营养支持、功能活动都以脾胃受纳、吸收、转运的功能为基础、为本源，这也是《内经》中"胃者五脏六腑之海"的本义。胃为水谷之海，主受纳腐熟，水谷入于胃后，胃气对其进行初步的加工，将其化为食糜，再在脾阳的温煦下转化为维持人体生命活动的精、气、津液。上输于肺，通过肺气的宣发作用将津液输布到体表皮毛，在阳气的蒸腾下形成汗液，由汗孔排出体外。上输于心，化为营血，通过心阳的推动作用到达体表，在卫气司开阖功能的引导下形成汗液，调节体温。所以胃气功能的好坏关系到肺、心的津液与营血的充足，而津液、营血的充足是能否有汗出的物质基础。这就是保胃气、维持胃功能的正常能资汗源的生理依据。

胃的生理特点是胃阴、胃阳要平衡，存在一方的过亢、偏衰都会导致疾病。这是因为受纳腐熟功能的实现依赖胃阳，但胃应保持通降下行的特点，且胃为阳土，故其病易成燥热之害，所以胃阴是胃气中不可或缺的一方。归根结底，汗源是胃气、胃阳、胃阴功

能作用的综合。胃气、胃阳、胃阴任何一方的失调都会导致汗出无源，而汗出过度也会引起胃气、胃阳、胃阴的损伤。

外邪侵袭可引起人体阴阳失衡，失衡后可引发外感疾病，汗法用于治疗外感疾病。在太阳病篇中，仲景示人外感疾病的三种情况，无论是卫不外固、营不内守的桂枝汤证，卫阳被遏、营阴郁滞的麻黄汤证，还是表郁轻症的麻桂合剂证，采用的都是汗法。祛邪外出是汗出的目的，汗是载邪外出的物质基础。所以表证需以汗法祛邪，仲景通过保胃气、扶胃阳、益胃阴使汗出有源，而控制汗量使汗出适量，可以实现保胃气、扶胃阳、益胃阴。太阳病始终体现着汗法与保胃气、扶胃阳、益胃阴的辩证关系。如桂枝汤病机是风寒袭表，卫不外固，营不内守，症状表现为发热、恶风、恶寒、汗出、头痛、鼻鸣、干呕、脉浮或浮缓。汗出可以引邪外出，但前提是这种汗出需要人体正气（阳气）蒸化津液来实现。桂枝汤证的汗出只是一种病理状态，这种由阳不外守、津液外泄引起的汗出不但达不到引邪外出的功能，反而会引起胃气、胃阳、胃阴的损伤。仲景在桂枝汤方中配有炙甘草、大枣、生姜、芍药，其中炙甘草甘温，偏于补胃气、胃阳。大枣味甘，补中和胃，偏于滋阴血，与芍药相配，可以滋胃阴、和营。生姜辛散，可以使津液达表，以滋汗源。所以桂枝汤是汗法与益胃气、胃阴、胃阳的有机结合，通过这种调补的方式，既可使邪从汗解，又可以保胃气、扶胃气、益胃阴。

张仲景在桂枝汤方后强调了"不可令如水流漓"的发汗原则。这是因为一味地发汗会导致胃气、胃阴损伤，化热化燥，内传阳明，形成阳明里热实证。所以桂枝汤的保胃气、胃阴是可以防止太阳病内传阳明的。

　　桂枝这味药辛温，在甘草、生姜的配合下可温补表阳，使用得当，既可祛邪外出，又不会产生过汗伤阳的问题。如果桂枝汤在发汗时使用不当，不仅表邪未解，更会出现徒伤津液、表阳随汗而失的遂漏不止、小便难、四肢微急、难以屈伸。仲景对于表未解兼有阳虚漏汗的治疗方法是在桂枝汤的基础上加附子，即桂枝加附子汤。桂枝加附子汤在病机上比桂枝汤更重。阳虚阴亏双重矛盾出现时，仲景示人：如主要矛盾在阳虚不固、阴津亏耗是阳虚汗漏所致，治疗之法当抓主要矛盾，以扶阳固阴，防止津液的进一步外泄。阳生阴亦长，气化功能恢复后，津液自生。于扶表阳药物上选择"走而不守"的附子，在桂枝、生姜的引导下可达表助阳。

　　仲景扶阳气、保胃气、存津液思想在桂枝汤类方中得到了充分的体现。通过益胃气、增胃阴使得汗出有源，扶胃阳可以祛邪外出，而控汗量是保胃气、胃阳、胃阴的重要手段。

　　麻黄汤适用于风寒外侵、卫阳被遏、营阴郁滞的太阳病证型。主要表现为发热恶寒，无汗，喘，头痛，全身关节疼痛，脉浮或浮紧或浮数等。麻黄汤证无汗出，这是其与桂枝汤证的鉴别要点。无汗出也就无津液的损失，为了达到邪去的目的，可以增加辛温的药物发汗，而不需要增加益胃阴、滋汗源的药味。所以麻黄汤无大枣、芍药，无须用药物益胃阴、营阴以滋汗源。炙甘草减至一两，只为助桂枝、麻黄通阳发汗。煎服方法强调需"覆取微似汗，不须啜粥"是为了防止过汗伤胃阴，引邪入里，化燥成实，内传阳明之故。

　　总之，彭教授在熟读《伤寒论》后认为，对于太阳病本证，桂枝汤、麻桂合剂能够通过护胃阳、益胃气、滋胃阴达到汗出的目的。太阳病本证治疗大法是汗法，仲景在保胃气、扶胃阳、益胃阴基础上使汗出有源，而控制汗量使汗出适量，可以实现保胃气、扶胃阳、益胃阴。资汗源、防传变是太阳病本证扶阳气、保胃气、存津液的主要目的。太阳病始终体现着汗法与保胃气、扶胃阳、益胃阴的辩证关系。

不仅如此。在太阳病篇中，太阳病变证亦具有非常丰富的扶阳气的内容。对于变证，仲景总的应用原则为："观其脉证，知犯何逆，随证治之。"选择温阳药味依据的是药物、脏器生理特点。太阳病本证应用汗法，如汗出过量，可引发"叉手自冒心，心下悸，欲得按"的心阳虚心悸证。治疗上仲景采用桂枝甘草汤。其中桂枝四两，炙甘草二两。桂枝辛温，炙甘草甘温，二药配伍，善于温心阳。桂枝尚有温中兼通的特点，在温心阳的同时有通血脉的功效，符合心系统的生理特点。对误下后脾阳受损，表证仍在的脾虚兼表证，仲景选择用桂枝人参汤治疗。汤中的桂枝主要用来辛温散寒，解决表未解的矛盾。而温补脾阳选择的是干姜与炙甘草的配伍，这充分考虑到了干姜可作用于脾脏及其"守而不走"的特点。仍然是太阳病误治后，如出现"昼日烦躁不得眠，夜而安静，不呕，不渴，无表证，脉沉微，身无大热"的肾阳虚烦躁证，仲景选择了干姜附子汤，附子生用，附子与干姜相伍，破阴回阳之力更强，是温补肾阳、回阳救逆的有效组合。以上可以看出，太阳病变证充满了扶阳气的思想，证型不同，药物选择有很大的差别。

那是不是病位相同就可以选择相同药味作君药了呢？其实不然。如太阳病本证误治后，出现了"心下逆满，气上冲胸，起则头

眩，脉沉紧"的脾阳虚水停证，仲景选择的是茯苓桂枝白术甘草
汤，用桂枝通阳化气、平冲降逆。同样是脾阳虚，仲景对于利下不
止、心下痞硬，或多或少兼外证仍在的桂枝人参汤证，却选择干
姜作为臣药。再如前面提到干姜附子汤用干姜与附子这样经典的配
合来达到温补肾阳的意义，而同样是误汗后出现的肾阳虚证，真武
汤却是单用附子温补阳气。这是因为即使同样存在脾、肾阳虚的病
机，但病情有轻重之别，病势有缓急之异，因而用药有所不同。疾
病本身矛盾的主要方面可以决定药味的选择、配伍及用量。茯苓桂
枝白术甘草汤矛盾的主要方面在于饮停、水逆，而桂枝人参汤在于
脾阳不足；干姜附子汤肾阳虚已到了需"顿服"的程度，而真武汤
的主要矛盾在于水泛。所以即使是病位相同，仲景针对不同的证型
也会恰当地扶阳。

仲景扶阳方的服用方法也可体现出其对于阳气的重视。原文61
条的干姜附子汤使用顿服的方法可以理解，这可以达到急救肾阳，
破阴回阳，以固人身根本的目的。但原文64条如果只顾及证未重
视煎服法，会给人觉得患者的病情似乎并不严重，故原文方药后的
"顿服"二字，引人深思。而甘草干姜汤、芍药甘草汤在使用顺序
上的安排，让人看到了仲景对于阳气重视的程度。

综上，仲景的扶阳气思想并不仅仅指传统意义上温阳一端，有
通，有利。即使同是温阳，其施治原则、用药、用量、配伍也有很
大的不同。

三、阳明病篇扶阳气、保胃气、存津液思想概述

《伤寒论》第180条："阳明之为病，胃家实是也。"何志雄先

生认为："阳明病的胃家指胃与大肠而言，依据取自《灵枢·本输》'大肠、小肠皆属于胃'。"彭教授赞同阳明病本证的病位在胃与大肠。"阳明"，即正阳，是阳气最充盛的意思，所以邪入阳明，多从阳化热，从热化燥。如邪热未与肠中糟粕相结合，则出现"身热，汗自出，不恶寒，反恶热"的阳明病热证；如邪热与肠中糟粕相结合，则有不大便、潮热、谵语、手足溅然汗出、脉沉实有力的阳明病实证。无论是实证还是热证，阳明病皆以"胃家实"统而概之，可以看出阳明病病性为邪盛而正不衰。阳明病篇本证的主要矛盾在于邪盛，治疗上就应以清热、下实这样祛邪的手段为主。但一味地祛邪会导致正气即胃气、胃阴的损伤，仲景非常谨慎地处理清热、下实与护胃存津的关系，这是阳明病篇很值得研究的内容。

如白虎汤用于身热、汗出、口渴、脉浮滑，表里俱热，但无腑实证的阳明热证的治疗。其中石膏、知母、甘草、粳米四味药的配伍被众多医家所赞赏，原因就是仲景把清热、护胃气、益胃阴有机地结合。石膏辛寒，清热力强；知母甘寒，清热益阴；石膏与知母相伍，既可清阳明之热以存胃津，又可滋阳明之津以清热；因壮火食气，阳明热证不仅能伤胃津，还可伤胃气，故以甘草与粳米配伍，来益气和中、补益胃气。四药相伍是清胃热、益胃气、存胃阴的有机结合。如果在白虎汤证的基础上出现大渴、舌上干燥而烦、欲饮水数升、口燥渴、口干舌燥、时时恶风、背微恶寒这些症状，则表现出邪热仍然炽盛，但胃气、津液损伤较前加重的病机。针对于此，仲景在原来四味药的基础上加人参二两，就形成了白虎加人参汤。仲景深知胃气、胃阴的顾护应是医者优先考虑的因素，哪怕是一丝一毫受损都有可能导致邪气侵入的加深。所以即便只增加了一个"背微恶寒"的症状，也应警惕胃气、津液损伤的可能，及时加入人参二两，以达益气滋阴以护胃的目的。大、小、调胃承气汤是阳明实证的基础方，三方对于下实和护胃存津的关系处理，主要体现在四个方面：一是调胃承气汤中加入炙甘草，以防下实伤正；二是小承气汤"若更衣者，勿服之"的中病即止的观点；三是小承气汤的试探性服药法，示人不妄下实邪；四是阳明的急下三证，这体现出仲景对于胃阴的重视。前三个更侧重减少下法对胃气的损伤，第四个更倾向对胃阴的保护。总之，阳明病热证、实证是以清热、下实来实现祛邪目的的。清热、下实、中病即止是阳明病实热证保胃气、存津液的主要手段。清热、下实与护胃、益津的平衡处理贯穿于阳明病热证治疗的始终。在祛邪的同时不忘护胃气、胃阴，仲景的白虎类汤、三承气汤给了我们很多的启发。

　　阳明有寒证，其与阳明热实证的鉴别要点主要集中在原文的第190、191、226条。第190条："阳明病，若能食，名中风；不能食，名中寒。"第191条："阳明病，若中寒者，不能食，小便不利，手足濈然汗出，此欲作痼瘕，必大便初硬后溏。所以然者，以胃中冷，水谷不别故也。"第226条："若胃中虚冷，不能食者，饮水则哕。"所以阳明病寒证与热实证的鉴别点主要有食、饮、大便状况，都是围绕消化系统的。如不能食、不欲饮、饮水则哕、大便初硬后溏或溏是寒证的主要症状，而欲食、能食、欲饮、饮冷、大便硬是热实证的特点。所以阳明病篇的治疗不是一味地清热、下实，不单有护胃气、胃阴的思想，也有温补中阳的内容。吴茱萸汤是阳明病寒证温补中阳法的亮点。吴茱萸汤在阳明病篇主要是第243条，原文很简单："食谷欲呕，属阳明也，吴茱萸汤主之。"再据第190条阳明病寒证不能食之说，吴茱萸汤的病机为中阳亏虚，寒饮内停，或中焦阳虚，浊阴上逆，不仅食不下，而且可有食谷欲呕之症。彭教授认为，仲景选择用吴茱萸汤治疗阳明病寒证，是"见肝之病，知肝传脾"的反用法。即见胃之病，肝胃同治。这源于对木与土相克关系的深度理解，源于临床实际。吴茱萸肝胃双温，降逆止呕，为温补中阳的药味。人参、大枣、生姜补胃气，益胃阴，能达到和胃的效果。所以仲景在阳明病寒证中体现出的扶阳思想，考虑到了五行的相互关系，全身脏腑生理、病理上的联系，是整体思维的体现。

四、脾肾双调是太阴病、少阴病篇扶阳气、保胃气、存津液的重要特色

太阴病篇第 273 条："太阴之为病，腹满而吐，食不下，自利益甚，时腹自痛。若下之，必胸下结硬。"这是本篇的提纲证。腹满、时腹痛、呕吐、食不下、自利等诸多症状反映出中阳不足，寒湿内盛，气机不畅的病机。中阳不足即脾胃阳虚，是太阴病病机矛盾的主要方面。只有脾胃阳虚在先，才会有运化失职、水饮停滞、寒湿不化、气滞不畅的一系列病理改变，少阴病寒化证也可以有自利、腹痛，呕吐的症状。原文第 277 条叙述了太阴病下利的鉴别要点及病机："自利不渴者，属太阴，以其脏有寒故也……"少阴病篇第 282 条同样描述了少阴病寒化证自利的鉴别要点及病机："少阴病，欲吐不吐，心烦，但欲寐。五六日自利而渴者，属少阴也，虚故引水自救。若小便色白者，少阴病形悉具。小便白者，以下焦虚有寒，不能制水，故令色白也。"可见，太阴与少阴寒化证都可

以有自利、呕吐、腹痛的症状，鉴别要点是太阴病的自利不伴有口渴、腹满而吐、手足自温，少阴病的自利伴有口渴、欲吐不吐、四肢厥冷、但欲寐、脉微细等表现。诊断与鉴别诊断的意义在于指导治疗。但是太阴病本证的治疗仲景用八字概言，即"当温之，宜服四逆辈"。而少阴寒化证的治疗方案是"急温之，宜四逆汤"。也就是说太阴病与少阴寒化证的治疗方案是一类方。如果治疗方案一致，诊断与鉴别诊断的意义何在？

彭教授对其的解读：这体现了太阴、少阴病篇扶阳气的重要方式为脾肾双补，反映了仲景重视脾与肾在生理、病理的相互关系。

总之，脾与肾的关系体现在两个方面：一是先天与后天；二是水液代谢。

先天与后天强调的是相互资养。脾将胃受纳腐熟的水谷转化为精微，并通过升清作用再将水谷精微转输到肺，通过肺脏宣发与肃降精微物质到达四肢九窍、形体百骸、五脏六腑，起到滋润、濡养的作用，为各个脏器的功能活动提供物质基础，所以脾为后天之本。肾藏精，内寓命门真火，为先天之本。脾的运化，需脾阳的温煦，而脾阳有赖肾中真阳的蒸化，始能长养；而肾中精气的充足亦赖脾胃运化的水谷精微的不断补充，只有肾中精气充足，命门真火才不致过亢，才能发挥其温养全身的功能。所以，后天之脾与先天之肾，两者相互资生，相互促进，缺一不可。即《景岳全书·脾胃》："脾为后天，肾为先天。脾非先天之气不能化，肾非后天之气不能生。"反映在病理上，中阳虚损与命门火衰，常可相互影响，互为因果。在水液化谢方面，脾主运化水液的功能是否正常发挥，须赖肾阳的蒸化。而肾主水、司开阖的作用，又须赖脾气的协助，即所谓的"土能制水"。脾肾两脏相互协同，共同完成水液代谢。在病理方面，如脾阳不足，水饮内停，寒湿不化，经久不愈，可发展到肾阳虚、水泛溢。而肾阳不足，水湿内蕴，也最终会影响脾的运化功能，导致脾阳不足、水饮内停、寒湿不化之证。所以脾与肾的关系，反映在先天与后天、水液代谢两个方面。先天与后天是相互资养的关系，脾阳需肾阳的温煦，肾中阴阳的平衡需赖脾气功能的正常运转。同时，只有脾肾相互协作，才能达到人体内部水液的平衡，如一方水液代谢失常会影响到另一方，而通过调节一方的功能可以帮助另一方功能的恢复。《伤寒论》三阴篇疾病的主要成因是人体正气不足，尤其是人体阳气的不足。太阴脾阳不足、少阴肾阳不足，无力抗邪，致邪内陷，出现太阴病及少阴寒化证。所以扶阳气、护正气是治疗的关键。在治疗过程中，重视脾阳与肾阳气在生理上的资生关系可以达到事半功倍的效果。

　　"肾者胃之关。"这句话最早出自《素问·水热穴论》，原文是在阐述水病与肾的关系时提出的。"关"的含义，王冰对其注释："关者，所以司出入也。"《素问》强调了肾在水液代谢方面的作用，也就是说通过肺气肃降，不能利用的水液必须经肾的气化才能下输膀胱，变成尿液，排出体外，所以肾在水液代谢的过程中起关键作用。如肾的关门不利，则出现尿频、遗尿等症状，这可以导致人体津液的过分流失，胃阴不足，从燥化。如肾的开门不利，则有尿少、尿闭的表现，会引起水液的泛溢，溢于脾则脾失健运，引起诸多变证。实际上，肾对人体的消化过程也有影响。在"肾为胃之关"中同样强调大便的排泄有赖于肾脏气化功能的正常。肾司出入不仅包括水液代谢方面，即前阴证候，也包括后阴证候，即肾气不足可导致关门不利，患者可有大便溏泻的症状；开门不利，则有便闭的症状。胃以降为顺，无论是大便溏或闭都会对胃气造成影响。

综上所述，肾与脾胃均有联系，而相互之间的关系体现在先后天之本、水液代谢与消化功能方面。肾阳与脾胃通过生理上的相互资生、病理上的相互影响而起作用，所以脾肾双调有生理及病理上的依据。

因此，《伤寒论》太阴、少阴寒化证皆用四逆汤方，该方由附子、干姜、炙甘草三味药组成，它与阳明病本证清热、下实顾胃气的方法截然相反，与太阳本证用参、草、姜、枣来补胃气、胃阴、胃阳也有很大的不同，四逆汤强调的是脾肾双补。四逆汤中谁是君药仍然有很大的分歧，有的学者赞同附子为君药，有的学者认为干姜为君药，还有的把炙甘草作为君药。无论何种说法，都认为附子与干姜配伍能集中回阳救逆、温里散寒之力，炙甘草有温补调中的作用，可以增加脾肾温补之效。

彭教授认为，太阴、少阴寒化证皆采用四逆类汤治疗，是认识到了脾、肾在生理及病理上的关系，实现温肾以暖脾，温脾以助肾。虽然可以采取同一类方治疗太阴病和少阴寒化证，但这并不等同于太阴与少阴寒化能合二为一。其实，上两者病情有轻、重之别，病势有急、缓之辨，病位有浅、深之异。相对而言，太阴病情轻，少阴病情重；太阴病势缓，少阴病势急；太阴病位浅，少阴病位深。所以仲景在少阴病篇提出一旦辨为少阴寒化证，即使无吐、利、厥等表现，也应"急温之"；出现少阴寒化典型症状后，可加大附子、干姜的用量；出现阴盛格阳、阴盛戴阳、戴阳重证时，应注意真寒假热的诊断与鉴别诊断，在治疗方法上除加大药味的用量，还应增加破阴回阳的药物。这是太阴病本证不曾涉及的问题。而少阴病热化证的治疗，仲景把清热滋阴、急下存阴作为少阴存津液的重要方式，主要体现在第 303 条黄连阿胶汤方，第 319 条猪苓汤方的清热滋阴，第 320、321、322 条大承气汤的急下存阴中。与阳明病篇在治疗方法、配伍原则上并无太大的区别。

五、调枢机是少阳、少阴病篇扶阳气、保胃气、存津液的重要方法

用调枢机之法实现扶阳气、保胃气、存津液，主要体现在少阳病篇及少阴病篇。其理论基础来源于"少阳主枢""凡十一脏取决于胆"之说。

少阳主枢的说法源自《素问·阴阳离合论》："三阳之离合也，太阳为开，阳明为阖，少阳为枢。""枢"指的是事物运转的关键。虽然《内经》中的少阳主枢学说更多意指五运六气，但应于人亦然，少阳是人体气机运转的关键。少阳包括手少阳三焦经、足少阳胆经。胆腑的功能主要包括三个方面：一是通过其贮藏的胆汁参与脾胃对饮食物的受纳、腐熟、转运功能；二是与肝一起参与脾胃及全身气机的调畅；三是主决断，有调控精神情志的作用。"三焦"一词是历代医家争议比较大的内容。歧义主要集中在对解剖形态的认识上，包括"有名无形"与"有名有形"两种学说。即使是赞同"有名有形"的学者，对于三焦实质的争论至今也无统一的看法。但无论是哪种主张，对于三焦的功能却有着相近的观点，即三焦是运行气、水、火的通道。所以胆有通过和肝的协作来调畅脾胃气机，从而能调畅全身气机的功能，而三焦则是人体气、水、火运行的通路。两者都能对人体气机的运转起作用，这是少阳主枢非常

重要的理论依据。

　　"少阳主枢"指的是少阳为气、水、火运行的通路，"十一脏取决于胆"则强调胆、三焦也有生成通路上物质的功能。"凡十一脏取决于胆"之说首见于《素问·六节藏象论》。明代马莳在《素问注证发微》中明确认为，十一脏之所以"取决于胆"，主要是根据《素问·灵兰秘典论》中的"胆者中正之官，决断出焉"这句话，并指出："盖肝之志为怒，心之志为喜，脾之志为思，肺之志为忧，肾之志为恐，其余六脏，孰非由胆以决断之者乎？"所以马莳对于"十一脏取决于胆"的解释依据是胆有主决断功能，通过参与精神情志活动来决定其他十一脏。然而，决断是属于偏精神层面的。在精神层面上起主宰作用的应该是心，即心主藏神。胆虽然通过决断来参与精神情志活动，但不可能起决定作用，不能有力说明"十一脏取决于胆"的原因。可见这种因为胆主决断而认为"十一脏取决于胆"的观点有失准确。张志聪在《素问集注》中说："胆主甲子，为五运六气之首，胆气升则十一脏腑之气皆升，故取决于胆也。"实指胆主子时，属甲木，于季应春，于时主子，而春则少阳气升，四季之首，子时一阳始萌，为一日之端，春气升发，则万物化生；子时阳萌，则万象更新。胆应甲子，亦主升主发，胆气升发，则诸脏之气生，故十一脏取决于胆。其实这种从胆应春主升发入手来解释"十一脏取决于胆"更有信服力，因为原文就是借天来论脏腑的。因胆主春升，阳气始生，是阳气萌生的阶段，有生成阳气的功能，所以少阳有生成通路上物质的功能。调少阳枢机，可以促进通路上阳气的生长、升发，这是调少阳枢机的意义所在。

　　少阳病本证的病机是邪入少阳，正邪交争，胆火内郁，枢机不利。主要症状有口苦，咽干，目眩，往来寒热，胸胁苦满，嘿嘿不欲饮食，心烦喜呕，脉弦。还可兼有胸中烦、不呕，或渴，或腹中痛，或胁下痞硬，或心下悸、小便不利，或不渴、身有微热，或咳等诸多的或然症。足少阳胆，起于目锐眦，上抵头角，下耳后，入耳中，至户入缺盆，下胸贯膈。邪入少阳后，出现胆气内郁，枢机不利，按上述胆经的走行，胸胁自然会有苦满不适感。胆气内郁，疏泄失职，影响脾胃功能，则出现不欲饮食、甚则上逆呕吐的症状。胆主决断，参与精神情志的调节，如胆气不畅，则有神情默默的症状。手少阳三焦遍布于人体内部，邪入三焦，则气、水运行不畅。如水、气停于上、中焦会有胸胁部不适感；停于心下则有心下悸；停于下焦则有小便不利。水、气、火上逆犯肺则有咳嗽的症状。症状随气郁何处而不同，但总的病机仍是三焦不畅，枢机不利。无论是胆气不利还是三焦不畅，治疗上均采用小柴胡汤。小柴胡汤是少阳病本证调枢机的代表方，通过疏利胆气，使肝胆气机能够升降相序，脾之升清、胃之降浊得以正常。辛开三焦郁结，三焦行而不滞，中下焦生成的精微、气、相火、津液顺利输送，则正气有源，上焦的水、气可以宣发至中、下焦。所以少阳病本证是以调畅枢机使得脾胃、三焦气机通畅，阳气、津液正常输布来实现其扶阳气、存津液的意义的。小柴胡汤药物的配伍更加精妙，通过柴胡与黄芩伍用达到疏利胆气，引邪外出的目的，胆气一畅，则脾胃升降功能自可恢复；人参、炙甘草、大枣的综合应用可以调脾胃、补中气、益胃阴，从而实现扶阳气、保胃气、益津液的意义；半夏、生姜相合，能够辛散郁结，使得郁而不行的三焦气机舒畅，则下焦命门之火上行，温煦全身。

　　对于少阳兼证这种方法同样适用。少阳为枢，是三阳病入三阴的门户，所以可兼有三阳病中的太阳、阳明病，三阴病中的太阴病。在少阳兼阳明证的治疗上，如有发潮热，或不大便，但腑气尚未结实，可用小柴胡汤舒畅气机，使三焦通畅，津液正常输布，则"上焦得通，津液得下，胃气因和"。如腑气已结实，可依病情轻重选用大柴胡汤或柴胡加芒硝汤和解少阳与通下里实并行。少阳兼太阳证，可采用小柴胡汤与桂枝汤合方，即柴胡桂枝汤，以桂枝汤辛散表邪，小柴胡汤宣展枢机，助阳气达表。少阳兼太阴脾虚水停，方选柴胡桂枝干姜汤，既可通畅胆气，减少郁木对弱土的克伐，又可温补脾阳、温化水饮。少阳兼病虽多，治疗上有随症的差异，但都重视少阳为枢的生理及病理意义，都配柴胡类方枢转气机。可见，少阳病保胃气、存津液是通过疏利胆气、补胃益阴两个方面来实现的。疏利胆气，可以使脾胃升降功能正常，脾气一升，胃气一降，则消化功能可复。而应用人参、大枣、生姜更是补胃气、益胃阴的实实在在的落实。少阳病主方小柴胡汤无明显的扶阳药，但通过调气机，使上中下三焦畅通无阻，使下焦相火通过中上焦的运行达到全身。这是仲景不用扶阳药却能达到扶阳效果的妙处。

　　少阴亦主枢。少阴枢机理论来源于《素问·阴阳离合论》："三阴之离合也，太阴为开，厥阴为阖，少阴为枢。"这里的"枢"与"少阳为枢"的"枢"具有相同的意思，都指事物运转的关键。少阴总司水火，内寓真阴真阳。少阴主枢，则起着调节阴阳、交通水火的作用。具体表现在两个方面：一是通过枢转少阴肾脏内的真阴真阳，使得全身的阳、阴协调分布；二是枢转津液，使肾水上济于心，心火不亢。少阴枢机不利时，就会引起阴阳失调，即出现"阴阳气不相顺接"的厥证。

少阳转运枢机的方法主要是清疏胆气，作用力致于少阳气机本身的条达。而少阴枢机的转运却是通过太阴、厥阴气机的畅达来实现的。其实，开阖枢机之间存在着哲学上的辩证关系，一方面枢机对于开阖具有主导作用，另一方面开阖对于枢机也同样能够产生重要影响。在病理上，如枢机不利，可导致开阖失常；开阖失常，也会引起枢机不利。所以对于枢机不利的治疗就有两种手段，即"运枢以开阖""开阖以运枢"。少阳病篇小柴胡汤的应用是"运枢以开阖"，而少阴病篇四逆散的应用是"开阖以运枢"。

四逆散是伤寒学术研究中争议比较大的方药。争议集中在两点：一是四逆散的病机；二是四逆散应归属哪一经病。在病机方面有五种学说，即少阴虚寒、热厥、阳气内郁、肝胃气滞、少阴枢机不利。少阴虚寒说认为四逆散在病机与四逆汤是一致的，即阳气不足，不温四末所致。其实四逆汤方药的组成与四逆散相去甚远，以命名的相似性来说明病机的一致性有些牵强。提出四逆散病机为热厥的最著名医家为成无己，其曰："伤寒邪在三阳，手足必热；传到太阴，手足自温；至少阴，则邪热渐深，故四肢逆而不温也……"这种学说被尤在泾评价为："非是，夫果热深发厥，则属厥应下之之例矣，岂此药所能治哉！"提倡阳气内郁学说的吴谦对四逆散解释道："亦有阳为阴郁，不得宣达而令四肢逆冷者，故有或咳、或悸、或小便不利、或腹中痛，泄利下重诸症也。今但四逆而无诸寒热证，是既无可温之寒，又无可下之热，唯宜舒畅其阳，故用四逆散主之。"枢机不利说，由尤在泾诠释："四逆，四肢逆冷也。此非热厥，亦太阳初受寒邪，未郁为热，而便入少阴之证。少阴为三阴之枢，犹少阳为三阳之枢也，其进而入则在阴，退而出则就阳，邪气居之，有可进可退时上时下之势。故其为病，有或咳，或悸，或小便不利，或腹中痛，或泄利下重之证。夫邪在外者，可引而散之；在内者，可下而去之；其在外内之间者，则和解而分消之。分消者，半从外半从内之谓也……而其制方大意，亦与小柴胡相似。"尤氏把小柴胡汤与四逆汤对比而论，对三阴三阳离合理论的解读与应用可谓深透。刘渡舟先生也赞同此学说："少阴司水火，内寓真阴真阳，水火交通，阴阳既济，是人体正常生命活动的必要条件，要维持水火、阴阳的交通既济，有赖于少阴的枢机作用，少阴不仅为三阴之枢，而且也是调节阴阳水火平衡的重要枢纽……若少阴枢机不利，阳气被郁，不能疏达于四末，则亦可形成四肢厥冷之证。"四逆散由甘草、枳实、柴胡、芍药四味药组成。甘草甘温，益太阴之气；枳实归脾经，行气散结；柴胡有疏肝、调畅气机的功效；芍药益阴血，敛肝阴，受纳阴气而从阖。方中甘草、枳实入太阴行开之势，柴胡、芍药入厥阴尽阖之能。以一开一阖运转枢机，则能阳阳调和，水火既济。枢机一运，郁阳得畅，则阳气自和，津液自调。彭教授认为，其实阳气内郁学说与枢机不利学说并不能截然分开，少阴枢机不利可以导致阳气内郁，四末失温，而阳气内郁也可引起少阴枢机不利。少阳枢机是以"运枢以开阖"的方式实现的，以小柴胡汤为代表方；少阴枢机是以"开阖以运枢"的方式实现的，以四逆散为代表方。无论是"运枢以开阖"，还是"开阖以运枢"，都是通过调枢机、调畅气机的方式使阳气、津液正常生成、布散，从而使胃气不伤，五脏安和。

● 仲景内邪祛治大法

《伤寒论》既然是一部论述外感疾病的专著，祛邪必是专长。祛邪可以是祛除外来邪气，也可以是清理内生邪气。虽然仲景示人更多的是如何祛除外来邪气，但其在清理内生邪气，特别是水湿、中寒、瘀血等方面也有很深邃的内容，无形中也成为后世医家能够广泛运用经方治疗内伤杂病的导源。邪气致病会或多或少地带有地域色彩。彭万年教授认为，岭南地区多湿，岭南人常饮凉茶，所以湿与中寒常相兼有之。湿与寒阻遏气机，气行不畅，血行瘀滞，所以水湿、中寒、瘀血常相合为病。彭教授认识到瘀血、水湿、中寒在岭南地区致病的常见性，在临床工作中非常重视气血、津液、阳气的运行敷布，而其对瘀血、水湿、中寒处理的方式方法直接受到了《伤寒论》的启发。

一、三脏同调治水湿

内生之邪中占很大比例的是水饮痰湿，它们既可以是致病因素，也可以是病理产物，很多时候两者不能够截然分开。水饮痰湿病机的核心是气机失调。气推动津液在人体内运行，从而达到滋润濡养五脏六腑、形体官窍的功能，气行不畅则津液运行受制，停聚于人体的局部形成水饮痰湿。

在调畅气机运水的脏器中，肺、脾、肾三脏最为重要。在病理情况下，如脾不运湿，水液不化，则会聚而成湿，积而成水，留而为饮，停而为痰。因此，脾的运化失职是水饮痰湿内生的关键。但脾阳根于肾阳，肾主水液，肾阳不足，气化失司，则水停湿聚，使脾阳益虚。脾肾阳虚，则水湿易聚。故《景岳全书·湿证》谓："湿从内生者，以水不化气，阴不从阳而然也，悉由乎脾肾之亏败。"

在临床表现上，如停于肺，肺失宣降，则有咳嗽、气喘、胸闷；停于肠胃，传导失常，则不欲饮食、恶心、呕吐、肠鸣、泄泻；停于下焦、膀胱，则有小腹拘紧、小便不利；停于肌肉关节，则有沉重、疼痛、麻木、屈伸不利。所以水饮痰湿为患多症状复杂，变幻多端，这也是为什么治疗水饮内停的小青龙汤会有诸多或然症的原因。而且痰一旦内蒙神明，患者可出现神昏、谵语、发狂，这是桂枝去芍药加蜀漆龙骨牡蛎救逆汤含化痰药味的原因。

在治疗上，仲景以《金匮要略》中"病痰饮者，当以温药和之"一句话来概括。实际上，《伤寒论》对于水饮痰湿的治疗是汗、吐、下、和、温、清、消、补皆有。因其既有湿热，也有寒湿；既有阳虚水停，也有水热互结。有热有寒，有上有下，有里有外，治疗当然是八法俱备。

彭教授认为，无论是八法的单独应用或组合应用，都应根据病性、病位、病势灵活选择，都应遵守仲景"知犯何逆，随证治之"的治疗原则。治疗目的在于消除水饮痰湿之邪，治疗靶点应放在肺、脾、肾三脏阳运、气化功能的恢复上。主要手段有三种：

1. 散敛宣降肺气，引水饮之邪汗、下而解

《伤寒论》中治疗病位偏上的水饮方有小青龙汤及大陷胸丸。这两个方对比分析对理解通过散敛宣降肺气以引水饮痰湿汗出而解、大便而消的方法很有启发。

原文第40条："伤寒表不解，心下有水气，干呕，发热而咳，或渴，或利，或噎，或小便不利、少腹满，或喘者，小青龙汤主之。"第41条："伤寒心下有水气，咳而微喘，发热不渴。服汤已渴者，此寒去欲解也。小青龙汤主之。"第131条："结胸者，项亦强，如柔痉状，下之则和，宜大陷胸丸。"小青龙汤证的两条原文，揭示了太阳伤寒兼水饮内停为其主要病机。两条原文都把小青龙汤证定位在"心下"，主要症状是咳、喘、呕，所以水饮痰湿的病位应在肺胃。水饮上射于肺，肺失宣降则咳；水饮扰胃，胃气上逆则呕。如水饮之邪变动不居，则有诸多或然证，仲景也示人诸多的加减变化，但是在第40条、41条中病变仍以水停肺胃为主。第131条原文的大陷胸丸证候为"项亦强，如柔痉状"，这不仅仅提示医者应注意大陷胸丸证与麻黄汤证、葛根汤证、痉病的鉴别诊断，还强调大陷胸丸证的水饮之邪病位偏上。水饮之邪郁结的部位偏上，可使颈项部经气运行受阻，津液凝聚不布而形成项强的症状。虽然小青龙汤证和大陷胸丸证的水饮都停聚在人体上部，但仲景于治疗上则小青龙汤证选择温法、汗法，大陷胸丸证采用清法、下法。小青龙汤证采用温法是因为化的是寒饮，大陷胸丸证用清法是因为下的是热结。

小青龙汤证的肺胃水饮可以通过汗法而解，这与肺的功能有关。生理上肺通过宣发布散阳气、津液来温煦、滋养体表。肺的宣散功能正常，可引水饮、邪气外出。小青龙汤中麻黄、桂枝配伍以辛温发汗，祛风寒之邪；细辛、半夏宣散肺气，引停于肺的水饮之邪外出达表；而干姜、炙甘草甘温益肺气，使肺祛邪外出之动力源源不断；五味子、芍药具敛降之性，防止肺气过于宣散而致汗出太过。所以温法是小青龙汤汗发的力量之源，只有宣散肺气、疏通气道，才能将水饮之邪运出体外。适当的敛降肺气则体现了中医"中和"的思想。

大陷胸丸的下法更是巧妙地借助肺气的宣降功能。大陷胸丸的药物组成是在大陷胸汤的基础上，加入葶苈子、杏仁、白蜜。葶苈子、杏仁通过疏降肺气，使得偏于上部的热饮随之下行；大黄、芒硝，不仅能泄热、通便，其苦寒之性更能引邪下驱。白蜜的加入和运用丸剂的剂型都是为了达到峻药缓下的目的。

小青龙汤证和大陷胸丸证虽然在病性上一寒一热，治疗上一汗一下，但都是通过肺气的散敛宣降来调节气机的，气机通畅，则水饮痰湿之邪外出顺畅。可见，肺气的调节是治水饮痰湿之邪的重要手段。

2. 巧用补脾温脾、利水化饮法

《伤寒论》通过健运脾气，达到利水功效的方药比较典型的是苓桂剂群，包括苓桂枣甘汤、苓桂术甘汤、苓桂姜甘汤（茯苓甘草汤）等。通过温补脾阳，达到祛除寒饮功效的方药最经典的是理中丸。其实两类方都以通过脾气的运化功能来祛除水湿，只是一个把重点放在补脾气，一个把重点放在温补脾阳。

彭教授认为，医者不能只知补脾温脾、利水化饮之法，而不知如何用药灵活、用量准确的实现。仲景在如何实现上示以很多方式方法。

如苓桂枣甘汤用于治疗心阳不足，下焦寒饮上逆的心下悸、小便不利、欲作奔豚者，是培中土制下水的代表方。方中茯苓用量为半斤，茯苓、桂枝、甘草用量比例为 4∶2∶1，不仅是苓桂剂群中的群方之首，也是《伤寒论》中茯苓用量最大的方。其中桂枝、甘草，甘温补心阳，桂枝也有平冲降逆的功效；大枣、甘草，培土健脾，脾气一转，水湿则化。所以苓桂枣甘汤中"补脾气"只是为了实现利小便、平冲逆。这体现了仲景既考虑到脾土在制水方面的意义，又不忘心阳不足、寒水上冲是疾病的主要矛盾。把苓桂枣甘汤中大枣换成白术，再把茯苓、桂枝、甘草的用量比例调至4∶3∶2，则变成了苓桂术甘汤。只是换了一味药，调整了用量，却把健脾与利水放在同样的地位。这足见仲景用药的巧妙。苓桂术甘汤用来治疗"心下逆满，气上冲胸，起则头眩，脉沉紧"的脾虚水邪上犯证。桂枝是温性的，但在《伤寒论》中几乎不用来温脾阳，在这里它还是以平降上犯的水邪为主；白术、茯苓相配在健补脾气的同时有利水湿的功效，是补利兼备。所以苓桂术甘汤把作用点放在脾脏本身，且采用了补利兼备的方法。把苓桂术甘汤中的白术换成生姜三两，再把茯苓、桂枝、甘草的用量比例调至2∶2∶1，就变成了苓桂姜甘汤。主要治疗心下胃脘部悸动不安、有水声、口不渴、小便自利的胃阳虚水停中焦证。茯苓的用量减少，利水力量自然减弱；生姜作用点更偏向于胃，有温胃散饮的功效。所以苓桂姜甘汤通过温胃阳、散水饮的方式达到治疗目的，与前两方在利水、补脾方面有很大的差别。

理中丸是温补中阳，燥湿健脾的代表剂。它的特点既不似苓桂枣甘汤的利大于补，也非苓桂术甘汤的利补兼备，而是补大于利。温补的重心在脾阳，而非胃阳，这与苓桂姜甘汤有非常大的不同。方中用甘草、干姜温补脾阳，甘草、人参补脾益气，白术健脾燥湿。该方在四方中温补脾阳之力最强，脾阳得运，寒湿即去，以扶正之力达祛邪之功。

无论是苓桂剂群还是理中丸，都通过健中利水来祛邪，但却有着药物配伍从甘草、大枣补益脾气，甘草、白术健脾燥湿，到甘草、生姜温胃散水，再到甘草、干姜温补脾阳的不同。一味药的改变就使方剂作用点、作用力有着很细微的差异。药物用量的比例反映出利大于补、补利兼备，再到以补达利治疗原则的改变。这些变化体现出仲景用药灵活、用量准确的特点。

3. 温肾利水、温阳化湿为祛除痰饮水湿的重要方法

《伤寒论》对于肾脏气化失常引起水饮痰湿停聚，主要的治疗方法是温肾利水、温阳化湿。包括少阴寒湿身痛证的附子汤证和肾阳亏虚、水气泛滥的真武汤证。

附子汤证的主要症状为身体痛，手足寒，骨节痛，背恶寒；真武汤证的主要症状为腹痛，小便不利，四肢沉重疼痛，下利，或咳，或小便利，或下利，或呕。两者症状上有很多的不同，方药变化则为附子汤中含用人参补益元气，真武汤用生姜温阳散水。在用量方面，茯苓、芍药的用量都是三两，而附子汤白术、附子用量倍于真武汤。附子汤与真武汤方中都有茯苓、芍药、白术、附子四味药，但附子汤重在温补元阳，而真武汤重在温阳散水。

温肾化气、补脾燥湿、利水化湿相互协作才能使肾阳渐复，气化正常，水湿自化。而补脾温肾，先后天之本的配合，符合脾肾在水液代谢中的生理意义。

二、化瘀活血以扶正

瘀血和水饮痰湿有相似之处，都由于气行障碍而形成。气行不畅，血行受阻，凝于局部，促发瘀血。瘀血是血液凝聚而成的病理产物。瘀血形成后，可阻滞气血运行，影响脏腑生理功能，从而导致新的病证，是一种继发性的致病因素。水饮痰湿之邪与瘀血常相伴而行。虽然两者一为血分，一为津液，但是形成的重要环节则都是气机阻滞。形成之后又可相互影响，既可因瘀致痰，亦可因痰致瘀，所以水饮痰湿瘀血常并提。

瘀血病机的关键是气行障碍，病因包括气虚、气滞、寒凝、津亏、血虚、热结、七情内伤。如气血亏虚时，血不得推动，或固摄无权，皆可促生瘀血。气滞而不畅，也会停蓄成瘀。寒邪为阴邪，具有凝滞收引之性，血液得温则行，遇寒则凝。寒凝致瘀包括两个方面：一方面阳气受损后，温煦推动之力减，致血运不畅而成瘀血；另一方面，又因感寒，血脉收缩，致生瘀血。热结主要是火热煎熬津血，血液黏滞不畅而瘀阻。津液亏耗，不能载血，血行不畅，塞而成瘀。七情内伤则通过气机影响血行，七情不适，气机郁滞，气滞血瘀。

彭教授认为，仲景对于瘀血轻证、重证的辨证、治疗非常准确，分析其治瘀血的原则、方法有非常重要的意义。辨病情、病势是仲景对瘀血证处理的重要原则，调枢机、养血通脉、温经散寒都是仲景治疗血虚血瘀证的重要方法。

在太阳病篇，能体现活血化瘀的方有桂枝汤、桂枝新加汤、桃核承气汤、抵当汤、抵当丸等。前两方在瘀血方面适用于轻证，对于轻证仲景善用、常用桂枝温通阳气、活血化瘀，且重视阴血与阳气的平衡。如桂枝汤既可用于外感风寒表证，也可用于营阴不足、卫不外固的杂病。用桂枝、甘草温通阳气，既可助卫固表，又可活血益营。虽然桂枝汤证无瘀血的症状，但资营生血的同时通阳活血，通过桂枝的温通作用，使营血畅而不滞。桂枝新加汤在桂枝汤营卫不和的基础上营阴受损更重，因为津亏也是瘀血形成的原因之一，仲景不仅加人参三两益营阴，更加桂枝一两通阳活血，使通阳活血、补益营阴达到平衡。两方体现了仲景通过调节阴血、阳气的相互关系，防止瘀血的产生。桂枝汤、桂枝新加汤是对瘀血轻证或者说是未瘀状态的一种治疗，仲景示人更多的是活用桂枝达通阳活血之力。对于太阳病篇三蓄血证这些已瘀血状态或重瘀血病情的治疗，仲景主要采用桃仁、大黄这类活血之力强于桂枝的药物，且适当应用下血方法及虫类等破血药物。而对于活血、破血、下血三者尺度的把握尤为重要。从桃核承气汤的"其人如狂"到抵当汤的"其人发狂"，只有一字之差的症状描述，却是病情急重程度的精准反映。病情一变，药物亦变。水蛭、虻虫等虫类药物的加入、汤剂剂型的应用都是为了达到破瘀的力度。同样采用活血化瘀法，桃核承气汤、抵当汤的组方有很大的不同，呈现的不仅仅有病情严重程度、病势急缓的差别，还有活血化瘀方法在力度上的差异。而抵当丸的出现，让蓄血证的治疗达到完美。抵当丸是在抵当汤的基础上减水蛭、虻虫的用量，并备成丸剂使用。这与前文提到的大陷胸丸一致，都是为了达到峻药缓图的意味。这是蓄血证病情重，但病势缓，用丸剂来配合的辩证体现。

总之，对于血未瘀状态、血瘀轻证，仲景善用活血方法，常选用桂枝通阳以活血。对于太阳病篇瘀血重证即蓄血证治疗的活血、破血、下血关系及力度的把握，仲景示范得尤为精彩。在活血力度方面，桃仁、大黄活血之力大于桂枝，而与水蛭、虻虫相比，其破血之功似要逊色。病势急时用汤剂，病势缓时用丸剂，汤剂、丸剂的灵活应用是对病势急、缓准确把握的结果。活血化瘀、破瘀下血之法人尽皆知，但在辨证准确、用药精当、剂型合理上，仲景能够给医者很多的启发。

此外，《伤寒论》原文第143、144、145条都论述了热入血室的证治。这里的"血室"特指胞宫。彭教授提出，原文"如结胸状"却非结胸，"如疟"却非疟，"谵言""如见鬼状"却非阳明证，这些都是为了鉴别诊断。而胸胁下满、发热恶寒发作才是病变的特点，其符合少阳枢机不利小柴胡汤的证治范围。所以感受外邪，邪热内陷，血结于下是热入血室证的病因，血热互结是主要病机。血热互结，瘀血阻滞可引起气机不畅、枢机不利。通过调畅枢机，既可使外来之邪自解，又可使三焦气机通畅，瘀血自然可除。血、气、火、枢机之间的关系非常密切。作为调畅枢机的基础方小柴胡汤全方无一味活血药，却可通过其疏利肝胆、通行三焦的功效，使邪热外出而散，气道畅通无阻，结于血室的瘀血随之而消。调枢机是未用活血药却能达化瘀功能的重要方法。

血虚寒凝致厥的证治，作为仲景活血化瘀方法的重要组成部分，体现在原文第351条："手足厥寒，脉细欲绝者，当归四逆汤主之。"这正是前文提到的血虚、寒凝都可引起血行不畅，阻而为滞的瘀血证。血虚则脉细，加之寒凝，则致血瘀，血似有似无，脉则非绝欲绝。原文只是列举了典型的症状，还可出现：如寒凝瘀血留滞经络、关节，则有四肢关节疼痛；如留于胞宫，则有月经推迟，血少色暗，行经疼痛；如留于腹中，则脘腹冷痛。因其病机皆为血虚寒凝致瘀，治疗上均应以养血散寒、温经通脉为主，方选当归四逆汤。方中大枣、甘草、芍药、当归养血，细辛、桂枝温经以散寒，当归、桂枝、通草活血以通脉。当归四逆汤集活血、养血、散寒为一体，是治疗血虚寒凝瘀阻的代表方。

● 仲景处方用药特点及有毒方药探讨

历代医家对仲景方药推崇备至，或誉之为"众方之祖"，或视之为"垂万世不易之法"。观《伤寒论》《金匮要略》二书，载方314首，组方有度，不尚玄理，具有鲜明的特色。彭万年教授从经方配伍规律并结合现代医学角度，对此进行了深入研究。

一、仲景处方用药特点及其科学性

1. 贵在用药精专

《医学传心录》云："用药之妙，如将用兵。兵不在多，独选其能；药不贵繁，惟取其效。"张景岳也说："治病用药，本贵精专。"这正是仲景处方用药的一个特点。《伤寒论》113方，用药不过87种;《金匮要略》201方，亦不过147种。有的药仅1～2味，即成一方，如治下利肺痛之紫参汤，支饮眩冒之泽泻汤，以及百合地黄汤、栀子干姜汤、干姜附子汤等46方，均由2味药物组成；治转筋之鸡屎白散，太阳中暍之瓜蒂汤，以及文蛤散、狼牙汤、甘草汤等21方，仅由1味药组成。两书方剂中5味药以内者有219首，占方剂总数的70%，而10味以上者只有9首，仅占2.8%。仲景组方药味虽少，但药力甚专，药法合宜，疗效确切。如甘草汤，药仅1味，功效良多。据药理研究，甘草主要含甘草皂苷、甘草次酸、甘草黄苷、甘草素、异甘草素，以及阿魏酸、芥子酸、多种氨基酸、生物素、β-谷固醇等 10 余种成分，具有皮质激素样、抗炎、免疫功能、抗溃疡、解痉、制酸、解毒、镇咳祛痰、降脂、保肝、抗利尿、解热、抗惊厥、镇痛、抗肿瘤等 10 余种作用，故甘草被人誉为"单味大复方"。仲景以之为疗咽痛、解毒救急要方，确实甚当。本方加一味干姜即为甘草干姜汤，可治恶寒、厥冷、咽干、烦躁吐逆、小便频数，甚则遗尿、肺寒咳嗽、痰多白沫等，还可疗脾虚不能统血之衄血、吐血、下血等（唐宗海《血证论》卷二），药仅 2 味，用途颇广。上方再加附子，即成四逆汤，治少阴阳衰阴盛证，为治厥要方。厥证包括西医学所称之休克，四逆汤有改善心血管功能，增强血液循环，阻止休克向不可逆发展等抗休克作用，这与附子强心有关，但并非全是其作用。拆方实验表明，单味附子虽有强心作用，但不及四逆汤，且可导致异位心律失常；单味甘草不能增加心脏收缩幅度，但有升压效应；单味干姜未显示任何有意义的生理效应，但附子加干姜使心收缩力增强，升压作用明显，且毒性下降。而三药组成的四逆汤，其强心升压效果优于各药组，且能减慢窦性心率，避免单味附子所产生的异位心律失常。这些都说明仲景制方之科学，确是要而不繁，简而有当。当然，也不是所有方剂都简，当繁则繁，遵从病情需要。救急方剂多简，缓治方剂多繁；证候专一者简，复杂者繁。但总的来看，简者为主为多，繁者为次为少。

2. 巧于配伍变化

仲景不仅制方巧妙，加减变化亦丝丝入扣。太阳中风，用桂枝汤解肌祛风，调和营卫；项背强者，加葛根升津舒络，名桂枝加葛根汤；阳虚漏汗加附子扶阳固表，名桂枝加附子汤；喘加厚朴、杏子降气定喘，名桂枝加厚朴杏子汤；下后脉促胸满者，桂枝去芍药解肌祛风，去阴通阳；脉微恶寒者，予桂枝去芍药加附子汤，解肌祛风，温经复阳。此皆因兼证而加减一二味即成另一方者，因主证未变，故仍以桂枝本方名之。此类方《伤寒论》15首，《金匮要略》8首。方药略做变更，功效有所不同，主治随之出入。然里虚中气不足，心急而烦者，以桂枝汤倍芍药加饴糖主之，温中养气，调和气血。虽亦仅增一药，但因功效与主治俱变，故不再以桂枝加某汤名之，改名建中；药虽略同，方义已变解表为补中，故其题名亦变。对于一方变药一二而功效殊异的问题，至今亦无法完全阐明其机理，只能以"药效转换假说"来解释，其奥秘尚待深入探讨。

　　类似上述药之加减法，还有麻黄汤类、葛根汤类、柴胡汤类、泻心汤类、承气汤类、白虎汤类、四逆汤类等，表明这是一种主要的配伍变化。然尚有方之加减法，如一方与另一方化合加减变化之桂麻各半汤、桂二麻一汤等，治无汗身痒如疟状之表郁不解证。无汗不得用桂枝，有汗不得用麻黄，此为常法。然不得汗出，非桂枝所能解；邪气尚微，又非麻黄所可发，故合二为一，减量用之，共奏其功，此实不得已之变法，体现了仲景驾轻就熟、灵巧化裁的配伍特点。此类方剂尚有桂枝二越婢一汤、柴胡桂枝汤等合方。

　　白虎汤药仅四味，药虽平常，方义颇深。石膏辛甘大寒，清气泄热，除烦止渴；知母苦寒质润，清热生津。二药分任君臣，相须为用。甘草、粳米既可合胃气、养胃阴，又可防石膏、知母寒凉伤中之虑，同为佐使。诸药合为清热生津、止渴除烦之方，用之胃热、发斑、伏暑、消渴等症甚效。据研究，本方具有抗炎、抗变态反应、解热、降血糖等作用，现代常用其治疗乙脑、钩端螺旋体病、大叶性肺炎、败血症等病。本方用于糖尿病的治疗，其效亦高。药理试验表明，石膏、甘草、粳米均无降血糖的作用，若把单用无降糖作用的石膏与知母同用，则降糖作用显著；当去掉石膏，加入有降糖作用的人参时，反致拮抗，使降糖效应减弱，甚至消失；当再加入石膏后，又恢复了降糖效能，且在一定限度内，随石膏用量增加而加强。这说明此配方及其衍生之白虎加人参汤的高度科学性。

治疗"癥瘕害"之桂枝茯苓丸：君以桂枝通血脉，调荣卫；臣以茯苓淡渗利湿、安正气，芍药调营；佐桃仁、丹皮活血凉血，且引诸药入肝经。全方共奏温经活血，祛瘀消癥之功。常用治腹部肿块、肝脾肿大、子宫肌瘤、卵巢及输卵管肿瘤等病，疗效较好。日本学者还发现，其对实验性DIC有防治效果，并可防止血小板减少。但分别投予方中各药时，却疗效不显，说明上述作用是五味药配合后产生的，这又一次表明了经方配伍的科学性及其丰富内涵。特别是抗癌作用，若找出其机理及复方配伍规律，则变化无穷，前景无量。

历代医著如《本经逢原》《本草求真》《医学衷中参西录》《中医大辞典》《中华人民共和国药典》等，都有半夏反附子的记载。人皆畏其反，仲景却有二药配伍的方剂，如附子粳米汤。最近研究表明，两药合用后没有毒性增强的表现，但半夏能减弱附子的降压强心作用。上方半夏附子合用，意在祛痰止呕、散寒镇痛，功在此而不再彼，故用之无碍，足见其在七情配伍方面恰到好处。此外，仲景制方寒温合用、补泻并进、升降结合、刚柔共处等，均见匠心巧运。

3. 秘在方药剂量

经方剂量大多比例恰切，其巧秘若不传。如轻易改之，轻则主次颠倒，药效转换，疗疾无功；重则毒副作用陡增，使人伤身殒命。岳美中先生曾治一冠心病患者，脉结代，心动悸。他医投炙甘草汤未效，后求治于岳老，仍投炙甘草汤，竟随手而应，或问病一方同，成败殊异，何也？曰：唯量不同耳。前医自拟剂量用药，岳老则谨遵原方剂量施治，仅此而已。王文鼎老中医亦曾治一患者，哮喘三个月，加剧两周，经抗生素、激素等治疗无效，又服定喘汤及小青龙汤不瘥。王老诊后，确定寒饮，前医辨证用药无误，仍予小青龙汤，药进二剂，喘息得平。何故？关键仍在量上，乃王老谨遵经方原旨用药之由。这些临床实践均说明经方剂量比例的合理性和实用性，不少药理研究也表明了它的科学性。如五苓散，有人研究表明，按仲景原方剂量，利尿作用最佳。否则，其药效明显降低。有些方剂如不严格把握好原方剂量，还将造成不良后果。如芍药甘草汤，具有和里缓急止痛的作用，原方芍药甘草各四两，比一般方剂用量大。何由？日本学者做过细致研究，认为本方对横纹肌、平滑肌的挛急，不管是中枢性还是末梢性均有镇静止痛作用。但进一步研究发现，当汤药浓度低时，肠管及胃呈兴奋状态；当浓度增加时，方能抑制胃肠蠕动，达到缓急止痛的目的。这表明若随意降低原方汤药浓度，不仅达不到治疗目的，甚至起相反作用。又如甘遂反甘草，实验表明二者合用毒性增大，历来罕有合用者。但仲景早在治留饮之甘遂半夏汤中已合用之，以激发留饮，使之尽去。其理何在？量也。近年研究表明，当甘草量小于甘遂时，并无毒性增强表现；但随甘草剂量增加，其毒性亦增加。仲景此方甘遂与甘草的比例在 3∶1 至 3∶2，恰在无毒性增强比例范围内。若临床不慎，随意增大甘草或缩小甘遂剂量，岂无中毒之虞？

仲景把握方药剂量变化还有入微之处。如桂枝汤加大桂枝剂量至五两，则变解表调营卫之剂而为通阳平冲逆之方，治气从少腹上冲心之奔豚证；若加大方中芍药剂量至六两，又变为通阳益脾、活血和络之方，治太阴腹痛证。方药相同，仅因剂量不同而功效主治皆异者，尚有桂枝附子汤与桂枝去芍药加附子汤、四逆汤与通脉四逆汤、小承气汤与厚朴三物汤及厚朴大黄汤等。真可谓牵一药之量，动全方之功。其变化精巧如此，非大师实不能为。

当然，我们强调其用药剂量，并非提倡凡用经方，皆执原量，不得越雷池一步，旨在说明：①仲景原方剂量大多合理，临床需注意其剂量及比例；②仲景是方剂配伍大师，其灵活把握剂量的技巧正是我们所要学习和掌握的，在熟悉原方剂量比例的基础上，师古不泥，积极寻求更佳剂量及其比例，获取更好疗效，方为仲师本旨。舍此，绝不可谓得其真传。

4. 工于煎服法度

"煎药之法，最宜深讲，药之效不效，全在乎此。""方虽中病，而煎法失度，药必无效。"（徐灵胎《医学源流论》卷上）观仲景方，辨病审证施药，三因制宜，大凡煎服法每方必叙，详简得当，法度分明。

（1）先煎后下同煮，错落有致。经方多数以水同煎，去滓分服。但煮药时间不定相同，对含有乌、附、半夏等毒剧药方，煎煮时间多延长，以减毒去毒。也有不少按药证需要而先煎或后下：先煎者多为方中主药，或质重量多难以煎透者，如葛根、茯苓、枳

实、栀子、瓜蒌、茵陈、蜀漆等；后下者多为易煎出料及久煎挥发
失效者，如香豉、桂枝等。有些方剂如桂枝汤、桂枝加厚朴杏子
汤等方中的桂枝，虽不后下，但以微火煎煮，也可减少有效成分散
失。有些药物则按需要采用不同煎煮法：如大黄，在大陷胸汤中，
意在清上部邪热，治大结胸证，故先煎之；大承气汤中，用之治阳
明腑实证，意在泻下通便，故后下之；小承气汤与调胃承气汤意在
轻下缓通，故方中大黄既不先煎，亦不后下，而同煮之。实验表
明，大黄具有双向调节作用，所含蒽醌类衍生物致泻，鞣质收敛。
前者久煎易被破坏，在不同煎煮条件下，随温度升高和时间延长，
其含量亦逐渐减少，泻下作用随之减弱或消失。有人进一步研究，
生大黄利胆作用较熟大黄强；大黄久煎后，其抑制胰蛋白酶活性的
能力减弱，后下及一沸为度者比久煎者利胆作用强。这些研究都表
明，仲景煎煮法度是科学的，其出在1000多年前，更难能可贵。

（2）烊化兑冲水渍，异法方宜。仲景对胶类、盐类及易溶化的
药物均烊化，如阿胶、饴糖、芒硝、硝石、戎盐等，既避免胶、糖
类过早使溶质浓度增高，或黏附其他药物表面而影响有效成分逸
出，又可减少剂量而节约用药；兑冲用于不适煎煮或可直接服用之
药物，如猪胆汁、鸡子黄、童便、赤石脂粉末等，这些药或滋阴养
血，或引阳入阴，使阴阳交通而无格拒之患；水渍法更是别出心
裁，如附子泻心汤治热痞兼表阳虚，附子别煮取汁，麻沸汤渍芩、
连、大黄，和合与服，使寒热异气，生熟异性，既扶阳固表，又泄
热消痞，实乃"先圣之妙用"。

（3）温服冷服，常变结合。经方一般多予温服，此为常法。有
些温服之余，尚需温覆，或啜热粥，或饮暖水，以助药力，如桂枝

汤、五苓散等。但也有冷服者，如治寒饮呕逆之生姜半夏汤，此为热药冷服，属变法，以防寒热格拒，更增呕逆之弊。《伤寒》三物白散之"进冷粥一杯"、《金匮》桔梗白散之"饮冷水一杯"，则为药后利过不止之应急措施。

（4）顿服分服，间隔得体。经方服法，多1日1剂，分2～3次服。也有多至5～6次者，如当归四逆加吴茱萸生姜汤："以水六升，清酒六升和，煮取五升，去滓，温分五服。"此乃治血虚寒凝，内有久寒者，故量大而频服。猪肤汤为甘润平补之剂，治少阴阴虚咽痛证，故亦可多量频服（温分六服）。至于服药间隔，更为详细具体，如麻黄升麻汤温分三服，"相去如炊三斗米顷"；大建中汤"如一炊顷可饮粥二升，后更服"；大黄附子汤"服后如人行四五里进一服"等。有些救急药则取顿服法，如治肾阳虚衰、虚阳外扰之干姜附子汤，大辛大热之剂，一次顿服，使药力集中，单刀直入，回阳迅速。

此外，根据病情需要，尚有平旦服、昼夜服、饭前饭后服、少少含咽、白饮和服等，方法丰富，科学实用，与今之药理学、药效学及时间治疗医学等，颇多相似及吻合之处。

综上，仲景为千古医圣，处方用药出神入化，其医理之精妙，用药之圆活，值得进一步探赜索奥，借鉴效法。但历史不断发展，医学日益进步，那种唯经方是瞻，持"万世不易之法"、守"古必胜今"之论者，殊不可取。囿于当时历史条件，经方亦不可能完美无缺，就上述数方面而言，亦有不足之处。如药物剂量，有其精巧的一面，且不少已被现代药理研究所证实，也有其囫囵吞枣之处，如以"鸡蛋大""弹丸大""尺""枚""个"等为药物剂量单位，以之量取一般药物犹可，量取乌、附等剧毒药则未免欠妥。服法上，半夏有毒，以之散服亦欠当。药物组成方面，也非尽善尽美，如小青龙汤为著名经方，最近研究表明，其平喘及增加肺灌流等作用，以麻黄、五味子、白芍、细辛为著，其余作用不显或相拮抗。上述四药合用，效果明显超过小青龙汤全方，提示本方按临证需要，还有重新选择组合之余地。此外，在煎药方面，据研究一般药剂有效成分的煎出率，首煎多为30%左右，复煎后可达70%～80%。还有人对茵陈蒿汤进行试验，结果首次煎出率仅为19.5%～21.31%，由此可见中药复煎之重要。但经方300余首，除《金匮要略》柴胡饮子（见"杂疗方"，未选入《金匮要略》）合滓重煮外，其余均未予复煎，值得探讨、改进。总之，我们要以科学态度对待经方，尽可能结合现代科学技术进行研究，以利继承和弘扬其精华，发现并改进其不足。只有这样，才能真正尊"经"，振兴中医。

二、对仲景运用有毒方药的探讨

毒者，药也。《周礼》"聚毒药以供医事"及明·汪机称"药……以能攻病，皆谓之毒"，即指此。但此处则取《内经》药物分类之有毒无毒之义，指有毒性的药物，如乌头、附子、甘遂、大戟、芫花、巴豆、半夏等。近年来，国内医学杂志关于这一类药物中毒的报道并不少见，甚至应用麻黄、杏仁、桃仁等中毒亦不乏其例。据初步统计，20世纪50年代以来，全国关于应用有毒中药引起的中毒报道就有近500篇，中毒人数逾5000。其中单乌头碱类药物中毒的报告就超过700人次。云南仅一个职工医院内科，也报告了305例，其中相当一部分人救治无效死亡。然而，上述常引起中毒的药物，在仲景方中却被广泛运用。据《中华人民共和国药典》明确记载有毒的药物，在《伤寒论》中就有附子、甘遂、芫花、大戟、铅丹、商陆、巴豆、瓜蒂、水蛭、虻虫、半夏、杏仁、蜀漆等药。此外，桃仁、细辛等在《药典》中虽无毒性记载，但在《全国中草药汇编》中却注明有毒；麻黄、火麻仁、茵陈蒿等，经近代药理研究及临床报道均说明其有一定的毒性。合计18种，约占《伤寒论》87种药物总数的21%。113方中，有63首含有毒中药，占56%。《金匮要略》中有天雄、乌头、附子、䗪虫、水蛭、虻虫、雄黄、矾石、蜂窝（《药典》无毒性记载，《全国中草药汇编》标明有毒）、蜣螂、芫花、大戟、甘遂、半夏、细辛、巴豆、苦参、皂荚、狼牙等30余种有毒中药，约占《金匮要略》147种药物的21%；201首方中，有93首含有毒药物，占总数46%。

　　经方疗效之高，乃众所周知，其方剂之安全，亦是有案可据。其含有毒中药的138首方剂，因高效安全，故用之千年而不衰。新中国成立以来，这些经方更是得到了广泛的应用，但关于服用经方原方中毒的报道却极其罕见。据广州中医药大学附属医院近十年应用经方的情况，在住院病历资料中，抽检了应用有毒经方的病例逾千例，计有痿证、痹证、偏瘫、水肿、痰饮、消渴、黄疸、鼓胀、疝气等十多种病证，应用四逆汤类、麻黄汤类、泻心汤类、桂枝附子汤、甘草附子汤类等数十首方剂，不仅未见一例中毒，且有效率达92%以上，体现了安全高效的特点。

　　仲景用"毒"究竟有何独到之处？彭教授做了深入探讨，并举其要而述之。

1. 配伍参合，制杀相宜

这是仲景解药毒之要法，即《本经》所谓"若有毒宜制，可用相畏相杀者"。如容易中毒而又运用较多的乌头、附子，《伤寒论》中23方次、《金匮要略》21方次，大多都注意与甘草、生姜、干姜、白蜜为伍。麻黄附子甘草汤、甘草附子汤、乌头汤、附子粳米汤、乌头桂枝汤等，都有甘草与乌、附为伍。甘草甘缓和中，又能调和诸药，故可减缓乌、附燥烈之性。古之《名医别录》就有甘草"解百药毒"的记载。仲景亦认为甘草"通除诸毒药"。据药理研究表明，甘草含甘草酸，其分解后所产生的葡萄糖醛酸能增强肝脏的解毒功能，甘草酸本身对毒物亦有吸附作用。特别是甘草中所含之三萜皂苷，可与附子中的生物碱结合成难溶的盐类，达到解毒作用。乌、附亦常与姜为伍，如桂枝加附子汤、真武汤、桂枝附子汤等，都有生姜配附子；干姜附子汤、白通汤、茯苓四逆汤等，都有干姜与附子为伍。仲景用干姜助附子破阴回阳，生姜助附子温经散寒，且皆能制附子毒。近代临床亦常姜、甘治疗附子中毒。有人对四逆汤进行了研究，结果表明：干姜、甘草均可影响附子生物碱而大大降低其毒性；附子配干姜不仅毒性下降，且强心升压作用增强。此外，白蜜、黄芩、赤石脂亦常与乌、附相伍。如乌头赤石脂丸中，乌附与赤石脂同用以解毒。有人研究指出，其解毒机理是颗粒很小，总面积很大，能吸附胃肠道毒物，阻止其对毒素的吸收。又如：大乌头汤用蜜煎乌头，既能制其毒，又能延其效；附子泻心汤、黄土汤中，芩、附相伍，使寒热互制，清温并施，极有深意。据研究，黄芩对乌、附、巴豆等均有解毒作用，其主要成分是黄芩甲素。仲景还常将半夏与姜、芩、草相伍，如半夏干姜散、小半夏加茯苓汤、生姜泻心汤、半夏泻心汤、黄芩加半夏生姜汤等，其中生姜泻心汤有干姜、生姜、甘草、黄芩四药同时与半夏为伍。据众多研究表明，姜、芩、草确实能解半夏之毒。在《伤寒论》中，还有半夏与鸡蛋清为伍的方剂，如治少阴咽中伤、生疮、不能语、声不出之苦酒汤，就用去黄鸡子伍半夏，加苦酒煮三沸后含咽。这不论从中、西医哪个角度看，都是一理想配方：半夏辛温苦燥，配甘寒之鸡子，既可制燥，又能解毒，使方剂具有祛痰散结、解毒消肿之功，用之咽中生疮之证甚当。鸡蛋清富含黏蛋白，性状黏稠，既可保护胃肠黏膜，增强机体抗毒能力，还可中和毒物中的金属盐，形成不溶性化合物，阻止胃肠道对毒物的吸收。上述药物配伍均已被证明是相当科学的，其出现在1000多年前，确实难能可贵。

2. 煎煮炮制，细致合理

有毒方药煎制不当，后果堪虞。国内曾有多起附子等有毒中药因炮制或煎煮不当造成急性中毒的报道。仲景对此非常考究，所创制和采用之炮制法极为丰富，计有擘、切、炮、炙、熬、煮、烫、渍、去皮、去节、去足翅等20多种。对毒性较大的药物，更是不厌其烦，小心炮制。如乌头汤中的川乌，除㕮咀碎成小块外，又以蜜二升，煎取一升，出乌头后，再与方中余药之煎剂一起复煎方可用；大乌头煎方中之乌头，尚需先熬去皮，后以水三升，煮取一升，去滓后再加蜜二升，煎令水气尽，并最后煎剩二升药液时才告成。对毒性较小之桃、杏仁，亦未掉以轻心。计有去皮、去尖及双仁之杏，汤浸，微火煮，熬黑，别作脂，和蜜等。对半夏除洗去杂质外，多加姜煮或用蜂蜜苦酒熬制。如大半夏汤，半夏洗净加水、蜜，扬之二百四十遍，煮服。虫类药则多去头、足、翅，并熬煮后用之。当然其中有些做法如"去双仁杏""和蜜扬二百四十遍"等，其作用机理虽未十分清楚，但炮制有毒药物一丝不苟的精神，却是值得推崇的。在煎煮方药的时间上，亦颇具匠心。对普通药剂，一般是以水三升煮取一至二升；而煎煮有毒方剂时，时间多延长，且随毒药数量增多而加长。此外，还要通过煎药时的耗水量来掌握。如柴胡加芒硝汤，半夏二十株，以水四升煮取二升，实际耗水二升；柴胡桂枝汤用半夏二合半，以水七升煮取三升，耗水四升；厚朴生姜半夏甘草人参汤用半夏半升，则以水一斗煮取三升，耗水增至七升；大半夏汤用半夏最多，达二升，故以水一斗二升、白蜜一升，煮取二升半，耗水竟达一斗又半升。又如甘草麻黄附子细辛汤（方中未用附）、麻黄附子汤（前方加附子）、麻黄附子细辛汤（方中既有附子又有细辛），其耗水量依次由二升、四升半，增至七升。由此可见，仲景煎煮有毒药剂时间比普通药剂长，毒药剂量较重者煎煮时间更长。当然这是一般规律，也有特殊情况。如四逆汤、通脉四逆汤等方，附子生用，但煎煮时间并未延长，其理后述。为了确保煎药质量，有不少方剂还采用去渣再煎法，如三泻心汤等。

根据研究，乌附的主要毒性成分是双脂型生物碱，3～4mg即可致死。它经加热煎煮易被水解，变成低毒的乌头次碱或无毒的乌头原碱。半夏所含毒性成分对心脏有抑制作用，并可致喉头痉挛、呼吸中枢麻痹，故前人有半夏"戟人咽"之记载。半夏经煎煮后，其毒性可被破坏。桃仁、杏仁均含氰苷类物质，并分别含扁桃苷和苦杏仁苷，此苷因酸或酶的作用而产生氢氰酸。这是原生质毒物，1～2mg/kg即可致死。桃、杏仁中的酶经水浸蒸煮后可被破坏，使氰苷类难以分解产生氢氰酸，即使有少量产生，亦可随煎煮时间延长而散失。有人做过试验，苦杏仁㸗去种皮后再煮沸 3 分钟，其毒性尚存；若煮沸 5 分钟以上，则可将苦杏仁酶存活率降低 93.6%。据此证明，仲景煎煮炮制法对消除药毒确实起了关键作用。

3. 剂量服法，严谨精当

"中医不传之秘在于量。"《伤寒论》《金匮要略》药量之秘，更是深邃。前述仲景所用毒药，其剂量多与今国家《药典》相符。有些剂量偏大者，亦通过巧妙配伍缓解其毒。关于后世总结之"十八反""十九畏"，早在经方中就极少见，但亦非绝无仅有。如治留饮之甘遂半夏汤，甘遂与甘草相反，有人证实甘草与甘遂同用时毒性增大。两药本不能合用，但仲景偏合用之，取相反相成，以激发留饮，使之尽去。难道两药合用不会增加毒性？非也。其奥秘即在于合用时量的比例上。如有人进一步研究表明，甘草量小于甘遂时，呈无毒性增强的表现。随着甘草剂量增加，其毒性亦增加。观仲景方，甘遂与甘草的比例为 3：1 至 3：2，正是在无毒性增强的合理比例范围内。其剂量之精当令人叹服。

仲景运用有毒方剂还见如下原则：①量自小始，渐次增加。如瓜蒂散"初服一钱匕，不吐者，少少加"；甘草附子汤"恐服一升多者，宜服六七合为始"。对毒性较大之药物，更是小心翼翼。如《金匮要略》治寒疝腹痛之乌头桂枝汤，乌头辛热大毒，方后明训："初服二合；不知，即服三合；又不知，复加至五合……"乌头赤石脂丸中："先食服一丸，日三服；不知，稍加服"等均是。②长幼强羸，损益通变。小青龙汤"强人服一升，羸者减之，日三服，小儿服四合"；《金匮要略》九痛丸"强人初服三丸，弱者二丸"；桂枝附子去桂加白术汤"附子三枚恐多也，虚弱家及产妇，宜减服之"

等。正如《医宗金鉴》中云："然唯知任毒以攻邪，不量强赢，鲜能善其后也，故赢者减之。"③顾护正气，获效即止。此为仲景用药之一大特色。对于有毒药物，尤其如此。硝石矾石散以"大麦粥和服方寸匕"意在护胃，减少药石之毒副作用。厚朴麻黄汤中，杏仁半升，在《伤寒论》中用量最大，且有细辛、半夏同处一方，故用小麦一升，以养正安中。大陷胸汤中甘遂峻下逐水，毒性较大，故"得快利，止后服"。仲景一再示人中病即止，谨防中毒或伤正。三物白散、十枣汤之"白饮和服""糜粥自养"等，皆得快利后，借谷气以养正气之意，使峻下而胃不损，邪去而正不伤。

4. 参合药证，权变剂型

此亦仲景防毒减毒要法之一。如含乌、附、桃、杏等方剂，其毒性通过煎煮就能水解或减轻者，多入汤剂；有些恰恰相反，如雄黄一经煎煮遇热，则易分解为剧毒之三氧化二砷，故不入汤剂；有些毒性较大，用量较小之巴豆、大戟、芫花、甘遂等，为便于掌握剂量，多入散剂，如蜘蛛散、桔梗白散等；有的更是汤散结合，取二者之优，如薏苡附子败酱散、半夏干姜散等；有的用蜜和丸，减缓其毒，如大黄䗪虫丸、半夏麻黄丸、皂荚丸等。对一些大毒峻烈之品，如雄黄、矾石等，多制成熏洗之剂，如矾石汤、狼牙汤、雄黄熏方等，既使药物直达病所，又免内服中毒之弊。附子泻心汤治热痞兼表阳虚，附子别煮取汁，麻沸汤渍芩、连、大黄，合和与服，使寒热异气、生熟异性，既解药毒，又起泄热消痞、扶阳固表之功，充分体现了药证相参、灵巧多变的特点。

5. 详示禁戒，宜忌皆明

仲景对有毒方剂之主证、兼证，有些甚至对病变部位、性质都做了细致描述。药不对证，易出偏中毒；药物对证，虽毒性大、用量多，亦不易中毒。如治少阴阳衰之四逆汤、通脉四逆汤，为增回阳之力，附子生用；干姜附子汤更是不用甘草，且一次顿服，以求急救回阳之效。其煎煮时间并未延长，何以不忌中毒？乃药证相合，"有故无殒"之故。有人研究过，附子用于阴证，从 0.1g 起渐增至 10g 以上而无任何反应；如用于阳证则一天 0.1 ～ 0.2g，亦易出现中毒。为明用药之宜，仅四逆汤就有十二条经文详述。至于用药禁忌，所叙更细，如"诸亡血虚家，不可与瓜蒂散"、乌梅丸"禁生冷滑物臭食"等。大毒之大乌头煎，则明限一天服药 1次。麻黄汤毒性虽不很大，但其禁例颇详，诸如淋家、疮家、衄家、汗家、亡血家等皆应禁服，明示违之当"便血""发痓""恍惚心乱""寒栗而振""额上陷脉急紧，直视不能眴"等。据研究，麻黄汤的毒性与麻黄素能使中枢兴奋有关，可致惊厥死亡；麻黄汤可致静脉瘀血和出血，麻黄副素可致血压下降。日本学者还认为，麻黄可致眼窝出血。这些研究，与仲景关于麻黄汤的禁忌条文精神吻合。

有些方药如乌头桂枝汤、桂枝附子去桂加白术汤等，其中毒与药效很接近。如出现"如醉状""身如痹""如冒状"等，是为"瞑眩"现象，一则示人药已起效，"勿怪"；另则示人药已够量，不可再服，谨防中毒。对于已出现中毒者，则宜及时处理。如三物白散药后"利过不止"（这是毒性蛋白巴豆素刺激胃肠黏膜的毒性反应），则"进冷粥一杯"。巴豆辛热大毒，为峻下药，用冷粥既可缓其温泻之力，又可护中以御毒。《金匮要略》桔梗白散与上方药同名异，药后"下利不止"，予"饮冷水一杯"，理同上述。此外，对于其他药物中毒反应，则予"通除诸毒药"之甘草荠苊汁解之。

综上所述，仲景在运用有毒方药上积累了丰富经验。其科学大多已被研究证实，有些则尚待揭开其奥秘。此处仅述其要，虽属管窥，亦见仲景用"毒"精当之一斑。清代柯琴曾赞曰："仲景用毒攻病之法，尽美又尽善也。"

仲景是千古医圣，也是人。他总结的医疗经验值得细学深研，但亦不宜盲从。由于时代局限及其著作年代久远，难免有误。在用毒攻病方面，更应以严格科学态度对待。譬如关于《伤寒论》中半夏散及汤的问题，原方有半夏"散服"的记载。前已述及，据现代药理研究，半夏经加热煎煮后毒性可被破坏。未经煎煮而直接服散，较易引起中毒。有人曾报道4例误食未经煎煮炮制的半夏中毒，其中一例服0.4g，另一例仅服0.1～0.2g。估计古来亦有服食未经煎煮之半夏中毒的例子，故后人在仲景半夏散及汤后注上"半夏有毒，不当散服"八字，这是极中肯的。

关于乌头、附子，全国各地品种不同，毒性也不一。如与川乌相类似的雪上一枝蒿，其毒性就较大，草乌的毒性也大于川乌。曾有关于服用小量毒性特大之附子中毒的报道。有人发现，云南腾冲附片的毒性比四川附片大18倍。仲景当时活动范围有一定局限，不可能接触识别所有乌、附品种，故其方剂中所列剂量，今天看来有些就可能偏大。如乌头汤、大乌头煎中，乌头用量5枚，合10～20g，比《药典》规定之常用量3～9g大2～3倍。另据查，汉代炮制川乌，主要是糖灰火炮炙，令微坼，削去黑皮；附子则火炮，去皮，破八片。其方法简单，去毒不透。直到宋代以后，乌、附炮制才暂趋完善，去毒较好。也许这就是仲景当时更注意鉴制其药毒的原因。此外，仲景通过配伍制杀乌、附毒性的方法较多，而关于乌、附等药物中毒及解救的方法记载甚少。如此，或许也可反证仲景时代乌、附等药物中毒较少，其用"毒"方法之成功吧。不管如何，瑕不掩瑜，仲景用毒攻病之法，确是济世活人精旨，杏林悬壶要典，值得深入研究，发掘提高，造福于世。

● 仲景治未病思想

　　治未病是仲景六经辨证体系中的重要内容，它贯穿于《伤寒杂病论》全书。所谓治未病，不仅体现在无病早防，而且也体现在有病早治、治病防变、已变救急防危等方面，这些都清楚地反映于仲景的学术思想中。它既是对《内经》学术思想的继承和发展，也是对后世医家防病、治病的很好启迪。随着社会的进步，西医学又赋予它新的内容，使治未病思想更具科学性及实用价值。

一、治未病是对《内经》的继承和发展

　　治未病思想最早见于《内经》。如《素问·四气调神大论》指出："不治已病治未病，不治已乱治未乱，病已成而后药之，乱已成而后治之，譬犹渴而穿井、斗而铸锥，不亦晚乎！"显然是强调在人体未发病之前，就应采取积极且有效的措施，防止疾病的发生。张仲景对《内经》提出的"不治已病治未病"思想可谓全盘继承了。在《金匮要略·脏腑经络先后病脉证》篇中，仲景提出了"上工治未病"的观点，接着又先后提出了"若五脏元真通畅，人即安和""若人能养慎，不令邪风干忤经络""不遗形体有衰，病则无由入其腠理"。说明疾病是可以预防的，关键在于正邪的强弱。更可贵的是，张仲景还进一步提出了病邪"适中经络，未流传脏腑，即医治之"的有病早治的思想。具体提出了一系列防治措施："四肢

才觉重滞，即导引、吐纳、针灸、膏摩，勿令九窍闭塞。"还告诫，"房室勿令竭乏"，"服食节其冷、热、苦、酸、辛、甘"。他注意到四时节令和气候应相适应，节令先至、不至、太过或不及都是异常的，都能使人发病，因此必须注意调摄以防病。

既病防变是仲景治未病思想的重要组成部分。《素问·五运行大论》云："气有余，则制己所胜，而侮所不胜。"在《金匮要略·脏腑经络先后病脉证》中，仲景指出"夫治未病者，见肝之病，知肝传脾，当先实脾"的观点，并批评"中工见肝之病，不解实脾，惟治肝也"的教条局限思维。这是非常有见地的，是对《内经》理论的发展。它揭示了脏腑之间互相联系与制约的辩证对立统一关系，充分体现了中医学的整体观。肝属木，脾属土，木克土，补土以御木之克伐，实乃明智之举。又如《伤寒论》第 277 条所说："自利不渴者，属太阴，以其藏有寒故也，当温之，宜服四逆辈。"提示在通常情况下，可用理中汤，现以四逆汤之类治之，即寓有补火生土之意，以防止脾病及肾。

治未病思想还体现在治病时及早抓住先机的截断疗法，如仲景的截汗、截疟等法。伤寒营卫不和之自汗症，用桂枝汤治疗，其用药需于患者不热无汗之时，用之取汗，则邪去，卫和正安而愈。这是典型的治未病方法的巧妙应用，即所谓"先其时发汗则愈"。

仲景类似用法还有不少，如蜀漆散所主之牝疟"未发前以浆水服半钱"、温疟则"临发时服一钱匕"等皆是。此法有很强的实用性。研究认为，蜀漆、常山一类方药治疟，必须在未发前 1～2 小时用之，过早过迟，都较难奏效。这也证实了仲景"病未发作即下药"的截断疗法的科学性。

彭教授指出，仲景对于已病防变的落实，六经各有特色。

在太阳病篇，汗法代表方为桂枝汤、麻黄汤、大青龙汤等，已病防变的思想是通过控制汗量、强调禁例、平补胃气的方式来实现的。桂枝汤虽然通过覆被、啜粥等手段增加汗量，却强调"不可令如水流漓"的发汗尺度；麻黄汤中麻黄配桂枝，发汗力强，为防过汗伤阴损阳，服法中强调"不须啜粥"以控汗量；大青龙汤中麻黄用至六两，发汗力更强，服法上既不需覆被，也不须啜粥，并嘱患者"取微似汗""汗出多者，温粉粉之"，并强调"一服汗者，停后服。若复服，汗多亡阳遂虚……"所以在太阳病汗法中控制汗量来防止疾病传变是非常重要的方法。原文第16、17、19条比较集中地强调桂枝汤禁例，麻黄汤更是有7条原文来叙述禁例，仲景共用10条来描述禁例，可见其对汗法应用非常慎重。从这10条误治后的坏证看，禁例的强调是为了防止汗法对人体正气造成损伤，是为了防止疾病进一步的加重。

阳明病篇以清、下法为主，主要通过调控清、下力度与补气滋阴的相互关系，强调禁例来实现。如白虎汤与白虎加人参汤比较，后者补胃气、滋胃阴之力大于前者，是因为疾病的主要矛盾虽依然是胃热弥漫，但后者已有正气的损伤，如不及时扶正，无力抗邪，则变证蜂起。猪苓汤清利小便，"汗出多而渴者，不可与猪苓汤……"这是通过强调禁例来实现不伤正、不传变的目的。

少阳病篇是仲景对《金匮要略》中"见肝知病，当先实脾"观点的实现。在五行中胆肝为木，脾胃属土，肝胆气郁不畅，郁而化火，横逆犯脾，脾胃则升降失常，转化失职。所以清疏胆气的同时兼补胃气，是防病传变的重要方式。

　　太阴、少阴病篇对于太阴虚寒证、少阴寒化证的治疗主要采用
四逆汤，有脾肾双补的意义。从病理角度讲，如果脾阳不足，无力
运化，水湿停滞，留于下焦，可导致肾阳被遏，功能失常。而肾阳
不足，无力蒸化，则脾阳无源。所以脾阳不足、肾阳不足的病理不
能截然划分。温脾阳的同时关注肾阳的功能，可防止疾病进一步向
肾阳虚弱发展。这是太阴、少阴篇脾肾双补给予我们在既病防变方
面的启示。

　　综上所述，彭教授认为仲景对已病防变的落实为：太阳病篇的
汗法是通过控制汗量、强调禁例、平补胃气的方式来实现的；阳明
热实证是调控清、下力度与补气滋阴的相互关系，强调禁例来实现
的；少阴病篇通过清疏胆气的同时兼补胃气来实现；而太阴、少阴
篇在认识脾、肾生理、病理上的联系后，通过脾肾双补的方式来阻
断疾病的发展。其实能够做到防变的前提是知道疾病发展的方向。
太阳可传阳明，阳明可传太阴，少阳可传太阴，太阴可传少阴是部
分仲景对疾病传变方向的认识，这是不同方式方法背后很重要的
原因。

　　病变救急与防危是仲景治未病方面更深层次的思考与实践。如
扶阳抑阴和存阴制阳法，即是其病变救急防危方法的重要体现。伤
寒之三阴证，均为虚证、寒证，是以阳气的盛衰与存亡来决定病势
进退的。当病情演变至阴寒内盛、阳气虚衰时，就当急救以回阳，
用四逆汤、白通汤等扶阳抑阴，使急重之症不至危殆。伤寒之三阳
证，多为实证、热证。在太阳病篇体现已变救急防危的主要有桂枝
甘草汤及干姜附子汤，急危的体现是二者皆为"顿服"。对于干姜
附子汤急救的意义容易理解，因其症状的表现为"昼日烦躁不得

眠""脉沉微"病情重的肾阳虚证。肾阳为元阳，人体之本，所以
附子与甘草配伍，且附子生用，再使用顿服达到急救防危的功效。
但桂枝甘草汤，只是"叉手自冒心""心下悸""欲得按"，乍见症
状并不严重，仲景却用四两的桂枝、二两的炙甘草汤剂顿服。可见
仲景对于心、肾脏器的重视，一旦受损，急救防危。阳明病篇，当
阳热亢盛或过汗伤津后，如不及时存阴制阳，可致津竭液脱之变而
使病危，此时及时予白虎汤、白虎加人参汤清热生津，则可夺回一
线生机。

　　所有急重病证，都有一个从量变到质变的过程，若能防微杜
渐，在关键时刻及时把握救治之法，则有机会转危为安。这一点，
在《伤寒论》阳明、少阴三急下证中表现得尤为突出。如阳明、少
阴三急下证中，从所述病情来看，有的表面看似不甚危重，如第
255条之发热汗多、第256条之腹满痛、第320条之口燥咽干、第
322条之腹胀不大便，但其热盛津伤之势已经显露，若不急下，则
燥热燔灼，危殆立至。故急下之证多凶险，急下之法不必待病情凶
险后再去使用。相反，善于抓住险证之苗头，及早用之，以使病情
逆转。

　　又如仲景治阴阳毒用升麻鳖甲汤主之，并指出5日可治，7日
不可治。其核心也在于强调疫毒未盛之时，及早施救，阻断病势的
发展，而使患者获救。有人考证阴、阳毒可能包括了鼠疫在内的烈
性传染病，中医相关论著中亦有"五七日间乃能杀人"的记载，因
此这种病若能在5日之内用药多可救治，延至7日"必伤人命"。
这在近代晚清时也有相关记载，如"依方依法，可救十全，至重至
危之证，可救七八"；又如1894年（即香港发现鼠疫的同一年），

"（陀林）感此证者数百，用之全效"。可见仲景所设方药升麻鳖甲汤，已被证实对鼠疫菌有效，即便如此，也要及早治疗，方可奏效。数百年前，曾使1/4欧洲人丧生的黑死病（鼠疫），在我国公元208年前就有了特效疗法，确实难能可贵。这既体现了仲景对中医急证治疗学的贡献，也体现了"治未病"无病早防、有病早治、救急防危思想的重要性。

二、历代医家的评注和实践充实了治未病思想

历代医家对治未病思想颇为推崇。如清·魏荔彤指出这是仲景"总揭诸病当预图于早，勿待病成方治，以贻悔也"（《金匮要略方论本义》）。有的注家将"未病"释为"无病"，然无病之人，何需治之？故清·程云来强调："治未病者，谓治未病之脏腑，非治未病之人也。"（《金匮要略直解》）包识生从"急则治标"的观点出发，阐述了他对"治未病"的理解："观夫列圣经文治杂病总以治未病为主旨，但此对平证、虚证而言也。若实证则又不尽然，故列圣又有急则治标之论。"（《杂病论讲义》）对于"见肝之病""当先实脾"一说，历代名医更是不惜笔墨，各抒己见。清·魏念庭说："四时之气始于春，五脏之气始于肝，故先引肝以为之准。五脏之气旺，则资其所生，病则侮其所克。所以肝病必传于脾。"（《金匮要略方论本义》）清·徐忠可云："假如见肝之气病，肝木胜脾土，故知必传脾，而先务实脾，脾未病而先实之。"（《金匮要略论注》）《医宗金鉴》说："良医知肝病传脾，见人病肝，先审天时衰旺，次审脾土虚实。"又说："上工不但知肝实必传脾虚之病，而且知肝虚不传脾虚，反受肺邪之病……然肝虚则用此法，若肝实则不用此法也。"

后人的评注为仲景的学术思想融入了新的内容，后世的实践更深刻地体现了仲景治未病思想的科学性。

例如，糖尿病是一个当今所面临的主要健康问题，它可因心、肾、肝等严重并发症而导致早死或长期患病。糖尿病性心脏病是威胁糖尿病患者生命的重要因素，但只要及早预防，是完全可以防止它的发生及减轻其危害的。现已证实，糖尿病性心脏病可以通过以下措施进行防治：①早期、严格和持久地检测高血糖症；②抗氧化剂如维生素C、维生素E和硒化合物的使用，可以减轻过多自由基所致的损伤；③糖化反应抑制剂的应用，有助于减慢并发症的进展；④用钙通道拮抗剂可防止过多钙离子进入心血管系统的细胞内；⑤控制其他危险因素，尤其是高胰岛素血症、高血压、肥胖、高脂蛋白血症和吸烟等。

又如天津肝病研究所分析115例慢性肝病患者胃黏膜改变与肝穿病理诊断及证型关系，结果表明：慢性肝病均有不同程度的胃部炎症及溃疡，异常率达93.9%，肝硬化尤为严重；随着肝脏病理改变加重，胃黏膜损伤程度及范围扩大，呈相关性；肝郁脾虚型胃黏膜充血水肿明显，湿热型多为胃黏膜糜烂，肝肾阴虚型胃黏膜以干燥色红为主，舌质变化与胃黏膜形态学改变有相关性，提出胃黏膜与食管静脉改变是"肝病传脾"的病理学基础。北京地坛医院对164例肝病患者随机做胃电图检查，发现胃电图异常者极为普遍。急性肝炎和慢性肝炎患者胃电图异常率分别为65.5%和69%；肝硬化患者的胃电图异常率最高，达74%，且消化性溃疡发生率也最高。若按中医辨证分型，湿热中阻型胃电图异常率最低，但也达58.8%，肝胃不和型胃电图异常率为61.7%，肝郁脾虚型的胃电图异

常率高达 74%。由此表明，肝病时胃动力性功能障碍和胃器质性病
变均增多。这些发现进一步印证了仲景"肝病实脾"等治未病理论
的科学性，可为临床预防和治疗疾病提供有益的思路。

现代疾病预防学明确提出了三级预防的新概念。第一级预防是
在发病前期，及时消除或阻断致病因素的作用和累积影响，防止疾
病的发生，这是最积极、最有效的预防措施。第二级预防则是在发
病期，及早、有效地进行治疗，减轻疾病的危害，阻止病情的进一
步发展。第三级预防是在发病后期，采取有效的治疗措施，暂缓或
避免疾病的恶化、致残或死亡，使机体逐步恢复健康。现代预防学
的这一观点与张仲景未病先防、既病防变的思想是完全一致的。

遵循仲景治未病的思想，在临证时灵活运用，往往能收到意想
不到的疗效。如彭教授曾遇一顽固性自汗患者，8 年来用过多种中
西药物，反复未愈，近期有逐渐加重之势。做过多种检查，均未发
现明确病因。来诊时认定颇似伤寒营卫失调之自汗症，遂仿仲景之
截汗疗法，用桂枝汤治之，嘱其于不热、无汗之时服用取汗，结果
3 剂症减，再服 3 剂自汗止，后以四君子汤合玉屏风散加减调理，
随访半年未见复发。其实此前已有医生给患者用过桂枝汤，不过未
按仲景所云用药，故未效。以此为例，彭教授续用此法治愈自汗患
者 10 余例。

又如彭教授曾治疗肝炎、肝硬化腹水 36 例，均采用仲景"肝
病实脾"的治法，收到较好疗效。其中一患者蓝某，男，48 岁，曾
在广州某医科大学附属医院诊治，确诊为肝硬化腹水。谷丙转氨
酶 280U/L，谷草转氨酶 258U/L，总胆红素 86μmol/L，直接胆红素
32μmol/L。先后用过白蛋白、干扰素、利尿剂、抗生素等药物，治

疗 1 个多月，病情无好转。来诊时精神不振，全身黄疸，纳呆，恶心呕吐，胁痛，腹胀，便溏尿少，舌淡胖，苔微黄腻，脉弦细涩。诊为胁痛、鼓胀，属脾虚湿盛、肝郁血瘀型，以健脾利水通阳、疏肝活血化瘀为法，用四君子汤合茵陈五苓散加苍术、春砂仁、丹参等药治之。服药 1 周，精神好转，腹胀减轻，胃纳稍增，尿量增加，大便成形。继服 1 周，黄疸变浅，腹胀续减，纳食明显增加，肝功能好转。此后以上方加减，续服月余，腹水和黄疸消退，复查肝功能也已恢复正常。

　　通过上述众多病例的实践，彭教授认为，在临床治病过程中，对已病之后不仅要注意治疗已病之脏腑，而且也要注意调理未病之脏腑，如疏肝可结合利胆、健脾尚需调胃、清心火可兼滋肺阴等，皆是治未病思想在临证中的活用。由此更体现出，仲景治未病思想科学地反映了中医学防治疾病的规律，具有深刻的辩证思维和实用价值。随着医学的发展，其科学性和合理性的内涵也必将进一步揭示，不少疾病也有可能控制在萌芽状态并最终被消灭。

● 仲景急证治疗学

中医能否及时有效地治疗急危重症？答案是肯定的。中医重大的优势就在于急危重症的治疗，这可以从中医药的形成与发展史上看出端倪。张仲景和他的《伤寒论》就是在天灾人祸、疾病横行的情况下发展起来的。在《伤寒论·序》中说："余宗族众多，向余二百，建安纪年以来，犹未十稔，其死亡者，三分有二，伤寒十居其七。"即表明当时疾病流行广，病证危重，病死率高。可以说，《伤寒论》中的大部分内容都与急危重症救治有关。其中许多条文描述的都是在疾病失治误治后的救治措施。所以有人把张仲景戏称为"救误队员""救急将军"。对于《伤寒杂病论》中的一些病证，也多数是一些疑难杂症，或是急重病证，如痉病、湿痹、中暍、百合病、狐惑、阴阳毒、疟疾、中风、历节、血痹、虚劳、肺痿、肺痈、上气（肺胀）、胸痹、心痛、短气、奔豚气、腹满、寒疝、肝著、肾着、积聚、癫狂、痰饮、咳嗽、消渴、淋病、水气病、黄疸病、惊悸、出血、瘀血、胸满、呕吐、哕证、下利、肠痈、浸淫疮、趺蹶、转筋、阴狐疝等。从中医药的发展史来看，《伤寒论》是一部临床实践性极高的论著，张仲景是扶危救济的集大成者。他继承和发扬了《内经》六经辨证思想，创造性地发明了上述有关中医治疗急危重症的优秀辨证思路和方法，活人无数。

彭教授认为，仲景对中医临床急救技术和方法的贡献是卓越的。后世特别是近代对继承和发扬经方救治危急重症也是有成效的。但毋庸讳言，就全国整体而言，这方面的开发和应用尚未达到理想的程度。基层医院受人力、条件所限尚且不说，不少市级以上中医院都存在用传统中医抢救危急重症的比例不高的问题。而且往往是年纪较大的一代应用较多，年轻的中医师应用较少，就是用之，也往往将之当配角，做陪衬。出现这种状况的原因是多方面的，除了技艺高低不同，影响不同层次中医师发挥救急技艺以外，如何营造一个更适合普遍应用传统中医救急的优良环境也是其中一个重要的方面。认真整理研究仲景学说，对整个中医学的研究和开发都具有重大意义。特别是积极开展对仲景救治急性传染病和其他危重病证方法的研究，对开创研究仲景学说的新局面，促进中医治疗危急重症的发展都具有重要意义。

一、仲景对临床急救技法的贡献

张仲景集汉以前的中医学之大成，结合自己的丰富临床实践，总结出了《伤寒杂病论》，1000 多年来为中华民族的健康繁衍做出了极为重大的贡献。其中留下了许多治疗急危重症的宝贵方法，非常值得借鉴。

在《伤寒杂病论》中，仅救猝死方法即有 10 余种，如：薤汁灌鼻中，猪脂苦酒灌喉中，吹皂荚末鼻中；救猝死而张口反折者，灸手足两爪后十四壮，饮以五毒诸膏散等。此外，《禽兽鱼虫禁忌并治》篇中，有 90 余法，方 21 首。其中黄柏屑捣服，人乳、生韭汁、大豆浓煮汁饮服，芦根汁、甘草汁、马鞭草汁、姜叶汁、紫苏汁、冬瓜汁等均是仲师妙术并流传民间行之有效的急救方法和药物。《果实菜谷禁忌并治》篇中，猪骨烧灰水冲服治食诸果中毒，金汁、土浆、大豆汁治食诸菌中毒，苦参苦酒治饮食中毒烦满及通除诸毒药的甘草荠苊汁等，内容相当丰富。特别是仲景救治"尸蹶"时，用菖蒲屑内鼻两孔中，令人以桂屑着舌下。菖蒲、桂屑芳香开窍，治尸蹶恰到好处。尤其是"以桂屑着舌下"乃仲师救急之神来之笔。取其辛温芳香，辛散走窜之性，以通心阳，开心窍，使尸蹶迅速获得复苏。据考证，尸蹶相当于现代医学的心源性休克，桂屑当指肉桂粉末。据药理研究证明，肉桂有扩张血管作用，能改善心脏的供血；桂皮油有解痉、镇痛及强心作用，故治疗尸蹶（心源性休克）有良效。仲师救治"自缢死"的方法亦很有独到之处："徐徐抱解，不得截绳，上下安被卧之。一人以脚踏其两肩，手少挽其发，常弦勿纵之，一人以手按据胸上，数动之，一人摩捋臂胫，屈伸之，若已僵，但渐渐强屈并按其之，并按其腹。如此一炊顷，气从口出，呼吸眼开，而犹引按莫置，亦勿苦劳之……此法最善，无不活者。"细心的学者不难看出，上述"一人以手按据胸上，数动之"等，与现代医学抢救心搏骤停的胸外心脏按压法相似；而"一人摩捋臂胫，屈伸之，若已僵，但渐渐强屈并按其之，并按其腹"，又与现代医学之人工呼吸法何其相似。并且仲景已非常熟练地运用于临床，成功率极高，故曰"此法最善，无不活者"。《医宗金鉴》亦注之曰："此法尝试之十全八九。"

此外，全书涉及急证30余种，100多个病证，方药120多首，非常值得认真开发，造福后人。

其中时病类有痉病、霍乱、痢疾、阴阳毒；肺病类有上气、肺胀、肺痿、肺痈、支饮、悬饮、结胸等；心病类有惊悸、癫狂、心痛、胸痹等；肝胆类疾病有胁痛、鼓胀、阴狐疝、奔豚气等；脾胃病类有腹痛、泄泻、噎膈及阳明少阴三急下证等；肾、膀胱类疾病有水肿、水逆、溢饮、少阴寒化诸症；血证类疾病有吐血、便血、蓄血等；经络类有血痹、趺蹶、转筋等。此外，尚有中风、寒疝、肠痈、崩漏、妊娠、恶阻、产后郁冒、痉厥等，以及脏结、脏厥、癥瘕、热入血室、除中、瘛疭、谵语、厥热胜复、喘逆息高、亡阳脱液等，涉及内、外、妇、儿等各科的急重症。其救治方法为后世医家所推崇，极大地丰富、充实了中医学中急重症救治方面的内容，为济世救危做出了难以估量的贡献。

二、仲景在对危急重症患者生命体征的认识和应用方面的贡献

西医学非常重视患者体温、脉搏、呼吸及血压等生命体征的变化，以观察病情、判断疾病的轻重和预后。其实，医圣张仲景在1000多年前就非常重视上述内容在临床特别是在急重症中的应用。《伤寒杂病论》中，虽无与"生命体征"完全相同的词语，却有大量相似内容的观察和阐述。

1. 关于体温

在《伤寒论》中有大量关于体温的记载，而且描述非常细致、生动。既有主诉（自觉发热），也有检体发现（触诊所得），能很好地反映某种疾病的热型。如有关太阳表证的发热就有发热、热自发、翕翕发热、发热恶寒、发热微恶寒等，里证的身微热、身灼热、身热不去、烦热、不恶寒但热等。此外，还有潮热、小有潮热、日晡所发潮热、蒸蒸发热、往来寒热等。特别是危急重症患者的体温变化及热型，有助辨轻重，察转归，审预后，故更为仲景所重视。如第365条"身有微热，下利清谷"，辨阴寒之气盛于内，虚微阳气格于外；第376条"身有微热，见厥者"，辨阴盛格阳，虚阳外越；第141条"日晡所小有潮热"，辨实热内结，为阳

明腑实证；第 217 条"日晡所发潮热"，辨胃腑燥实，为阳明腑实重证等。

仲景重视触寒温，辨预后，从发热与厥冷的体温变化判断疾病的危重变化。如第 292 条"少阴病，恶寒身倦而利，手足逆冷者，不治"；第 348 条"发热而厥……为难治"；第 245 条"伤寒发热，下利至甚，厥不止者死"等。通过厥热的体温变化辨转归：第 341 条"发热四日，厥反三日"，热多厥少为阳气胜，病情好转；第 342 条"厥四日，热反三日"，厥多热少为阴寒胜，属病危病进。这种"厥"与"热"的体温变化对指导治疗是非常重要的，如现代医学的"暖休克"多表现为"热盛气脱"的"热厥"证（第 350 条）；现代医学之体表微循环障碍及重要脏器血流灌注不足所致之"冷休克"，多表现为"肾阳虚衰，阴寒内盛"之"寒厥"证（第 353、354 条）。两者处理原则不同，仲景对之认识深刻，处治得当，其贡献不言而喻。

2. 关于脉搏和血压

现代医学对此两者看重绝对数值。传统中医却联系整体，不仅注意其数量，而且在质量与形态方面亦有细致入微的观察和论述，并用之指导临床。特别是脉搏，至张仲景已归纳总结了 30 多类 320 多种。除与现代医学相似的脉率变化如快（数）、慢（迟）外，还有浮、沉、滑、涩、虚、实、长、短、大、小等。特别是总结出了一些危重症常有的脉象如虚、芤、细、微、弱、动、涩、促、结、代等。其中兼具反映血压情况的有以下几种：弦、紧、实、大、洪等，多见于血压升高；虚、细、微、弱、沉等，多见于血压下降或处于休克状态之下。这些对临床判断病情轻重与转归、危重症预后及指导治疗方面都是极有价值的宝贵经验。前述仲景所论及的 100

多个危重病证，多数都有相应的危重症脉象表现，如对处于少阴病危重阶段的脉象描述就有30多种。有些脉象对判断预后，指导救治是极其实用的。如第285条"少阴病，脉细沉数，病为在里，不可发汗"；第286条"少阴病，脉微，不可发汗，亡阳故也。阳已虚，尺脉弱涩者，复不可下之"；第323条"少阴病，脉沉者，急温之，宜四逆汤"；等等。明确告诫我们，少阴病脉"微细沉数弱涩"等为少阴阳虚阴盛危证，忌汗下，宜急温；应回阳救逆，以免亡阳之变。这对指导医者见微知著、抓住战机，以免失治误治具有非常宝贵的意义。再如第315条中关于"脉微""厥逆无脉""脉暴出者死，微续者生"等，都是指导医生判断危候、明确预后、及时救治的宝贵经验。此外，促、动、结、代等反映心脏疾病的脉象，亦早已为人们熟悉和接受，并在临床诊治及科学研究中被广泛应用。

3. 关于呼吸

西医学非常重视呼吸频率、深度及节律，将之列入重要的生命体征，并将不同程度的呼吸困难作为对急重症患者判断预后的重要指征。仲景在1000多年前，就对此做出细致的观察和描述，并应用于临床，作为危重证候主症及判断预后、转归的重要依据。如论中关于呼吸的描述有少气（短气）、短气不足息、上气、大逆上气、微喘、喘、喘满、不得息、上气肩息、喘不得卧、喘逆、息高等。如《伤寒论》第213条"腹满而喘"属实热壅滞，气机不得通降的阳明腑实重证（用承气汤治疗）；152条"干呕短气"为悬饮上攻，肺气不利，水停胸胁之重证（十枣汤证）；第166条"气上冲喉咽不得息"为邪实于胸、肺气上逆之瓜蒂散证；及《金匮要略》"咳逆上气，喘鸣迫塞"的葶苈大枣泻肺汤证等。其病理表现与现代医学之肺脓疡、渗出性胸膜炎、肺水肿、肺不张及感染休克等诱发的呼吸窘迫综合征相似。此外，肩息、喘满、息高等多属肾气下陷、肺气上脱的危候，预后差。这相当于现代医学呼吸急促、呼吸衰竭的表现。仲景对上述呼吸困难的诊治及预后判断，极大地丰富了中医急证治疗学，至今仍有非常重要的临床价值。

三、仲景对腹诊方法的重视及其对急重症之临床指导价值

腹诊在仲景学说中占有重要地位。在《伤寒论》中有 100 多条原文，近 50 首方剂涉及腹诊及其治疗。《金匮要略》中也有 50 多条原文，20 余首方剂涉及。其中属于急重症者超过半数以上。所以，腹诊不仅在仲景学说中，而且在中医急证学上都占有重要地位，有极高的临床指导价值。它不仅吸引了国内不少医学专家，也引起了日、韩等国外医学家的重视。

仲景应用腹诊审察病因病机、判断病位和病性、确定治则和方药，以及推断疾病的预后和转归。对于急重症的诊治，更有其独到之处。如仲景运用腹诊为主，以少腹满、少腹急结、少腹当硬满、从心下至少腹硬满、痛引少腹入阴筋等，分别判断"水停下焦，气化不行""热结于下""外邪内陷，与瘀血相结""实邪内结""阴寒凝结"等，就很生动、具体，操作性强。同是腹满，仲景又能根据"按之不痛为虚，痛者为实"（《金匮要略·腹满寒疝宿食病脉证治》），总结出了腹诊中辨别病证属性的经典手法。仲景还通过腹诊，确立治法。如第 109 条："但少腹急结者，乃可攻之，宜桃核承气汤。"仲景腹诊精到，但也不排除其他诊法，而是将之有机结合，运用于临床急证。如阳明三急下证，通过望、问、腹（切）诊而确定并拟出急下存阴的治法方药，为我们临床"见微知著，抓住

先机，防治急证"树立了典范。又如《伤寒论》第172条："病胁下素有痞，连在脐旁，痛引少腹入阴筋者，此名脏结。"仲景巧妙地将医生的触诊所得与患者的自觉症状有机地结合起来，诊断出危重病证，其方法非常值得借鉴。仲景运用腹诊及结合他法，诊断蓄血重证、奔豚证、结胸证、三泻心汤证、悬饮证、胸膈痰实证、痞满燥结证、下焦不固便脓血证、寒疝证、肠痈、崩漏等急重病证都是非常值得我们认真学习和深入研究的。他通过腹诊等诊断肠痈，确定应用薏苡附子败酱散及大黄牡丹汤等，启迪了无数医家，救治了千百万患者，其功堪嘉。

四、当代对张仲景诊治危急重症之研究与应用

当代对张仲景诊治危急重症之研究与应用主要是新中国成立以来研究和应用情况。应该说，通过全国医药界的努力，此种研究和应用是逐渐扩展和深入的，所获成功也是可观的。如1954年石家庄传染病院应用白虎汤治疗流行性乙型脑炎获得良效后，在全国各地推广，救治了大批乙脑患者，提高了治愈率，降低了死亡率及致残率。这是新中国成立以来，首次在全国较大范围内显示了经方治急证的潜力。其次是对承气汤类方证的研究和应用，较具代表性的是天津南开医院通过实验研究证明大承气汤直接作用于消化道，能均匀一致地增加肠血流速度，并探讨了肠血流量增加与肠运动增加之间的关系及其对急腹症的治疗意义。进入20世纪70年代以后，全国各地纷纷开展了研究和应用承气汤治疗急腹症的热潮。在用其治疗急性阑尾炎、急性胰腺炎、急性胆囊炎、胆石症及急性肠梗阻方面获得了巨大成功，特别是承气汤治疗肠梗阻，据湖南省防治协作组用复方大承气汤治粘连性肠梗阻1234例，获效828例，大部分病

例服药 14 剂成功，2448 小时内解除肠梗阻。据全国第一次中西医结合治疗急性肠梗阻协作组经验交流报告，治疗 12023 例，攻下成功率达 65.23%。上海龙华医院利用大承气汤直肠内滴注治疗粘连性肠梗阻、麻痹性肠梗阻等 41 例，治愈率达 90%。此后，研究和应用经方治疗急重症又有新的进展。如各地应用经方治疗流行性出血热、脑血管意外、中毒性痢疾、冠心病、尿毒症及急性消化道出血等，都取得了很大的成功。特别是流行性出血热，是由病毒引起的自然疫源性疾病，流行广泛，病情急重，病死率高，现代医学尚缺乏特异、高效疗法。国内不少医家都把目光转向经方。较具代表性的是辽宁省生物医学工程学会伤寒论现代研究"网络"临床实验组，经过系列研究和实践，运用《伤寒论》六经辨证，救治了 273 例流行性出血热患者，获得了可喜的疗效（仅 5 例死亡），并从中积累了大量临床经验和实验数据。此外，国内各地医院应用仲景方药在治疗急性传染性肝炎、肝硬化腹水、急进型高血压、糖尿病酮症酸中毒、甲状腺功能亢进性心脏病及"三衰"等方面，都进行了积极的尝试，获得了程度不同的成功，充分显示了经方治疗急重症的巨大潜力。

五、对进一步研究和应用仲景急证治疗学说的设想与展望

对仲景救治危急重症的研究和应用，虽然已取得了可喜的成绩，但离现实的要求还有较大距离。已被研究和应用于临床的仲景救急药法，占可开发的仲景急证学术体系的比例还很小。如前述《伤寒杂病论》中所涉及的 30 余种急证，100 多个病证，120 多首方药，就远未能得到深入研究和应用。仅《金匮要略》杂疗方 23首及《禽兽鱼虫禁忌并治》篇之 90 余法，20 余首方，就有很多有价值的东西有待进一步研究和探讨。特别是对占有大篇幅的仲景腹

诊，对急重症有极大的临床指导价值，里面所蕴含的急证学宝藏亟待我们去研究和开发。

要实现上述目标必须做到：

1. 加强对研究和开发仲景急证治疗学的重要性认识，把它作为振兴中医，开创仲景学说研究新局面的重要战略任务之一。

2. 充分发挥仲景学说学术机构的作用，开展全国性的仲景急证治疗学的学术研究，进一步活跃学术风气，不断促进对仲景急证药法的研究和应用。

3. 支持和鼓励各级医疗单位开展对仲景急证药法的临床应用和实验研究，必要时可进行国内外合作，选好突破口。如应用仲景方药治疗急性出血性疾病、抗休克、抗急性DIC、救治"三衰"等。国外学者特别是朝、日、韩等国学者，对包括应用仲景方药（如小柴胡汤、人参汤等）治疗艾滋病等疑难疾病极感兴趣，有的表示了合作意愿。也许这是中医走出国门，走向世界的另一途径。

4. 研究、开发和应用仲景急证治疗学，必须重视救急方药的剂型改革。要注意开发方便、高效的片剂、合剂、雾剂、针剂等，使古方古法成为具有特色的中医急救新技术、新疗法。

5. 重视对仲景急证学思想体系的临床和理论研究，组织力量编写《仲景急证治疗学》，既能提高中医急证治疗学的理论水平，又可促进急证治疗的临床实践。

随着时代的进步，中医药事业也面临着一个新的发展时期。因此，对仲景学说的研究也提出了更高的要求。相信通过全国中医药界的不懈努力，仲景急证治疗学的思想体系必将得到更好的研究、开发和应用，从而把仲景学说的研究推向一个新的高潮，为中国和世界医学的发展做出新的贡献。

经方临证经验

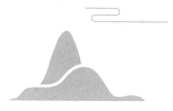

● 糖尿病

糖尿病是一组由多病因引起的以慢性高血糖为特征的代谢性疾病。它与肿瘤、心血管病并列为对人类危害最甚的三大病种。糖尿病具有发病率高、病程长、根治难的特点，常伴发心、肾、眼及神经等病变，严重者可发生酮症酸中毒、高渗昏迷、乳酸性酸中毒而死亡。彭教授从事《伤寒论》教学和内分泌临床工作数十年，临证灵活运用经方，兼采时方众法，对糖尿病积累了丰富的治疗经验。他不仅喜用和擅用经方治疗糖尿病，而且提出糖尿病从阳虚、湿热论治等法，极大地丰富了糖尿病的临床诊疗。

一、糖尿病与消渴病名探讨

糖尿病归属于中医"消渴病"范畴。自近代张锡纯提出"消渴病，即西医之糖尿病"的观点后，后世医家多把消渴病等同于糖尿病。这样简单的等同缩小了消渴病所包含的疾病范畴。消渴病以症状命名，临床上无论外感病、内伤病在其发展过程中都可能出现口干多饮、消瘦乏力等消渴症状，因此，单纯从其病名或有关症状的描述来看，消渴可涵盖许多病证。从西医学的角度来讲，糖尿病、尿崩症、甲状腺功能亢进症、神经性口渴及多种原发或继发性内分泌失调的病证均可出现消渴症状，而糖尿病仅仅是诸多疾病之一。另外，随着人们对糖尿病认识的日渐深入，糖尿病所涵盖的范围也逐渐扩大并超出消渴病的范畴。西医学对糖尿病的诊断依赖于实验室检查，只要血糖高了均可诊断为糖尿病。目前临床上许多糖尿病患者并无"三多一少"等消渴症状，甚至部分患者不仅无消渴症状，连尿糖检测也是阴性，只是血糖超过正常值。这部分患者，按照中医辨证难以确诊为消渴病，然而从西医学的角度来看，糖尿病是客观存在的。由此可见，古代文献中所论述的消渴病和现代的糖尿病，两者存在交叉关系，但绝非是等同关系。

二、糖尿病六经辨治

彭教授学源《伤寒》，法宗仲景，擅长应用经方施治糖尿病。他指出，远在张仲景《伤寒杂病论》就对糖尿病的症状进行了细致、确切的描述，且辨证立法独到，处方用药详备，临床效验确实，故喜推崇经方之用。他在深入研究《伤寒论》的基础上，总结出仲景治消渴病十法：

1. 柔肝缓急，养血复阴法

主方芍药甘草汤。适用于肝血不足，阴液亏虚型消渴病。症见口渴咽干，烦躁，脚拘挛疼痛，大便干，小便数或短少，舌红少苔，脉弦细或细数无力。用芍药甘草汤，主要在于"柔""养"二字。芍药酸苦微寒，柔肝养血而敛阴；炙甘草甘温，补养中气而缓急。药虽两味，酸甘化合，调理肝脾，养血复阴，功效颇殊。口渴甚，可加玄参、天花粉；若兼脾虚血少，腹中疼痛，可合当归芍药散和服；阴损及阳而见阴阳两虚证，可加附子而成芍药甘草附子汤，阴阳双补，阳回阴复，津液得继，消渴亦去。

2. 和解少阳，清泄胆热法

主方小柴胡汤。适用于胆火内郁，邪热伤津型消渴病。症见心烦，口苦，咽干口渴，往来寒热，胸胁苦满，目眩，舌稍红，苔薄白，或舌红苔黄，脉弦。用小柴胡汤，主要在于"和解"与"清泄"。柴胡苦平，疏利气机，解郁透邪；黄芩苦寒，清泄胆火。二药合用，共解少阳之邪，此为方中要药，不宜减之。日本学者还认为，全方用之较妥。若兼表者，可加桂枝，或选用柴胡桂枝汤治疗；若兼里实，可加大黄、枳实，或用大柴胡汤治之。如此则少阳可和，胆火可泄，消渴可止。

3. 清泄胃热，生津止渴法

主方白虎汤。适用于胃热炽盛伤津型消渴病。症见发热汗出，不恶寒，大渴引饮，多食易饥，心烦，甚至神昏谵语，肢厥，小便色赤，舌红，苔黄燥，脉洪大或滑数。用白虎汤主要在于"清""润"并举。辛甘大寒之石膏除烦止渴，苦寒质润之知母清热生津，配合和胃调中之甘草、粳米，使清热而不伤胃气，护中而不碍祛邪。若津伤明显者，加玄参、麦冬、石斛等；津气两伤，加人参，即仲景白虎加人参汤；若夹湿热或湿遏热伏，可加苍术，即白虎加苍术汤；若兼津伤气逆者，可合竹叶石膏汤加减化裁。

4. 化气行水，兼以解表法

主方五苓散。适用于水结膀胱，气化失调型消渴病。症见烦渴，或渴而口燥，饮不解渴，或渴欲饮水，水入即吐，吐后仍渴，小便不利，少腹胀满；可兼发热恶寒，汗出，苔白，脉浮或浮数。用五苓散主要在于"通""化"二字。外邪内陷，水结膀胱，气化失常，故不独用二苓、泽泻之渗利，更妙用桂枝通阳化气而兼解表。口渴甚，可加重白术剂量；中气不足，当加人参，名春泽汤；气滞郁闷者，可合四逆散化裁；水湿内停，湿郁发黄者，可用茵陈五苓散。

5. 养阴清热利水法

主方猪苓汤。适用于水热互结，邪热伤阴型消渴病。症见发热，渴欲饮水，小便不利，心烦不得眠，或咳而呕渴，下利，舌红干、少苔或无苔，脉浮数或细数。此处用猪苓汤的特点是"清利"与"养阴"并施。此方配伍别开生面，于渗利药中伍咸润滋阴之阿胶，使利水而不伤阴，养阴而不滞湿，则水热互结伤阴而消渴者，可望邪去症消而愈。若水湿内滞甚者，加苍术；兼瘀者，配丹参、大黄；兼气虚，投黄芪、怀山药；若脉浮兼表，微热消渴，阴津未伤者，去阿胶、滑石，加桂枝、白术，即与五苓散证治相通。

6. 润肠滋燥法

主方麻子仁丸。适用于胃强脾弱，津亏液干型消渴病。症见大便秘结，小便频数，或口渴，或腹微满，不更衣十日无所苦，舌苔微黄少津，脉浮涩或带数。用麻子仁丸的主要特点在于"滋润"二字，但又不全乎此。方中伍以枳、朴、大黄，乃通中润，润为通，更兼和蜜为丸，使通不峻，滋不腻，对尿频便秘，津亏液干型糖尿病实属的对之方。老年患者往往元气虚而兼津伤燥结，可酌加人参、肉苁蓉；夹瘀者，配丹参、田三七，疗效更佳。

7. 泻下实热，荡除燥结法

主方大承气汤。适用于阳明腑实，津伤燥结型消渴病。症见潮热，汗出，易饥，口燥舌干，烦渴引饮，腹满胀痛，大便秘结，小便频数或短赤，舌红，苔黄干或焦燥起刺，脉滑数或沉实有力。用本方的主要作用在于"通下热结"而救津。若阴津损伤较甚，加麦冬、玄参；若热结偏重于肠，腑气壅滞，痞满为主者，则宜本方去芒硝（小承气汤）；若热结偏重于胃，热发于外较著，燥实为主者，则宜本方去枳、朴，加甘草（调胃承气汤）。

8. 活血化瘀，泻下瘀热法

主方桃核承气汤。适用于下焦蓄血，瘀热互结型消渴病。症见少腹急结，至夜发热，烦躁，甚则如狂，口干咽燥，大便硬，小便自利，面色黧黑或肌肤甲错，舌紫暗、边有瘀点，脉沉涩。用桃仁承气汤主要在于"泻瘀"二字。特别是方中桃仁，既活血化瘀，又润肠通下，一物二任，足见选药之精。若下焦蓄血重证，病势较急者，可加水蛭、虻虫，或用抵当汤治疗；病势较缓者，予服抵当丸。

9. 滋阴清火，交通心肾法

主方黄连阿胶汤。适用于心肾不交，热炽津伤型消渴病。症见心烦不眠，口燥咽干，渴喜冷饮，舌红绛少苔，脉细数。用本方主要在于"清养"二字。方中芩、连伍阿胶、鸡子黄，既降心火、除烦热，又滋肾阴、养心血，即体现了这一特色。若失眠重，口渴甚，可加茯神、远志、花粉；若水亏火炎，耳鸣耳聋，可合大补阴丸；若暑伤心肾，心热烦躁，消渴不已，则用连梅汤进退。

10. 温补肾阳，滋养阴液法

主方肾气丸。适用于肾阳不足，阴液亏虚型消渴病。症见消渴，小便反多，"饮一斗，溲亦一斗"，腰膝酸软，畏寒肢冷或形体消瘦，眩晕耳鸣，舌淡苔少，脉沉或细数无力。用肾气丸主要在于"温养"。方中桂、附温补肾阳，六味地黄滋养肾阴。其中地黄、山萸肉、怀山药滋肾水、养肝阴、补脾阴，使气液相兼，阴阳双补，特色颇著。若肾虚不化，小便频数，腰痛明显者，可加重桂附量或酌加杜仲、牛膝；若偏于肾阴亏虚，口干渴饮，眩晕耳鸣，可去桂、附而以六味地黄丸治之；若兼目涩视朦，以杞菊地黄丸调理；若兼阴虚劳嗽，以麦味地黄丸施治。

此外，仲景治疗消渴病，尚有温中、收敛、化饮等法，有理中汤、文蛤散、乌梅丸、桂枝加芍药汤、柴胡桂枝干姜汤等方。它们的降血糖作用都已被现代临床及药理实验所证实。

在防治糖尿病并发症方面，也有不少经方可供选择，如桂枝加术附汤治疗糖尿病性神经病变、桃仁承气汤类方治糖尿病血管神经并发症、四逆汤治疗糖尿病兼绿内障及视神经萎缩等。经临床实践证实，疗效显著。

基于对仲景学说的深刻理解，彭教授遵"观其脉证，知犯何逆，随证治之"，将六经辨证融入糖尿病整体、全程辨治过程，具体运用如下：①呼吸道、皮肤等感染，病在表，可归属于太阳病，"其在表者，汗之可也"。根据寒热虚实之不同，或合麻黄汤散寒解表，或合桂枝汤和营解肌，或合麻黄附子细辛汤太少两解。②"三消"明显，病在胃肠，可归属于阳明病，审其阴伤燥热之偏盛，或合三参汤（沙参、丹参、党参）以滋阴清其燥热，或合三承气汤涤荡积热，或合白虎加人参汤益气清热。③伴发抑郁症、肝胆疾病者，病在肝胆，可归属于少阳病。审其郁热、气滞、抑郁之异，或合小柴胡汤清其郁热，或合大柴胡汤涤荡胃肠积滞，或合柴胡加龙骨牡蛎汤解其抑郁。④胃轻瘫、慢性胃肠炎等病在中焦，多归属于太阴病。审其虚寒、水湿、气郁、气虚之不同，或合理中汤以温中健脾，或合厚朴生姜半夏甘草人参汤以健脾行气消胀，或合苓桂术甘汤以温阳化气利水，或合茵陈五苓散、茵陈术附汤以利湿退黄。⑤糖尿病中后期诸并发症迭出，证候复杂，常合并心、肾损伤，病在心肾，证属少阴。观其心肾阳虚之侧重，或合桂枝甘草汤、桂枝甘草龙骨牡蛎汤以温补心阳，或合茯苓四逆汤、四逆汤、真武汤以温补肾阳。⑥合并抑郁焦虑症及肝胆、胃肠等疾病，表现为寒热错杂证候，可归属于厥阴病，或合乌梅丸、柴胡桂枝干姜汤寒温并用，或合芍药甘草附子汤以阴阳双补。

三、糖尿病阳虚证治探讨

糖尿病是临床常见病、多发病，"阴虚燥热"几乎已成为人们对其病机认识的一种思维定式。治疗上多以滋阴清热为法，然疗效并不理想。彭教授从多年的临床经验出发，认为糖尿病不是简单等同于消渴病，而阳虚是糖尿病发病的始动因素，并贯穿于疾病的始终。

1. 阳气乃安身立命之根本

中医学历来强调阴阳平衡，《素问·生气通天论》曰："夫自古通天者生之本，本于阴阳。""阴平阳秘，精神乃治；阴阳离决，精气乃绝。"然而我们所谓的阴阳平衡，并不是阴与阳等量齐观的一分为二，是在有主导情况下的平衡。我们人体生命的活动始终存在着阳主阴从的关系，在阴阳动态平衡中，阳气的变化是起主导作用。从宇宙学的角度来看我们生活在太阳系，地球上的季节变化，生命的孕育、生长和成熟均依赖于太阳，引申到《周易》，即乾为统领，"大哉乾元，万物资始，乃统天"；而对于坤的论述则是"乃顺承天"，其意是说阳为统辖，阴为顺承。《淮南子·原道训》指出："气者生之充也。"《列子》云："夫有形者生于无形。"以上论述强调了有形之物生于无形之气，阳气是促进万物生长变化的根本所在。自《内经》而降，历代医家对阳气在人体的主导地位都有所阐述。《素问·生气通天论》指出："阳气者，若天与日，失其所，则折寿而不彰，故天运当以日光明。"明·张景岳《类经附翼》云："阳之为义大矣。夫阴以阳为主。"清·郑钦安《医理真传》云："人之所以立命者，在活一口气乎。气者阳也……可知阳者阴之主也。"可以看出，人体各种功能活动都是阳气功能的体现，阳气实为安身立命之根本，故养生治病宜时刻固护阳气，不可妄加戕戮。

2. 脾肾阳虚是糖尿病及其慢性并发症的主要病机

（1）脾气（阳）虚是三消症状不显的糖尿病的主要病机。大量观察发现，现代多数糖尿病患者三消症状不明显，而以倦怠多汗、脘腹痞闷、舌淡胖苔滑腻等脾虚、气虚证候居多。查其因由，在于人们生活方式的改变，如高脂、高糖饮食，休作不规律，竞争压力增大，久坐少动等均是引起脾胃损伤的重要因素。就岭南地区而言，人们性喜凉茶、冷饮等寒凉之品，尤易损伤脾阳。脾虚则气少，气少日久必阳虚，"气虚为阳虚之渐，阳虚为气虚之甚"，正如张景岳《景岳全书·卷五十》中所云："气不足便是寒，寒盛者阳必衰。""糖"在中医学中应属"水谷精微"的范畴。现代医学认为，糖尿病存在胰岛素的相对和绝对不足，葡萄糖在组织被利用减少是发生高血糖的主要原因。从中医学的整体观念而言，人体饮食中营养物质的消化、吸收和利用，是一个全身多脏器参与的新陈代谢过程，而脾的"散精"功能在此代谢过程中起着至关重要的作用，正如《素问·经脉别论》所云："饮入于胃，游溢精气，上输于脾，脾气散精……"脾气虚弱，脾不散精，则水谷精微输布障碍，糖、脂肪等水谷精微不能转换为人体所需的能量，聚而成形，堆积于血管、脏腑、筋膜，表现为高血糖、高血脂、肥胖等一系列代谢紊乱症状。《内经》云："阳化气，阴成形。"今脾阳虚不运，则痰浊、水饮、湿毒、瘀血等有形之阴邪丛生，随气机升降出入，阻滞脏腑肢节脉络，因而变证百出。可见，脾气（阳）虚是促进糖尿病及其慢性并发症的主要病机之一。

（2）脾肾阳虚是症状典型的糖尿病及其变证的主要病机。临床上部分初发糖尿病患者有典型的"三多一少"症状，多数糖尿病患者在疾病的某一阶段短期可出现口干多饮等症，此时患者可归于"消渴病"范畴。此类患者细查其因，诸症之根由是多尿、尿糖所致。《素问·生气通天论》明确指出："凡阴阳之要，阳密乃固……阳强不能密，阴气乃绝。"由此可以看出，阳虚失于固摄、封藏，津液、精微物质的流失才是致病之本。肾主封藏，为阳气之根；脾主统摄，为阳气之源。肾失封藏、脾失统摄是此类消渴患者致病之根由。

①肾虚致消。《素问·六节藏象论》云："肾者，封藏之本也。"《灵枢·本脏》曰："肾脆，则善病消瘅。"指出肾虚是本病的发病原因。汉·张仲景《金匮要略·消渴小便不利淋病脉证并治》云："男子消渴，小便反多，以饮一斗，小便一斗，肾气丸主之。"首创温补肾阳治疗消渴病，开温阳治法之先河。唐·王焘《外台秘要·消渴消中门》曰："消渴者，原其发动，此则肾虚所致，每发即小便至甜。""腰肾既虚冷，则不能蒸于上，谷气则尽下为小便者也，故

甘味不变……"明确指出了肾阳亏虚是导致消渴尿甜的根本原因。明·赵献可在《医贯·消渴论》中进一步阐述："盖因命门火衰，不能蒸腐水谷，水谷之气，不能熏蒸上润乎肺，如釜底无薪，锅盖干燥，故渴……故用附子、肉桂之辛热，壮其少火。"《景岳全书·卷十八》亦曰："无论上、中、下三消，宜急治肾，必使肾气渐充，精血渐复，则病自愈。"以上所论，在一定程度上反映了这些医家对本病属阳气亏虚证的认识。肾为先天之本，藏真阴而寓真阳，为水火之宅，肾火蒸化肾水，以滋养五脏之阴，使之滋润而不燥，水火相济，阴平阳秘，生化无穷，而无消渴之虑。若肾阳亏虚，命门火衰，不能蒸化阴液，发为燥渴；更有甚者，真阳浮越，不能潜藏，虚火炽盛发为本病。由此看出，肾阳亏虚是消渴病的重要病机。

②脾虚致消。《灵枢·本脏》曰："脾脆，则善病消瘅。"《灵枢·邪气脏腑病形》明言："脾脉微小为消瘅。"认为脾虚是消渴的基本病机。晋·王叔和《脉诀》提道："消中脾胃虚，口干饶饮水，多食亦肌虚。"宋代《圣济总录·消渴门》指出："土气弱则不能制水，消渴饮水过度……"明·赵献可《医贯·消渴论》提出："脾胃既虚，则不能敷布其津液，故渴。"清·李用粹《证治汇补·消渴》云："脾胃气衰，不能交媾水火，变化津液而渴者。"进一步阐明了脾虚不能散精与消渴病的关系。清·林珮琴《类证治裁·三消论治》云："小水不臭反甜者，此脾气下脱，症最重。"脾主运化升清散精，脾虚不能为胃行其津液，水谷之精不能化气，阴火郁中，则消谷善饥；脾虚不固，津液精微因多尿而大量流失，兼之清气不升，故消渴；脾虚气血化生无源，则肌肉失于濡养而消瘦乏力。可见，脾虚亦是消渴病的重要病机。

目前，不少学者已经认识到阳虚对于糖尿病的重要性，并运用温阳法治疗糖尿病及其慢性并发症取得较好疗效。流行病学亦表明，阳虚贯穿于糖尿病疾病的始终，其在疾病的各个时期所占的比例都在40%以上。这些发现，均提示了阳虚的重要性。肾为先天之本，脾为后天之本，两者生理上相互资生，病理上也相互影响，互为因果。因此，糖尿病发展过程中脾肾亏虚往往同时存在，共同促进疾病的发生、发展。随着疾病的进展，或因治疗不当，过用寒凉滋腻之品，或饮食不节，或劳逸失常，或久服西药，或房事不节，或年事渐高等以上种种，均耗伤脾肾阳气，终使阳气大虚，五脏俱弱，正虚邪盛。这表现在糖尿病中后期，脾肾阳虚加重，阳气温煦、气化、推动功能减退，以致血脉不利，水液不化，气机不畅，终使痰浊、瘀血、水饮、湿毒等病邪丛生，因而变证百出。晚期，由于阳虚不能化阴，加之精微物质（尿糖、尿蛋白等）不断流失，往往出现阴阳两虚证候。

3. 阴虚燥热为标

糖尿病患者常在疾病发展的某一阶段表现为"三多一少"等阴虚燥热证候。一般来说，早期明显，而中后期则不多见。既往医家多套用消渴病病机来阐述糖尿病的病机，"阴虚燥热病机论"曾一度占据主导地位，滋阴清热法广为运用。然多年来的临床实践证明，效果并不理想。由此，不少医家对此产生疑惑，甚至有学者提出糖尿病之所以迁延不愈、疗效不佳，在于一味清热泻火、滋肾养阴而致。设若糖尿病病机果为"阴虚燥热"，何以滋阴清热治本而效者寥寥？药即对症，何以病情缠绵难愈、致残致死者众？更有患者症状一时缓解，医者即沾沾自喜，自夸高手，殊不知已为糖尿病病情反复、迁延不愈埋下祸根。阳气乃安身立命之本，难得而易失，既失则难复，何堪长年累月大队寒凉药伐损？阳气既损，则生气耗散，故《素问·生气通天论》云："阳气者，若天与日，失其所，则折寿而不彰。"由此可以推断，阴虚燥热非为本，实乃标象。何以部分患者开始以阴虚燥热证候为主，延及中后期始出现阳虚证候？何以部分患者开始即以气虚阳虚证候明显，延及后期始出现阴阳两虚证候？首先，部分患者素体气虚阳虚，发病之初阳气虚已甚，兼有阴虚燥热标象，此缘由阳不化气，津液不布，燥热内生；脾失运化，则痰浊、湿毒、瘀血阻滞，郁久化热，热伤阴津，燥热内生；命门火衰，先天真火浮游于上、中、下而成。正如清·郑钦安《医理真传》所云："更有先天真火浮游于上而成上消，浮游于中而成中消，浮游于下而成下消，即以辨阳虚诀辨之。"至若后期出现阴阳两虚证候，实乃阳虚日久损及阴，一方面阳虚不能化生阴津，另一方面阳虚不固，精微物质从小便流失过多。以上种种，均以阳虚为本为甚，阴虚燥热为标为缓。其次，部分患者初起阴虚燥热明显，而阳虚不甚，何言阴虚燥热为标？《素问·生气通天论》云："阳者，卫外而为固也。"阳虚不能卫外，则邪气外袭而伤寒作；阳虚不能固摄，阴精流失而发消渴。设若脾肾统摄无碍，糖、蛋白等精微物质何以从小便流失？此时阴虚燥热为甚，缘由机体在患病早期都有代偿能力，虽然阳气已虚，但在代偿机制下甚至有些症状还表现为"亢进"征象。如多食的症状，很多人就会误以为胃火作祟，殊不知这是脾阳虚的早期表现，阳气虚衰，躁扰不宁，故消谷善饥，这是"引谷自救"，是脾虚的假象；同时脾肾亏虚，统摄无权，精微物质（糖、蛋白）从小便流失，导致阴精的亏损，阴虚更助燥热。此外，痰湿、气郁、瘀血等无形之气、有形之邪阻滞，郁久化热，热久化燥。延至疾病中后期，随着阳气耗散加重，阳虚的真本质凸现，出现阴阳两虚证候。

综上所述，不论糖尿病临床表现为何种形式，阳虚均是致病之根本，阴虚燥热皆为其标象。疾病的不同阶段，标本缓急不一，故症状复杂多变。早期本病多以阴虚燥热标象明显为急，其本阳虚不甚为缓；而到中晚期，阳气亏虚渐甚，阴虚燥热渐轻。所以在糖尿病的辨证中，要谨记糖尿病脾肾阳虚的基本病机，四诊合参，先别阴阳，然后再辨阳虚之初期、后期，未病先防，既病防变。

四、糖尿病湿热证治探讨

消渴病的病机，以阴虚、燥热、津伤为主，临床多从上、中、下三消分治。上消多见肺热津伤而用清热润肺，生津止渴法；中消多见胃热炽盛而用清胃泻火，养阴增液方；下消多为肾阴亏虚而治以滋肾养阴生津等药。但从湿热论治，以祛湿清热法治消渴者，却鲜见述及。彭教授从多年临床实践中，逐渐认识到消渴病从湿热（湿温）论治有重要的理论和临床意义。祛湿清热法是治疗消渴病的重要方法之一。

首先，从地域条件等外在因素看消渴病与湿热之关系。我国南方，特别是广东及其周边地区，包括东南亚等，均地处热带亚热带，属高温多雨地区。喻嘉言曰："天本热也，而益以日之暑；日本烈也，而载以地之湿。三气交动，时分时合……其合也，天之热气下，地之湿气上，人在气交之中，受其炎蒸，无隙可避……"许多消渴病患者，都在"天热""地湿"交蒸之中患病，故湿热与消渴病之成因密切相关。

其次，从人体体质及饮食习惯等内在因素看消渴病与湿热之关系。人有先天禀赋及后天调养之不同，其体质亦有阴阳、寒热、燥湿之差异。偏于阳者，喜生冷瓜果之品；偏于阴者，嗜辛辣炙煿之食。如此，也往往造成体内之阴阳相合，湿热交蒸而为患。特别是内外合邪，可先受湿，后化热；或先伏温，后受湿。久则伤及阴液而成消渴。新加坡等东南亚地区民众，因气候炎热，饮冰贪凉已成习惯，更兼当地之人嗜食椒蒜、咖喱、肉松等辛辣烧烤食品，更易湿热内蕴而患此疾。

再次，从临床实践看消渴病与湿热之关系。彭教授临证多年，所见之消渴病患者，因燥热阴伤而致"三多一少"之消渴者固然常见，但因湿热内蕴而致者亦不少见。此类患者往往纳食不多而不瘦；喝水不多却欲饮；尿不长甚或短而黄。此多因湿热蕴于中而纳呆，湿热注于下而尿短赤。其中最显著的特征往往是"口渴而不引饮"，其主要是湿热相合、交蒸所致。当然，其所见症状还会随湿与热之孰重孰轻而有所不同。据临床所见之消渴病患，"三多一少"症状不典型者，往往三居其一。此三分之一中，又以湿热内蕴为多。此类患者若用滋阴清热法多不奏效。反因用药之寒凉滋润而助其湿，或因湿郁化热，湿热不去，其病难愈。由此可见，湿热与消渴病在临床上密切相关，辨治时不可不知。

1. 湿热型消渴病临床辨证分型论治

（1）热重于湿：症见易饥而不多食，消瘦（或不瘦），心烦口渴多饮，或心中懊憹，口干而苦，尿频量多色黄，大便干燥，舌质红，苔黄腻，脉数或弦数。治宜清泄邪热，佐以祛湿。方用茵陈蒿汤、三石汤或连朴饮加减。

（2）湿重于热：症见口渴不甚，或渴喜热饮，饮水不多，胸脘痞闷，大便溏垢，尿浊量多，舌苔厚腻微黄，脉弦滑或濡缓。治宜祛湿化浊，佐以清热。方用茵陈五苓散或合柴平汤加减。

（3）湿热并重：口渴，胸闷心烦，汗出不爽，大便黏滞，尿浊有甜味、色黄，舌红，苔黄腻，脉濡数。治宜清热除湿。方用黄芩滑石汤或合甘露消毒丹加减。

2. 病案举例

梁某，男，43岁，1997年5月23日初诊。患者患糖尿病2年余。曾在新加坡等地多家医院求治，诊为2型糖尿病。服过多种降糖药，血糖控制欠佳（经常波动于8～12mmol/L）。亦找当地中医师治疗，服过不少清热养阴药物，效不显。来诊时症见：口渴，但喝水不多，胸闷心烦，倦怠乏力，腹胀，大便日2～3次，黏而不爽，尿浊色黄，多泡沫。舌暗红，苔黄腻，脉滑略数。5月20日查空腹血糖为10.8mmol/L，尿糖（++++）。中医诊为消渴病，证属湿热内蕴（湿热并重型）。处方：黄芩、石菖蒲、藿香、连翘、木通各12g，滑石18g（包），茯苓皮24g，猪苓、茵陈、大腹皮各15g，白豆蔻、炙甘草各6g。水煎服，每日1剂。服药3剂后，口渴好转，胸闷、心烦、腹胀等症减轻；大便日2次，稍烂；尿较前清。舌暗红，苔微黄腻，脉略滑数。效不更方，续服8剂，患者口渴等症已微，无明显胸闷心烦，腹胀大减。大便每日1次，呈条状；尿转正常。舌淡红，苔薄，苔心微黄，腻苔已化，脉转平缓。复查空腹血糖6.9mmol/L，尿糖（+）。后以四君子汤合四逆散，加玉米须、丹参等调理善后。上述症状逐渐消失，二便转常。追访3个月，数次复查空腹血糖均在 5.1 ～ 6.3mmol/L，尿糖转阴。

3. 体会

消渴病从湿热论治，以前较少论及，但临床却常常碰到此类患者。对其进行探讨，可使我们对消渴病的病因病机及临床证治有更加全面、深入的认识。继续进行这方面的探讨，无疑是相当有益的。

消渴患者，特别是"三多一少"症状不典型的消渴病患者，见有胸腹闷胀、舌红、苔黄腻、脉濡数等，从湿热论治，用祛湿清热法治疗，往往有效。但采用此法时，必须辨明其是"湿重热轻""热重湿轻"或"湿热并重"，而分别采用祛湿佐以清热，或清热兼以祛湿，或清热祛湿并重之法，否则将影响疗效。

本文所举病例，是彭教授在新加坡中医学院、中华医院应诊时众多相类案例之一。从地域及人文习惯等方面来看，在新加坡乃至东南亚治疗消渴病，注意从湿热论治，往往能提高这一类消渴病患者的整体疗效。事实上，在中国广东、海南等南方地区，湿热型消渴病较为常见。甚至在南方以外地区，嗜食辛辣肥甘厚味之人较多者，湿热型消渴病亦不少见。故此，消渴病从湿热论治，确有其现实性及重要性。

"瘦人多火，肥人多湿。"肥胖型糖尿病患者，证属湿热内蕴者较为多见，临证时不妨多加留意。"湿热"这一致病因素，往往可与"瘀血"相搏。这使消渴病类型更为复杂，病情更为缠绵。因此，在治疗时适当加入丹参、三七、鸡血藤等活血祛瘀之品，往往能提高疗效。现代医学也充分证明了这一点：活血化瘀可使空腹血糖下降，胆固醇及 β-脂蛋白下降，全血比黏度、血浆比黏度、纤维蛋白原和血浆渗透压等也显著下降，使糖尿病及其并发症得到有效治疗和改善。这也使我们认识到，治消渴不能唯重养阴润燥，而应扩大视野，注重辨证，方能提高疗效，造福患者。

五、糖尿病的防治

历经多年探索，结合仲景治未病理论并借鉴现代预防医学三级预防模式，彭教授总结出一套"仲景经方防治糖尿病的三级模式"：糖尿病的一级预防，应采取分级干预和高危人群优先干预的策略；糖尿病的二级预防，是在已诊断的糖尿病患者中预防糖尿病并发症的发生和发展；糖尿病的三级预防，就是减少糖尿病并发症的加重和降低致残率和死亡率，改善糖尿病患者的生活质量。糖尿病的预防措施不少，但系统模式研究不多。彭教授应用张仲景治未病理论"未病先防，有病早治，已病防变，救急防危，瘥后防复"全方位治未病的学术思想，对糖尿病预防保健做深入研究，创建了糖尿病预防保健治疗的新模式。

彭教授通过相关研究发现，高龄、吸烟、缺乏运动、高血压、糖调节受损、血脂异常、超重或肥胖、心脑血管疾病、一级亲属患糖尿病、一级亲属患心脑血管疾病等为糖尿病的危险因素。从易感体质而言，糖尿病患者以及具有糖尿病危险因素的人群与中医痰湿等体质密切相关。为此，以中医体质辨识为切入点，结合相应的辨证分型，配合上述危险因素及病证类型的调控，构建了仲景经方干预为主的糖尿病三级防治体系，这具有重要临床意义。

（1）一级预防：多见于糖尿病高危人群及糖尿病前期人群，中医体质辨识为平和体质与非平和体质之间，或见1～2种偏颇体质，如脾虚、湿困、特禀质等，在这个阶段的人群，大多症状不明显，或为"亚健康"者，有的伴有疲倦乏力、情志不畅等，可施以健脾和中、养胃化湿、调和情志等治法，常用方为四君子汤合四逆散、小柴胡汤、理中汤、小建中汤等。既调且治，逆转病势，防其进入糖尿病。

（2）二级预防：常见于已诊断的糖尿病患者中，中医体质辨识为多种偏颇体质，如气虚质、阳虚质、阴虚质、痰湿质、气郁质等，以及见肝郁脾虚、湿热与瘀血阻结、脾肾亏虚等症状较明显者，此时可予健脾疏肝解郁、活血化瘀、补益脾肾等，常用方为桂枝人参汤、桂枝加附子汤、五苓散、大小柴胡汤、白虎加人参汤等，既治疗糖尿病，又预防糖尿病并发症的发生和发展。

（3）三级预防：常见于糖尿病并发症患者，中医体质辨识为多种偏颇或兼夹体质，如阳虚质及阴阳两虚质、痰湿及血瘀质、血瘀气郁质等；以及见肾亏兼肝郁脾虚、湿兼气滞血瘀、阳虚兼瘀血阻结、脾肾阳虚阴血不足、阴阳气血皆虚等。可施以温阳健脾补虚、散寒行气活血、阴阳气血双补等治法，常用方为半夏泻心汤、四逆汤、通脉四逆汤、真武汤、当归四逆汤、抵当汤、炙甘草汤等，既治糖尿病的并发症，又防其加重。对特重型糖尿病肾病、糖尿病心病等，应用改进型加味真武汤、糖肾方Ⅰ号及Ⅱ号颗粒制剂，或自拟消渴通痹汤、桂枝甘草龙骨牡蛎汤等救治，疗效良好。

上述仲景经方干预为主的糖尿病三级防治，对于已用西医药治疗的患者，不排除中西医结合治疗；未用西医药治疗，或已用西医药治疗效果欠佳，或应用西医药副作用过大者，可以应用仲景经方干预为主治疗。临床只要辨证准确，应用及时，仲景经方在糖尿病三级防治中大有用武之地。如能进一步研究开发出更多简便廉验的中成药，就能更好地造福于社会和患者。

在糖尿病临床治疗中，彭教授也充分贯彻仲景治未病理论"养慎为先"的精神，非常重视健康教育。健康教育是糖尿病的防治基础。西医健康教育模式注重疾病的控制，往往忽视个人的生存状态，导致治疗依从性差。彭教授多年来采用中医传统养生理论结合西医教育方法对患者进行综合教育，患者依从性好，疗效确切。具体措施主要有：①起居有常，避免熬夜，顺四时而养生，达到"必顺四时而适寒暑，和喜怒而安居处，节阴阳而调刚柔"（《灵枢·本神》）。②避邪防病，使患者做到"虚邪贼风，避之有时"（《素问·上古天真论》），注意防寒保暖，提高机体卫外抗邪的能力。③调畅情志，做好心理疏通，使患者"恬惔虚无，真气从之，精神内守，病安从来"（《素问·上古天真论》）。④饮食有节，避免寒凉生冷、酸辣煎炸之品，而"食能以时，身必无灾"（《吕氏春秋·尽数》）。⑤合理运动，劳逸结合，重视中国传统的养生运动，如"八段锦""太极拳"等的作用。⑥药膳结合，辨证施膳。阳虚明显，以高丽参、三七片各10g合竹丝鸡炖服，有温阳通络之效；阴阳两虚，以高丽参、西洋参、三七片各10g，薏苡仁30g合猪骨头50g炖服，有平补阴阳、活血通络之功；阴虚明显，以西洋参、三七片各10g，山药20g合猪骨头50g炖服，取其滋阴益气、活血通络之意。

在糖尿病的防治中，彭教授有时也从实际情况出发，辨病辨证，中西医结合。如因各种因素，患者有时不能坚持服用中药，也会采用西医手段治疗。彭教授指出，中医辨证论治，"有是证，用是药"，对控制症状、改善患者体质疗效确切，且价格低廉，毒副作用少。现代医学对糖尿病及其机制有了深刻的认识，各种治疗措施疗效是肯定的，尤其在降低各项生物学指标方面疗效显著，但存在副作用大、费用昂贵等缺点。而且糖尿病多同时存在糖、脂肪、蛋白质三大物质代谢异常，且常合并高血压、高脂血症、高尿酸血症等多种心血管疾病危险因素。因此，彭教授在强调灵活运用辨证论治的同时，也从病因和病理方面对糖尿病进行认识及治疗，中西结合，优势互补，贯彻综合调治原则，采取多种手段以同时控制好血糖、血压、血脂，延缓或避免各种心血管事件的发生。因此，对糖尿病的治未病，不但要辨证，也要结合辨病，结合西医学先进的诊治手段进行综合治疗。

● 糖尿病肾病

糖尿病肾病是糖尿病常见而难治的慢性微血管并发症，也是导致慢性肾功能衰竭的重要原因之一。近年来，国内外专家对糖尿病肾病的研究十分重视，但迄今为止，现代医学对糖尿病肾病尚缺乏有效的治疗方法。中医学从整体观念出发，通过长期而深入的研究，运用多种治法，常可延缓乃至控制糖尿病肾病的发展。彭教授擅长治疗糖尿病肾病，兹将其临床经验介绍如下。

一、本病发病源于脾肾亏虚

糖尿病本身是由不同病因引起的胰岛素分泌绝对或相对不足所导致的糖、脂肪、蛋白质代谢紊乱之疾，而糖尿病肾病是其继发之证。糖、脂肪、蛋白质均属于中医的“精气”范畴，为水谷精微，其化生、固摄由脾，封藏由肾。水谷精微的正常代谢赖脾之化生、转输、布散，肾之固摄、蒸腾、气化。如《灵枢·本脏》云：“脾脆，则善病消瘅。”《备急千金要方》云：“肾气衰竭，百病滋生。”《太平圣惠方》云：“三消者，本起肾虚，或食肥美之所发也。”《圣济总录》曰：“消渴病多转变……此病久不愈，能为水肿……”又云：“消渴病久，肾气受伤，肾主水，肾气虚衰，气化失常，开阖不利……”肾为封藏之本，受五脏六腑之精而藏之，肾精亏虚无以正常封藏，导致开阖失职，五脏六腑之精微下泄，不能固摄小便，尿如膏如脂，大量蛋白等精微物质随尿排出。肾主水液，肾虚气化失司，则津液内停，变生水湿痰饮。此即消渴病日久，随病情发展，肾虚精伤，肾气不固，失于封藏，精气下泄而为蛋白尿，形成糖尿病肾病。此外，消渴之病多因"食肥美之所发"而致中土受伤，或治疗失当，过用清热之品使脾气亏虚，脾失健运，统摄无权，失其升清降浊之功，不能化生水谷精微，精微下注，故尿多、尿甜、尿浊；精微得不到布散，反倒流失，无以化生津液自养，故口渴、消瘦；为引水、引食自救，故多饮、多食。终致脏腑功能失调，阴阳消长失衡，气机升降失常，则该升不升，血糖等精微物质不能随气机升降输布周身而渗注于血中，出现高血糖；或不降而降，精微漏泄于下，出现尿糖，进一步导致脂质、蛋白质等其他精微物质输布紊乱，环流障碍。可见，脾肾两虚是糖尿病肾病形成的重要病机。

二、本病病理环节为水湿浊毒瘀阻

消渴病若迁延日久或治不得法，加之先天禀赋不足、后天饮食不节等多种病因，则导致脾胃虚损，运化失司，水湿潴留，精微下泄；肾虚而封藏失职，不能化气行水，则水湿内停。若病情持续发展，脾肾俱衰，各失其司，气阴两伤，久则阴虚及阳，阴阳俱虚；后期则阳气大衰，内生之湿浊胶结于肾络，肾络阻滞，诸症可见。同时元阴元阳受损，五脏六腑失其温蕴、滋养，脏腑失衡，气机失畅，形成瘀血，血瘀则水液运行不畅，造成水湿、浊毒等代谢产物蓄积体内，最终导致虚、毒、瘀并存的病理机制。而毒邪伤络、阻络，络脉不畅，内扰经血循行，血行涩滞而进一步成瘀，或毒邪壅遏气机运化，化生痰湿，毒、痰、瘀三邪交杂，俱阻脉络，恋而不去，缠绵难愈；最终肾元衰败，水湿、浊毒泛溢，转为气机逆乱之关格，出现水肿、尿少、呕恶等症。故糖尿病肾病为本虚标实之证，本虚责之脾肾，以肾为根本，标实为湿浊瘀血之毒。

待糖尿病肾病发展到肾功能衰竭的尿毒症期时，已是阴损及阳、气血阴阳俱损，水湿、浊毒泛滥之时。因肾乃先天之本，主藏精气而内寓真阴真阳，为全身阳气、阴液之根本。病程日久，阴液亏损，累及阳气生化不足或无所依附而耗散，最终不惟阴伤，且阴损及阳，故多见神疲乏力、肢体浮肿、畏寒肢冷、小便不利、腰背冷痛、脉沉细等少阴阳虚证候。水之所制在脾，水之所主在肾，肾阳虚则不能化气行水，脾阳虚则不能运化水湿，以致水湿内停。水湿外溢肌肤则四肢浮肿，聚而不行则小便不利。阳虚则神失所养，故"但欲寐"。《素问·生气通天论》云："阳气者，精则养神……"腰背为阳，阳虚不能温煦其位，故腰背冷痛。阳气衰微，无力鼓动血行，则脉沉而细。此时真元肾阳亏虚，水液不能蒸化，潴留而为水肿；肾之固藏功能失调，大量精微不能封藏而仅能下注，则发生大量蛋白尿。若阴不制阳，肝阳上旋则伴头痛眩晕、血压升高。此期相当于糖尿病之肾病综合征，大量蛋白尿、浮肿、低蛋白血症，或血脂升高，或伴有高血压，病情危重，预后不良，治疗颇为棘手。

三、温补脾肾、化瘀行水为治疗大法

彭教授认为，糖尿病肾病的治疗方案应把病机主线与病期相结合，即以脾肾两虚为主线，在此基础上进行分期。这样既可以把握住病机矛盾的主要方面，又能增强治疗与病期的吻和度。

一期为糖尿病肾病早期，以脾肾气阴两虚为主，可兼有瘀血、痰饮、水湿、气郁。以四君子汤合六味地黄丸为基础进行加减化裁，如兼瘀血加三七、丹参，兼气郁可加四逆散，兼痰饮可加陈皮、半夏，兼水湿可加玉米须、车前草、泽泻等。

二期为糖尿病肾病中期，以脾肾阴阳两虚为主，兼有水湿、瘀血、痰饮。以四君子汤合真武汤或八味肾气丸加减，兼瘀血加三七、丹参，兼水湿加黄芪、玉米须、车前草、泽泻等药味，也可依证加苓桂剂群、五苓散方剂。

三期为糖尿病肾病晚期，以脾肾阴阳两虚重证为主，有明显的瘀血、水饮痰湿的表现，以理中汤合四逆汤类方加减。瘀血明显时，可增加桃核承气汤、抵当汤、抵当丸、当归四逆汤等；水饮痰湿明显时，可增加苓桂剂群、真武汤、五苓散等。

彭教授在长期临床实践中发现，糖尿病肾病患者随着病情的发展，往往阴损及阳，常见尿少、尿浊、肿满、畏寒、倦怠乏力，甚至关格等表现，与《伤寒论》少阴病篇提纲"少阴之为病，脉微细，但欲寐"及原文第316条"少阴病，二三日不已，至四五日，腹痛，小便不利，四肢沉重疼痛，自下利者，此为有水气。其人或咳，或小便不利，或下利，或呕者，真武汤主之"中所描述的症状，以及真武汤证的病机大致相符，故常选用真武汤加味治疗本病。本方温补脾肾之阳气，化浊利水，适合糖尿病肾病脾肾阳气衰败，水湿内聚之正虚邪实、虚实夹杂的主要病机。加味真武汤由熟附子、茯苓、白术、泽泻、生姜、白芍、猪苓、玉米须、大黄、丹参等药组成。方中附子辛热，补水中之火，温肾中之阳，使水有所主。白术燥湿健脾，使水有所制。生姜宣散，佐附子之助阳，是于主水中有散水之意。茯苓淡渗，佐白术健脾，是于制水中有利水之用。芍药既可敛阴和营，又可制附子刚烈之性。又因本病病程较长，肾阳虚衰，气化乏权，水液潴留而泛溢肌肤。水为阴邪，易伤阳气，故在温肾助阳的基础上，加用利水消肿之品，效果更佳，如猪苓、泽泻等。糖尿病肾病之血瘀乃为久治不愈、久病入络的病变，瘀血不去，血流瘀滞，则肾失血养。活血化瘀，促使血脉通畅，能加强利水消肿之功；可加丹参以祛瘀行血，大黄通腑泄浊、化瘀解毒。如此补肾祛邪相兼，化瘀行水并用，两者合用，以获邪去正安之效。诸药合用，相得益彰，共奏温肾扶阳、活血行水之功。

现代药理研究表明，温阳益气药如方中的附子有兴奋中枢神经、调节内分泌、促进免疫机能的作用，提高机体的抗应激能力。丹参、芍药能扩张血管，改善微循环。茯苓能降低小肠蔗糖酶对蔗糖的水解，从而减少小肠对葡萄糖的吸收；茯苓中含有的大量纤维素可延缓糖分的吸收。实践证明，适当使用祛瘀药物如丹参、大黄直接荡涤、破坏肾脏的病理产物，能纠正自由基代谢紊乱，减少尿蛋白，提高疗效，延缓肾功能恶化的进程。有研究发现，大黄具有多方面的药理作用，能抑制肾单位高代谢，防止细胞外基质的堆积并促进其降解，延缓肾小球硬化的发生，对降低糖尿病肾病蛋白尿有效，特别是早期应用、长期维持效果更加明显，虚证、实证皆可应用。丹参、泽泻、白术、玉米须都具有降血糖或消除蛋白尿的作用。药理研究表明，真武汤能够提高心肌收缩力，增加尿量，降低肌酐、尿素氮，调整实验大鼠的渗透压调定点，减少抗利尿激素的分泌，促进 Na^+、K^+ 的排泄，明显改善肾阳虚大鼠的肾功能，改善肾小球滤过膜的通透性，促使代谢产物肌酐、尿素氮的排出，减少血浆白蛋白的大量丢失，对机体的特异性和非特异性免疫机能均有增强作用。

四、病案举例

梁某，女，55岁，2005年3月10日初诊。2型糖尿病病史9年，糖尿病肾病史3年，高血压病史20年。症状：神疲，乏力，颜面轻度浮肿，纳差，平素易感冒，怕冷，腰酸，小便量少，夜尿较多，每夜3次，大便调。舌淡暗可见瘀斑，苔薄白，脉沉细涩无力。查尿蛋白3g/L，尿蛋白定量3.15g/24h，肌酐150μmol/L，尿素氮9.18mmol/L。处方：熟附子6g（先煎），茯苓15g，白术12g，党参15g，生姜8g，白芍15g，猪苓20g，泽泻12g，玉米须20g，枳壳15g，三七10g（先煎），灵芝15g，水煎服，每日1剂。1周后复诊，神疲乏力减轻，颜面浮肿消退大半，胃纳改善，小便量增多；仍腰酸怕冷，舌淡暗，苔薄白，脉沉细涩。再以上方加减治疗1周，已无神疲乏力，颜面浮肿消退，胃纳可，小便量正常，腰酸减轻，舌淡暗、瘀斑减少，苔薄白，脉沉细。即从上方减泽泻、玉米须，熟附子加至10g；并加丹参15g，山药15g。2周后测尿蛋白0.75g/L，尿蛋白定量1.35g/24h，肌酐132μmol/L，尿素氮7.18mmol/L。继续以上方加减治疗2周，复查尿蛋白0.25g/L，尿蛋白定量0.75g/24h，肌酐和尿素氮恢复正常。

● 糖尿病性心脏病

糖尿病性心脏病是糖尿病最严重的远期并发症和主要死因之一，包括糖尿病心脏微血管病变、大血管病变、心肌病变、心脏植物神经功能紊乱等。中医学虽无"糖尿病性心脏病"一名，但属中医学"消渴病"并发"心悸""怔忡""胸痹""心痛"等范畴。彭教授临诊多年，深刻体会到该病的难治性和严重性，认为本病总属本虚标实、虚实夹杂之证，应该充分发挥中医药治疗所具有的多器官、多靶点、毒副作用小的优势，把中医药防治与现代医学研究有机结合起来。现将其经验概述如下。

一、辨证论治

糖尿病性心脏病疾病初期，因素体阴虚，心肺不足，或外感燥火，内伤七情，气郁化火，燥热灼伤心肺之阴，心火偏亢，而见心悸、怔忡、心烦、失眠、口干口苦、甚或心痛等症。治宜滋阴降火，清热养心。药用白虎加人参汤合黄连阿胶汤加减：生石膏、知母、太子参、黄连、黄芩、丹参、白芍、阿胶、甘草等。

若消渴日久，燥热不仅可以伤阴，也可耗气，终致气阴两伤，影响及心，使心失所养，不能正常鼓动心脉，导致心脉痹阻。同时因心气虚衰，血运不畅，津液不化，容易继发瘀血内阻、痰浊停聚、气机阻滞等病理变化，出现心悸、气短、头晕、乏力、胸闷、胸痛等症。治宜益气养阴，化痰祛瘀。药用自拟消渴通痹汤加减：柴胡、赤芍、瓜蒌、法半夏、薤白、枳壳、黄芪、怀山药、玉米须、麦冬、丹参、三七等。

本病后期，往往阴损及阳，气血阴阳俱虚，心阳不振，水饮可凌心犯肺，并且肾阳亏虚，不能温煦机体，阳虚生内寒，寒凝血脉，不通则痛，以致胸闷、心悸、心胸俱痛、四肢不温，甚则可见喘促肩息、肢厥唇紫、水肿、冷汗淋漓、脉微欲绝等危重证候。治宜温肾助阳，活血利湿。药用真武汤合瓜蒌薤白半夏汤加减：熟附子、党参、白术、茯苓、赤芍、瓜蒌、薤白、法半夏、丹参、三七、甘草等。

二、病案举例

案一：郑某，女性，56 岁，首诊日期 2009 年 5 月 19 日。

2 型糖尿病病史 15 年，高血压病史 2 年。自述规律注射胰岛素控制血糖，空腹血糖控制在 6.5 ～ 7.8mmol/L，餐后血糖控制不详。规律服用波依定降压、立普妥降脂、阿司匹林抗凝，血压控制在（130 ～ 160）/（70 ～ 90）mmHg。患者长期疲倦乏力，下午尤甚，胸闷心悸，口干喜渴饮，饮量不多，纳眠一般，大便稀烂，小便尚调，近日胸闷心悸加重，新增心前区疼痛，活动时加重，休息后可缓解，舌淡胖、齿痕明显、有瘀斑，苔白厚干微黄，脉涩。西医拟诊为冠心病，建议其行心电图、冠脉造影检查，患者拒绝造影检查。心电图示：前壁及侧壁心肌缺血性改变。处方：柴胡 8g，黄芩 15g，桔梗 15g，党参 20g，白术 20g，茯苓 15g，薤白 15g，丹参 15g，三七 15g（先煎），菟丝子 15g，山萸肉 15g，鸡血藤 20g，炙甘草 8g。共 7 剂，日 1 剂，水煎至 200mL，早、午饭后温服。复诊，患者自述：心悸、心前区闷痛好转，服药 4 日后大便成形，余症基本同前，舌淡胖，齿痕、瘀斑较前明显改善，苔薄白微干，脉弱。处方：党参 20g，白术 20g，茯苓 15g，熟附子（先煎）10g，丹参 15g，三七 10g（先煎），黄芪 20g，菟丝子 15g，杜仲 15g，山萸肉 15g，薤白 15g，炙甘草 8g。共 7 剂，日 1 剂，水煎至 200mL，早、午饭后温服。复诊时患者自述：无心悸，无心前区闷痛，疲倦乏力好转，二便调。

按：本患者糖尿病合并冠心病，有脾肾阳虚、痰瘀阻滞病机表现。脾肾阳虚，无力运化水谷，则大便稀烂；无力转输精微，则长期疲倦乏力，且以下午为甚。水湿不化，则聚而成痰。运血不畅，则血阻为瘀。痰瘀阻于心，则有胸闷、心悸、疼痛的症状。患者舌淡胖，齿痕明显，为脾肾阳虚有力辅证。舌有瘀斑、苔白厚为痰瘀并见的舌象表现。治疗上应以温补脾肾，化痰行瘀，通行痹滞为法。以四君子汤合八味肾气丸为基础，加薤白化痰宽胸，加三七、丹参、鸡血藤活血通脉化瘀，加小柴胡汤通三焦，使全身气道通畅，则水道、血道自畅。扶正与祛邪兼而有之。

案二：吴某，女，66 岁，首诊日期 2011 年 3 月 3 日。

主诉：糖尿病史 3 年余，胸闷加重 1 个月。现病史：患者因 3 年前体检确诊为 2 型糖尿病，当时多食易饥饿，无口干多饮，无小便频数，小便无泡沫，偶有胸闷，无头痛，无手足麻木等症状。服用诺和龙片，血糖控制在 8 ～ 16mmol/L。现疲倦乏力，气短，胸闷明显，无压榨感，喉间有痰，夜间口干口苦欲饮明显，目干涩，易饥，嗜睡，大便难排，夜尿 2 ～ 3 次、量少、色淡黄。舌淡苔白厚，脉沉弱弦。既往病史：脂肪肝、右肾结石、蛋白尿、支气管扩张史。四诊合参，证属脾阳亏虚、痰浊阻滞，方以四君子汤合瓜蒌薤白半夏汤加减。具体方药：党参20g，白术20g，云苓15g，熟附子8g（先煎），薤白15g，法半夏12g，瓜蒌仁20g，怀山药20g，肉苁蓉20g，细辛6g，五味子6g，炙甘草6g，北杏仁15g，炙麻黄6g。共5剂，1剂/日，水煎服。服5剂后，复诊胸闷感已消失，喉中痰鸣感减弱；仍觉疲倦乏力，口苦，口渴，眠差，大便变软，夜尿较前减少，舌淡苔白微腻，脉沉弱弦。现患者痰浊基本已祛除，治疗酌加活血利水。方药如下：党参20g，白术20g，云苓20g，熟附子8g（先煎），怀山药20g，丹参15g，香附15g，田七10g（先煎），猪苓15g，玉米须20g，肉苁蓉20g，北黄芪15g，炙甘草8g。5剂，1剂/日，水煎服。5剂后，患者诸症消失。后以培补脾肾，间断服药。随访半年，阴雨天偶有胸闷，平素无不适。

按： 冠心病的主要症状是胸膺部痛闷不适，常有中医师惯用活血化瘀之法，这多半是把西医对冠心病的认识中医化的结果。彭教授通过多年的临床经验认为，血瘀证型固然存在，但阳虚痰结证型也不容忽视。大部分患者的胸膺部以闷痛为主，而血瘀的典型症状刺痛并不显著。患者多是淡舌，脉多以寸口沉迟弦、关脉数微滑为主；舌有瘀斑和瘀点、脉涩明显者临床上并不多见。《金匮要略》概括胸痹心痛的病机为"阳微阴弦"，阳虚为本，阴乘而致痰瘀相结为标。该患者首诊胸闷明显，舌淡苔白厚，脉沉弱弦，中医辨证属脾肾两虚、痰湿瘀阻证。治法应以温阳益气、健脾化痰为主，方以四君子汤为基础，加瓜蒌薤白半夏汤消痰宽胸，用麻黄附子细辛汤温经散寒。方中加丹参、田七、玉米须活血利水，北黄芪、肉苁蓉补气益精。糖尿病后期多种并发症的出现已是诸多脏腑受损，气血阴阳俱虚，因此治法上以心肾为本，扶助正气，祛邪外出，选用经方合用治疗，故临床取效甚显著。

案三： 徐某，女，54 岁，首诊日期 2010 年 12 月 4 日。

糖尿病合并冠心病病史。刻诊：心口针扎样痛，右侧头劈裂样痛 1 天，舌紫、霉点突出而不红，苔白，脉细滑。治以健脾祛湿，活血止痛。具体方药：瓜蒌皮 15g，薤白 15g，法半夏 12g，党参 20g，白术 20g，云苓 20g，炙甘草 8g，熟附子 10g（先煎），丹参 15g，肉桂 6g（后下），川芎 15g，香附 15g。共 5 剂，1 剂 / 日，水煎服。服后复诊，疼痛减轻，代脉，舌淡胖暗有齿印，苔润微白。证属脾肾阳虚，痰瘀阻滞。方药如下：川芎 15g，赤芍 15g，桃仁 15g，当归 15g，熟附子 10g（先煎），白术 15g，云苓 20g，炙甘草 8g，丹参 15g，川红花 8g，北黄芪 30g，党参 30g，薤白 15g。共 5 剂，1 剂 / 日，水煎服。兼用西洋参 8g，高丽参 8g，田七 8g 炖服。服上 5 剂药复诊时，诸症明显好转，心口痛轻微。转方：柴胡 6g，赤芍 15g，川芎 15g，当归 15g，川红花 8g，桃仁 15g，党参 20g，白术 20g，云苓 20g，北黄芪 15g，丹参 15g，熟附子 10g（先煎），薤白 15g，炙甘草 8g。共 7 剂，1 剂 / 日，水煎服。后症状基本复常。

按： 本例首诊用瓜蒌薤白半夏汤合四君子汤，加肉桂、附子、香附、丹参、川芎治疗，因患者心口疼痛、脉细滑、舌质紫暗、苔白是痰浊、瘀血互结胸膈的表现，故施治以益气通阳散结，祛痰宽胸兼活血。服药后，脉细滑转至代脉，表示患者脏气衰微，心气失和，脉气不相顺接所致。因此二诊时，在前方的基础上加黄芪等鼓舞阳气，另用西洋参、高丽参、三七炖服。服药后诸症好转。三诊时继用桃红四物汤合四君子汤为基本方逐瘀生新，并加柴胡疏通气机，使全方补而不滞。上方攻补兼施，补气温阳与理气活血同用，气血足则脉道畅，脉道畅则痰瘀消，标本同治，故多年患疾，仍能数剂而除。

三、小结

糖尿病性心脏病乃本虚标实之证，本虚是气血阴阳的不足，标实以气滞、血瘀、痰浊为主。故临证时，当分清标本、虚实、缓急，治疗上扶正祛邪、攻补兼施，以"急则治其标，缓则治其本"为原则。本虚宜补，权衡脏腑气血阴阳之不足，调阴阳补气血，调整脏腑之偏衰，尤其强调阳气对人身之重要，时刻顾护阳气，健脾补肾为先；标实当泻，注意祛除疾病中的痰湿、瘀血等病理因素，分别施以理气、活血、化痰、通络等法，以期标本同治。

● 糖尿病胃轻瘫

糖尿病所致之胃轻瘫，主要表现为胃肠神经功能受损、胃肠蠕动减弱、胃排空延迟等一系列综合症状。有资料显示，20% ～ 30%的糖尿病患者合并胃轻瘫。中医病机除了三焦受损、气机失调等外，主要责之于脾胃运化失常，出现纳呆、腹痛、腹胀、嗳气、恶心、呕吐、反复宿食停滞，或胃石形成等。相当于中医的"胃脘痛""腹胀""痞证""反胃""虚劳""嗳气""呕逆"等病证。彭万年教授在临床实践中，应用经方治疗上述病证，取得了较好疗效。

一、糖尿病胃轻瘫的经方治疗

1. 半夏泻心汤等用治胃脘痞满、呕逆肠鸣之糖尿病胃轻瘫

消渴日久，寒热错杂，脾胃不和，胃气上逆，故常出现胃脘痞满、呕逆肠鸣等脾胃运化失常之胃轻瘫证。以半夏泻心汤治之，用以和中降逆、消痞止呕。方中既用辛温之半夏，又用苦寒之芩连，实为辛开苦降之举，对脾胃升降失常之消渴病胃轻瘫，甚是对证。当然，若为水饮食滞所致胃脘痞满之胃轻瘫，则以生姜泻心汤主之；若为脾虚肠寒所致之心下痞、下利甚、谷不化等症，则应用甘草泻心汤主之。上方加减运用，灵活化裁，对大多数胃轻瘫患者均有较好疗效。

2. 小柴胡汤用治腹胀纳呆、胸胁苦满、脘闷心烦、喜呕之糖尿病胃轻瘫

消渴日久，损伤胃气致胃虚胆郁，枢机不利。若胆郁化火，亦可伤及脾胃，致神情抑郁，不思饮食，胃失和降而呕吐频发；郁热内扰胸胃，可见心烦脘闷等胃轻瘫证表现。治宜小柴胡汤和解少阳，调和脾胃之气，使之升降协调，枢机畅顺，三焦通利。特别是方中人参、大枣、炙甘草直接补益胃气，扶正祛邪；生姜、半夏调和胃气，降逆止呕；两组药物同用，可使上述胃轻瘫证得到更好的治疗。如若在上述症状中合并有大便干结，这也是此类糖尿病胃轻瘫所常见的症状，则可以用大柴胡汤治疗，和解与通下并用，疗效甚佳。年老体虚大便不通者，可用柴胡加芒硝汤治疗取效。

3. 旋覆代赭汤用治心下胃脘痞硬、噫气频发、呕吐、噎膈反胃之糖尿病胃轻瘫

消渴患者，常见胃气虚弱，痰浊内阻，肝气犯胃，胃虚失和，出现心下胃脘痞硬，按之不痛；胃虚肝气逆于胃，而出现脘闷、噫气频发，甚或呕吐，或噎膈反胃，此为另一证型的糖尿病胃轻瘫。主要责之于胃虚痰阻，虚气上逆，故用旋覆花、生姜、半夏，重在温化痰饮，和降胃气；代赭石镇肝降逆；人参、大枣、炙甘草补益胃气。诸药合用，可使脾胃健运，肝胃和降，痰浊消，噫气除，则上述诸症可去。若患者兼有胃虚胆热、呕吐泛酸频繁，则可合用温胆汤，疗效益佳。

二、病案举例

案一：患者曾某，男，48 岁，首诊日期 2001 年 3 月 10 日。

自诉患 2 型糖尿病多年，反复未愈。近半年来，症情加重，虽服用美吡达、达美康、拜糖平等药，但空腹血糖常波动在 8.6～11.8mmol/L。且常有精神不振，不思饮食，或食后脘腹饱胀，时有嗳气，甚或呕吐，胁痛心烦等。曾在某大学附属医院 X 线检查示：胃扩张，胃肠蠕动减弱，排空迟缓，胃内容物滞留。诊为"糖尿病胃轻瘫"，经服用胰酶、吗叮啉、西沙必利等药未效。后以中医药配合治疗，用过黄芪建中汤、失笑散、香砂六君汤及多种中成药，疗效不显。来诊时，除上述症状外，并见神情抑郁，脘满腹胀时痛，恶心呕吐，胸胁满闷，口苦，大便 3～4 天 1 次、干结；舌质红，苔黄厚而干，脉弦略滑。诊为消渴病胃胀证，属少阳阳明并病。方用大柴胡汤，意欲和解兼通下并施：柴胡 10g，枳实 15g，生姜 5g，赤芍 15g，黄芩 12g，法半夏 12g，大枣 6 枚，大黄 12g（后下），香附 15g。上方 3 剂，水煎服。并嘱停服拜糖平、吗叮啉、西沙必利等药，续留服美吡达每次 5mg，每日 3 次。复诊时，患者脘腹胀痛明显减轻，恶心呕吐减少，胸胁满闷亦有好转。服第 1 剂药，大便即通，排下黑硬粪团多块；后 2 天排便稍顺，但初头仍硬，后软。纳食仍差，精神欠佳，舌红苔黄略腻，脉略弦。前方有效，效不更方。守上方，大黄减至 6g，不后下，与他药同煎。4 剂，水煎服。三诊时，患者已无腹部胀痛，无恶心呕吐，胸胀痛亦明显好转，纳增；仍觉疲倦乏力，大便日 1 次、质软。患者腑实已去，少阳邪气亦减。改用四君子汤合四逆散加减，调理 2 周余。复查 X

线片示：胃肠蠕动和排空正常，未见胃内容物滞留及胃扩张。空腹血糖复查3次，血糖波动在6.5～6.9mmol/L。患者纳食基本正常，精神较好，余症缓解，大、小便均正常。

案二：患者刘某，女，36岁，首诊日期2001年4月2日。

患2型糖尿病3年余，曾用消渴丸、美迪康等药，近期血糖波动在9.8～12.6mmol/L。口渴、易饥、尿多等症时好时坏。近几个月，由于工作紧张，服药、饮食均无规律，血糖控制欠佳。最近1个月，血糖多在12～14mmol/L，口渴，纳呆，胃脘部闷胀不适，嗳气频发，时有呕吐，在当地医院久治不愈。其后发展至饮食入胃，日久不化，朝食暮吐，暮食朝吐，面色苍白无华，消瘦，精神不振，四肢乏力。遂到市某医院诊治。X线提示：胃扩张，胃脘内有液平；胃肠蠕动及排空迟缓。临床检查：腹部有振水音。诊为"糖尿病胃轻瘫，胃扩张潴留"。用西沙必利、吗叮啉等药治疗。起初胃胀症状有所缓解，其后无效，再用时觉胃脘部胀痛。来诊时患者神疲乏力，面色无华，消瘦，眼窝深陷，胃脘胀满时痛，嗳气频频，时有呕吐，常吐出隔宿食物。舌淡苔白腻，脉弦略迟。诊为消渴病胃胀、胃反证。伤寒六经辨证属太阳病变证，脾虚痰阻，胃气上逆。治以旋覆代赭汤合大半夏汤加减：旋覆花12g，代赭石15g，党参15g，法半夏12g，大枣12g，生姜12g，沉香9g（后下），广木香6g（后下），炙甘草6g。4剂，水煎服。复诊时，患者嗳气、呕吐等症明显好转，胃脘部满闷胀痛等症减轻，精神稍好，舌质仍淡，腻苔始化，脉略弦。守前方去广木香，加白术12g，茯苓18g，春砂仁6g（后下）。4剂。三诊时，患者已无嗳气、呕吐等症，胃脘部满闷胀痛等症大减，纳食有所增加，精神明显好转，舌质淡红，腻苔已化，脉转平缓。即以参苓白术散加减，调理月余。复查 X 线片示：胃无扩张无液平，胃肠蠕动排空正常。空腹血糖 6.8mmol/L。临床诸症均缓解。

三、糖尿病胃轻瘫经方治疗的注意事项

糖尿病胃轻瘫患者，不能囿于糖尿病多阴津不足而过用滋阴生津药物。因阴柔之品常能碍胃，进而影响胃轻瘫胃排空的恢复。但亦忌过用健脾燥湿之药，以免损伤津液，加重消渴病证。

胃轻瘫的治疗，除了适当健运脾胃以外，也要重视疏肝理气，以防"木克土"之变。有便秘者，适当运用通降清泄之法能增强疗效。调理肝脾，通腑降浊，以通为用，是中医对胃轻瘫的常用治疗方法。但应注意，用药不宜太过苦寒，以免重伤胃气。因苦寒药多为伐胃之品，确实不利胃轻瘫之恢复。案一中，重视用通腑泄热，用之甚当，但须中病即止，过当则伤"和"。

● 糖尿病周围神经病变

糖尿病周围神经病变是糖尿病最常见的并发症，发病率可达60%～90%，常累及全身神经系统的任何部分，主要表现为四肢末梢及躯干部麻木疼痛，严重影响糖尿病患者的生活质量。彭教授经过长期的临床实践和不断的探索研究，对该病提出了中医学阳虚病机认识，临证推崇经方，灵活化裁，效如桴鼓，为中医药治疗糖尿病周围神经病变提供了新的思路和途径。

一、中医学对糖尿病周围神经病变病机的认识

中医古典医籍中没有"糖尿病周围神经病变"这一病名，根据其临床表现，应归属于中医学"痹证""血痹""不仁"和"麻木"的范畴。糖尿病周围神经病变原发疾病糖尿病属于中医学"消渴病"范畴，多数医家认为具有阴虚燥热的病机特点。消渴病发日久，久病致虚，出现气阴两虚、气血亏虚。气虚则生阴生血不足，导致阴虚血亏，阴血亏虚则不能载气，二者互为因果，日久反复，最终导致阴阳两虚。与此同时，久病致瘀，虚可致瘀，气虚生痰，痰瘀互结，最终致临床变证百出。因此，糖尿病周围神经病变从总的病机来说，应当属本虚标实证候，其本为气阴两虚，标当责之于痰瘀等邪实。近年来，中医学对糖尿病周围神经病变的病因病机认识多依据脏腑器官定病位、气血阴阳观虚实，以及痰瘀情况看病邪

三方面确定。糖尿病周围神经病变发生所涉及脏腑，普遍认为主要与脾胃肝肾的关系最为密切。脾虚则健运失职，津液不能布散，成痰成瘀，肌肉筋脉失养；肝虚生风，风袭脉络；肾虚则不能鼓舞五脏之阴阳，最终导致肢体失于充养，致使本病发生。糖尿病周围神经病变病程日久，病情缠绵不愈，痰瘀在本病发展过程中也成为最重要的病理影响因素。此外，亦有"久病入络""瘀血损络"的糖尿病周围神经病变病机观点。

二、糖尿病周围神经病变阳虚学说探讨

阳虚学说是中医理论体系的一个重要组成部分，阳虚的学术思想萌芽于春秋战国时期的《黄帝内经》，发展成熟于汉代张仲景的《伤寒杂病论》，集大成于清代诸医家。机体阳气有温暖肢体脏腑的作用。阳虚就是指机体阳气不足，机能减退或衰弱，代谢活动减退，机体反应能力低下，出现阳气虚衰的病理变化和现象。如阳虚则机体功能减退，就容易出现虚寒征象，常见的有胃阳虚、脾阳虚、肾阳虚等证候，主症包括畏寒、肢冷、面色苍白、大便溏薄、小便清长、脉沉微无力等。阳虚还包括阳虚体质状态，就是指阳气不足，以虚寒现象为主要特征的体质状态，比如古代医家记载的"阳虚之体""阳气素虚""阳气素弱""阴脏人""阳虚禀质""阳气素不强""素寒者""阴盛之体"等。阳虚成因的论析主要在先天禀赋及后天因素两个方面。在先天禀赋方面，亲代肾精不足、天癸不足和命火不足均可致子代肾阳亏虚，继而形成阳虚质；孕母饮食不当或用药过于寒凉亦可导致子代阳虚质。在后天因素方面，社会环境影响、生活习惯不当（饮食所伤、嗜酒所伤、情志所伤、情欲房

劳）、疾病影响及医过（误清、误汗、误下、误补）是损伤阳气的主要因素。

彭教授根据中医理论，结合现代医家对糖尿病周围神经病变病机的认识和自身的临床及探索研究提出，机体阳气是安身立命根本，机体阳虚对糖尿病周围神经病变转归产生重要影响，脾肾阳虚是糖尿病周围神经病变病机根本。

人体各种功能活动均是阳气功能体现，阳气实为机体安身立命之根本。彭教授在教学和临床实践中就经常引经据典加以论证。比如《黄帝内经》就注意到要重视机体阳气，并设《素问·生气通天论》（阳气称为生气）专篇讨论阳气的生理功能以及多种原因导致阳气失常引起的疾病及其机理："阳气者，若天与日，失其所，则折寿而不彰。""清阳出上窍……清阳发腠理……清阳实四肢……""阳气者，精则养神，柔则养筋。""阳不胜其阴，则五脏气争，九窍不通。"认为阳气对于机体生命活动就像太阳对自然万物一样，非温不化，非温不运。同时，还进一步认为阴与阳并不是等量齐观的一分为二，阴阳平衡是一种"阳主阴从"关系中的阳气变化起主导决定作用且存在于人体生命活动始终的动态平衡。其后张仲景《伤寒杂病论》也极其重视人体阳气功能，贯彻了"上工治未病"的思想，告诫医者要重视阳气，避免各种损伤阳气的因素，列举了很多误治失治伤阳的条文，通过温阳以达到邪去正安的目的。比如对阳衰阴盛证候，《伤寒论》多次强调"急当救里""当救其里""急温之""先温其里"等，而且温阳的方剂也占到《伤寒论》全书中相当大的比例。后世在此基础上不断发展，阳气理论不仅取得许多新的突破，更是创出许多温阳名方。

彭教授指出，糖尿病及其慢性并发症尽管病变广泛，证候复杂，但其病机总属本虚标实。早期，或脾虚，或肾虚，或脾肾两虚，然而虚损不甚，兼有燥热、痰浊、瘀血等标邪。中晚期以脾肾虚损为主，正虚邪盛，虚实错杂。脾肾亏虚是贯穿全程的致病因素，也是贯穿全程的重要病机环节。抓住脾肾亏虚这个关键环节，则可牵制整个病程的发展，治疗游刃有余，故而疗效显著。观彭教授遣方用药，方中多有四君子汤、山药、熟附子。四君子汤、山药健脾益气，平补脾肾。脾气健运，则气血津液生化充足，津液精微物质得以输布，脏腑方能得以滋养，同时脾旺则精微津液得以固摄，是为治本之法。正如李用粹《证治汇补·消渴》所云："五脏之精华，悉运乎脾，脾旺则心肾相交，脾健则津液自化……"熟附子量少久服，取其"少火生气"之意，久则肾气充、元阳足、阴寒消、气化利、津液行，安有消渴之症？诚如赵献可《医贯·消渴论》所云："盖因命门火衰，不能蒸腐水谷……不能四布水精……其所饮之水，未经火化直入膀胱，饮一斗溺一斗，试尝其味，甘而不咸可知矣。故用附子、肉桂之辛热，壮其少火。灶底加薪，枯笼蒸溽，槁禾得雨，生意维新。"

此外，彭教授注重分期论治，根据糖尿病周围神经病变的不同阶段遣方化裁。彭教授认为，在《伤寒论》中，对麻木、疼痛、冰凉的四肢症状皆有描述。如麻木症状，或由卫气虚，营血不充而引起；或由胃热炽盛，津液不足而出现不辨味道、语言不清的症状。对于疼痛，或为卫阳被遏，营阴郁滞；或为卫阳不足，营阴外泄；或为脾阳不足，寒湿中阻；或为肾阳不足，寒湿内盛等引起。即气血阴阳不足，寒邪收引，寒湿阻滞，皆可引起疼痛的表现。对于冰凉的症状,《伤寒论》中用手足逆冷,即"厥"来形容,并以"凡厥者,阴阳气不相顺接,便为厥"作为对逆冷病机最恰当的解释。因此,在糖尿病周围神经病变疾病早期阳虚不甚,燥热明显,当滋阴兼清燥热;同时不忘培补脾肾之阳,以防燥热清而阳气伤,多用当归四逆汤、黄芪桂枝五物汤、金匮肾气丸加味。晚期脾肾阳衰,燥热不显,阴寒内盛,当健脾补肾扶阳为主,兼以驱邪,视痰浊、水饮、瘀血等病邪盛衰,随证治之,多选用四逆汤、真武汤合四君辈加味。兼有寒邪凝脉时,可与麻黄附子细辛汤合方;兼寒湿内侵时,可与附子汤合方;瘀血轻证时,可加入丹参、三七等单味活血药物,瘀血重证时,可酌情加入桃核承气汤、抵当汤、抵当丸;兼有水饮痰湿时,可与五苓散合方;兼水热互结时,可与猪苓汤合方。

三、病案举例

陈某,男,62 岁。糖尿病病史 11 年,自述血糖控制不理想,现服用格华止每次 0.5g,每日 3 次。近日空腹血糖控制在 8mmol/L 左右。患者长期疲倦乏力,嗜睡,畏寒,冬季明显,腰膝酸痛怕怜,汗出明显,口干喜温饮,胃纳一般,易醒,小便清长、夜晚 2~3 次,大便秘结、3 日一行。近 5 天来出现双手末端对称性麻木发冷,舌淡胖有齿痕,苔薄白,脉迟弱。处方:党参 20g,白术 20g,茯苓 15g,熟附子 10g(先煎),山茱萸 15g,菟丝子 15g,杜仲 15g,泽泻 15g,三七 10g(先煎),黄芪 20g,桂枝 6g,炙甘草 6g。共 7 剂,日 1 剂,水煎至 200mL,早、午饭后温服。7 日后复诊,患者自述:双手末端对称性麻木发冷较前明显好转,汗出症

状减轻，余症同前。舌淡苔薄白，脉迟弱。处方：党参 15g，白术
15g，茯苓 15g，熟附子 10g（先煎），山茱萸 15g，菟丝子 15g，杜
仲 15g，泽泻 15g，三七 10g（先煎），黄芪 20g，炙甘草 6g，鸡血
藤 20g。共 7 剂，日 1 剂，水煎至 200mL，早、午饭后温服。7 日
后复诊，患者自述：双手已无麻木，汗出明显好转，夜尿次数减
少，大便 2 日一行，余症同前。舌淡较前好转，边有瘀斑，苔薄
白，脉迟弱。继续予温阳益气，活血通脉法善后。

● 心血管病

心血管病既是临床常见病，又是难治之疾。张仲景经过大量临床实践，总结出了一套与当今心血管病相关的心痛、胸痹、心悸等症的诊治方法，可谓承前启后之集大成者。历代医家多喜用而效显。现将彭教授运用经方治疗心血管病的经验总结如下。

一、心悸

1. 证治概述

心悸为患者自觉心中悸动、惊惕不安，甚或不能自主之症。常见于各种原因所致之心律失常，如心动过速或过缓、早搏、心房颤动或扑动、房室传导阻滞、病态窦房结综合征、预激综合征、心功能不全、冠心病及神经官能症等。

张仲景对心悸的论述相当细致而全面。病因病机方面，既有发汗过多致悸，也有火邪致惊悸、水饮凌心致悸及中虚心悸、心肾阳虚致悸、气血两虚之心悸等。症状有心下悸、又手冒心喜按、心中悸而烦、心悸头眩身眴动，脉结代、心动悸等。治则根据脏腑阴阳气血、寒热水火虚实，分别采用益心气、温心阳，潜镇安神，蠲饮消水、宣发阳气，补益心阳、镇惊安神，建中补虚定悸，健脾补肾、温阳利水，滋养心肾、调补气血等养心定悸之法。

2.病案举例

胡某,男,70岁,干部。患者心悸、头晕反复发作3个月,加重1周。有多年高血压性心脏病、糖尿病性心脏病史及冠心病史等。经用清热养阴平肝方药及美迪康、拜糖平、开富特、雅施达等降糖降压基本治疗,效果欠佳。空腹血糖9～11mmol/L,血压(165～210)/(97～112)mmHg。现症:心悸、头晕较甚,神疲,乏力,困倦,面色苍白,肢厥,口干,多汗,尿多色白,大便干结,舌质暗红,苔黄厚,舌面润,脉沉弦带结。西医诊断:①混合性心脏病;②2型糖尿病;③高血压Ⅲ期(极高危)。中医诊断:①心悸;②消渴(证属脾肾阳虚,阴津亏损,气血虚弱,夹湿夹瘀)。在维持原降糖降压基本治疗的基础上,逐步减去美迪康、雅施达等西药。中医以温补脾肾、养血益阴,佐活血祛湿为原则,方用真武汤合二仙汤加减:熟附子(先煎)、白术各12g,茯苓15g,白芍、仙茅、淫羊藿各12g,熟地黄15g,川芎12g,当归10g,知母、黄柏各12g,甘草6g。4剂后,患者心悸、头晕减轻,汗多尿多减少;肢厥转缓,但肢端触之仍冷,口仍干,大便虽通仍偏干,厚苔略化。守前方加田七10g(先煎),熟地黄增至20g。续服4剂,诸症明显好转,厚苔渐化,弦脉亦转缓。共服12剂后,患者心悸、头晕已平,面色始转红润,四肢渐温,尿稍多、色清,大便转常,舌淡红偏暗,脉略沉微涩。空腹血糖6.5～8.8mmol/L,血压(157～172)/(90～97)mmHg。以健脾益气、养血活血为主调理善后。

按:本例有高血压性心脏病,症见心悸、头晕、口干、舌红、苔黄厚、脉弦,这很容易被误认为是阳热亢盛证。前医曾用清热平肝方药，不仅未效，反而使心悸、头晕加重。缘患者面白神倦、肢厥尿白、舌暗脉沉等，分明为阳虚寒盛证。用真武汤合二仙汤加减，重在温补脾肾而祛寒湿，此与仲景温肾利水治悸相类。但本例水气少而寒气重，故不用生姜之宣散水气，加二仙重于温肾祛寒湿。寒湿去，阳气通，则虽非专于清湿热而黄厚苔可化，心悸、头晕、口干、肢厥自除。

二、胸痹

1. 证治概述

胸痹病位在胸，病机为胸中气机不畅、痞塞不通，病证以胸部疼痛、痞塞闷胀或喘咳短气为主，与现代医学所述之肺源性心脏病、冠心病等较为相似。

仲景较全面阐明了胸痹的病位、病机及其证治。此证有虚有实，虚实并见。即胸阳不振为虚，痰饮阻滞、气机不畅、痞塞不通为实。胸痹的代表方为瓜蒌薤白白酒汤，其中薤白能温通胸阳，得白酒相助，其温通之力更著；瓜蒌开胸中痰结，并可豁痰下气。全方合用，共奏通阳散结、除痹止痛之功。值得注意的是，胸痹一般有胸背疼痛、喘息等症状，但有些却只有胸中痞塞、呼吸气促之症，此为胸痹轻证，瓜蒌薤白白酒汤似非完全相宜。然而其病因为痰饮内蕴，饮停不同，处治各异。若水饮停于胃，偏于心下痞塞，或伴胀满不适，可予橘枳姜汤，理脾和胃化饮；若痰饮停于胸膈部，以呼吸气促为甚，则宜茯苓杏仁甘草汤，宣肺化饮、祛痰顺气。

胸痹缓急者，谓其症状急缓交替，病情复杂。主要是指寒饮阴邪阻于上，胸阳被遏，正邪相争使然。阴寒盛则胸痛甚，阳气复则痛暂减，反复不愈，症杂难解。仲景设薏苡附子散，散寒除湿，温通胸阳，除痹止痛。此方重用附子，散寒温通止痛力专；薏苡仁相助附子缓急逐邪。二药为散，直捣病所，可谓功强效速。其治胸痹之精当灵活，由此可见一斑。

2. 病案举例

刘某，男，82岁，教师。患者胸闷痛，咳嗽气短反复月余，加重1周。有慢性支气管炎肺气肿（简称慢支肺气肿）、肺心病病史10余年。1个多月前，胸痛咳嗽气短发作转频，在某医院诊为"慢支肺气肿合并感染""肺心病，心衰Ⅱ级"。用过先锋Ⅵ、复达欣等多种抗生素及地高辛、雅施达和止咳、平喘等药；中药用过麻杏石甘汤、葶苈大枣泻肺汤及橘红丸、蛇胆陈皮末等，病情未能缓解。近1周来，胸痛、咳嗽、气短等症加重。现症：面色无华，口唇紫暗，胸痛，心悸，胸中憋闷气短，半夜尤甚，难于平卧，白天稍缓；伴咳嗽，痰多色白，纳呆，手足不温，舌质淡暗，苔白腻滑，脉沉迟。查血分析：WBC 1.36×10^9/L，MID 1.2×10^9/L，MID% 18.8%。心电图示：明显电轴右偏，右室肥厚。X线示：肺气肿征；右心扩大；双肺有小片状阴影。中医诊断：胸痹（证属胸阳虚衰、痰浊壅塞）。西医诊断：肺心病（心衰Ⅱ级）；慢支肺气肿并感染。西医治疗：停用抗生素及地高辛等药，静脉滴注：①参附注射液20mL，加入5%葡萄糖250mL，1次/日，共3日；②鱼腥草注射液40mL，加入5%GNS250mL，1次/日，共3日。中医治则：温通胸阳，化痰降浊，止咳平喘。方用薏苡附子散合小青龙汤加减：薏苡仁30g，熟附子10g（先煎），炙麻黄9g，白芍15g，法半夏12g，细辛3g，干姜6g，茯苓20g，白术12g，北杏仁15g，桂枝、炙甘草各6g。3剂，1剂/日。3天后复诊，胸痛、咳嗽、气短等症状明显好转，痰量亦减少，停用参附注射液和鱼腥草注射液。守方再服6剂后，胸痛始平，咳喘等症状大减，夜间已可平卧，纳食增加，手足转温。继续守方加减调治2周余，咳喘等症基本缓解，唇舌已无紫暗，苔白不腻，脉略沉。复查血分析正常；X线示双肺纹理粗，炎症大部分消散吸收。

　　按：本例胸痹证情复杂，似可按仲景薏苡附子散证辨治。因其咳喘痰浊较甚，并以白痰为主，故与小青龙汤加减合用。如此既可加强温通除痹，又能增进化痰降浊、止咳平喘的作用。此亦提示，用仲景方药宜取其意，而不可泥其方。

三、心痛

1. 证治概述

　　心痛者，既言病位主要在其心脏或心窝部，亦言其疼痛症状较甚。所谓"心痛彻背，背痛彻心"是也。本证常见于现代医学之冠心病、心绞痛、心肌梗死等病。

　　关于心痛的病因，仲景除列举了寒邪、痰饮外，还指出劳倦伤心之说，这与现代医学劳累诱发心绞痛之说相似。仲景关于心痛的典型症状"心痛彻背，背痛彻心"的描述，与《内经》之"真心痛，手足青至节，心痛甚"相承，亦相似于现代医学之心绞痛、心肌梗死发作前后及发作期间之症状表现。其治疗原则根据脏腑之阴阳、气血、寒热、虚实辨证论治。治疗较重型心痛证之代表方为乌头赤石脂丸。本证阴寒较盛，寒气冲逆，气血不畅，故痛彻心背。

药用乌头、附子、干姜、蜀椒之大辛大热之品，温壮阳气，逐阴散寒；赤石脂收敛固摄阳气；白蜜甘缓解毒。全方合用，既能温壮心阳止心痛，又防辛散太过，发挥护养心阴心阳之功。

值得注意的是，仲景用当归四逆汤治疗血虚阴寒为主的心痛证，以心胸剧痛、脉细、肢厥为主要特征，而桂枝茯苓丸主要治疗血瘀为主的心痛证，以心中刺痛、唇舌紫绀为主要特征。此外，仲景用枳实薤白桂枝汤、人参汤同治胸胁满痛冲逆之心痛证。但前者为实证，多见有声息粗重、舌红苔黄腻、脉弦滑有力等症，故用枳实薤白桂枝汤温通心阳、除满降逆；后者为虚证，常伴倦怠乏力、肢软足凉、声低息弱、脉沉细弱等，故选人参汤温养心阳、健脾益气。

2. 病案举例

黄某，男，48岁，司机。患者有2年多冠心病史，曾服用多种中西药，疗效不佳。1个多月前出现心下壁心肌梗死，经积极治疗好转。近1周来，心窝口疼痛再次发作，次数逐渐增频，疼痛加重，痛连胸背。曾先后在市、省级人民医院诊治，均诊为"冠心病""心绞痛"，用过硝酸甘油、消心痛、普萘洛尔、硝苯地平等。中医按"胸痹"治疗，用瓜蒌薤白半夏汤及川芎嗪片、复方丹参滴丸等中成药，但疗效不佳。且每次服用硝酸甘油、消心痛等，均出现头晕、头痛胀等症。现症：心痛较剧，连及胸背，发作频密；伴四肢厥冷，汗多皮肤湿冷，面白无华，气促，口唇紫暗，舌质淡暗，苔白滑，脉沉结。心电图检查：心律失常，ST段压低，T波倒置。提示冠状动脉供血不足，陈旧性心肌梗死。中医诊断：心痛（证属阴寒内结，气滞血瘀）。西医诊断：冠心病，心肌梗死后心绞痛。治宜逐阴散寒，温通心阳，益气活血通脉。药用乌头赤石脂丸合瓜蒌薤白半夏汤加减：乌头5g（先煎），炮附子6g（先煎），川椒3g，干姜6g，赤石脂10g，瓜蒌12g，薤白10g，田七片6g（先煎），丹参12g，炙甘草6g。加西洋参（炖服）10g，1剂/日。加九龙丹，1粒/次，2次/日。3剂后，心窝口疼痛明显减轻，背部疼痛已较轻微，冷汗减少，四肢厥冷亦减轻。效不更方，前方炮附子加至10g。4剂后，心痛已轻微，偶觉胸前闷胀不适；手已转温，皮肤未见湿冷，脚仍凉；呼吸转缓，动则稍促；唇舌紫暗减轻，苔白，脉结。前方田七片加至9g。续服3剂后，心痛等症已缓解，但觉口干，时有轻度头晕，心悸，舌淡，苔白，脉结。停服九龙丹，改用瓜蒌薤白半夏汤合炙甘草汤加减：瓜蒌12g，薤白10g，田七片6g（先煎），丹参、炙甘草各12g，太子参、大枣各15g，麦冬、熟地黄各12g，阿胶10g（烊化），法半夏10g，生姜6g。1剂/日。4剂后，头晕、心悸等症好转。复查心电图示心律失常减轻，心脏供血改善。中药转以炙甘草汤调理善后。

　　按：本例为典型的阴寒凝结之心痛重证，非大辛大温之剂则难见其效，故单用瓜蒌薤白半夏汤而效果不显，加用乌头赤石脂丸汤后则起效即是一证。这也说明精确辨证的重要。本例经用仲景方治疗心绞痛而无头胀痛等副作用，亦体现了其治病的优越性之一。治病用药，效不更方是对的，但根据证情变化，灵活选方用药也是必要的。本例先后应用了乌头赤石脂丸汤、瓜蒌薤白半夏汤合方，以及瓜蒌薤白半夏汤、炙甘草汤合方等治疗不同阶段的心痛证，亦体现了灵活选方用药的必要性和有效性。

四、体会

现代医学治疗心血管病，在不少方面有较好的疗效。但由于本病的复杂性及西药的副作用，无疑亦使其具有较大的局限性。开发中药特别是经方治疗本病，确有其长处和优势。如前所述之经方，都是古今治疗此类疾病的有效验方，其临床和科研价值都很高。

研究表明，瓜蒌薤白半夏汤等方具有扩张冠状动脉、增强心脏供血、减慢心率、提高耐缺氧能力等作用；薤白提取物可显著抑制主动脉和冠状动脉脂质斑块形成，使动物血脂降低，血清过氧化脂质形成减少，并具有减少血小板聚集、保护血管内壁等作用。薏苡附子散中的薏苡仁可使肺血管显著扩张，小剂量兴奋呼吸，并有解热镇痛作用。附子能强心，增加血流量，提高耐缺氧能力，升血压，抗寒冷，并有镇痛、抗炎等作用。乌头赤石脂丸的水煎液，小剂量对离体蛙心有轻度兴奋作用，并使心脏收缩幅度增加；大剂量时，则使心肌产生抑制作用。本方煎液静脉给药，对狗有明显的降血压作用。

上述治疗心痛、胸痹、心悸的不少经方，均有不同程度的扩张冠状动脉、增加心脏供血、强心、抑制血小板聚集、保护血管内壁、改善微循环、抗动脉粥样硬化、提高耐缺氧能力等作用，这些都可能是其治疗心血管疾病的药理基础。

张仲景辨治胸痹心痛的逻辑性和系统性较强。现代临床及高等院校内科等教科书都没有强调胸痹、心痛的分别论治，这有其道理。因其发病部位、病因病机相类，既可互相影响，也可合并发生。但两者还是有区别的。胸痹病因病机强调上焦阳气不足、胸阳不振，主症是胸部痞闷、疼痛不舒；心痛病因病机突出寒邪痹阻、固结不散，主症以心窝部疼痛为特点，甚至心痛彻背、背痛彻心。两者在用药特点和方药使用上均有不同。为了准确辨证、提高疗效，适当分别辨证是可行的。

冠心病、心绞痛等病应用硝酸甘油、消心痛等是方便有效的，但由于其副作用较多，又使其临床应用有一定局限，故开发应用中成药是必要的。张仲景的九痛丸、菖蒲屑、桂屑方等都有临床和科研价值，值得深入探讨。西方医学家以发明舌下含服法治疗心绞痛引为自豪，而张仲景在汉代就用桂屑舌下含服法治疗相类疾病，其方法比西方早了1000多年！此外，心脏神经官能症以心血管系统症状表现为主，多见于神经功能失调引起的心血管紊乱综合征。有时现代医学尚缺少理想的疗法。而张仲景关于心悸、胸痹的辨证用药，特别是关于百合病、脏躁病的辨证治疗方法及其方药（如百合知母汤、百合地黄汤、百合鸡子汤、甘麦大枣汤等）都有非常高的临床和实验研究价值，值得认真借鉴和深入研究探讨。

● 甲状腺功能亢进症

　　彭教授从事内分泌临床工作多年，对诊治甲状腺功能亢进症积累了丰富的经验，现予总结如下。

一、证治概述

　　甲状腺功能亢进症简称"甲亢"，是由于甲状腺合成释放过多的甲状腺激素，造成机体代谢亢进和交感神经兴奋，引起心悸、出汗、进食和便次增多和体重减少的病证。多数患者还常常同时有突眼、眼睑水肿、视力减退等症状。本病属中医学"瘿气""瘿病""瘿瘤"等范畴，其发生主要与情志和体质等因素有关。彭教授认为，甲亢发病人群以女性为主，特别是处于妊娠期与哺乳期的女性，因为这个年龄患病的人群常存在气血阴阳不足的体质基础。现代生活压力大、生活节奏快，且大部分女性较男性对压力变化等因素敏感，容易出现抑郁等情志失调的状态。如果这种情志失调短暂出现，或无气血阴阳不足的体质基础，情志的自调作用会使其恢复正常。如果情志失调长期存在，加之原有气血阴阳不足的体质基础，则容易发而为病，所以病程始终都贯穿着气血阴阳的失调。本病初起，常以标实为主，多见气郁、肝火、痰结、虚火上炎等标证；随着病情的发展，或失治误治，表现出脾肾阳气不足之本象。一方面，气虚日久可致心阳虚弱，阳虚则寒邪易乘；另一方面，脾主运化，脾胃损伤则运化迟滞，氤氲生湿，湿浊弥漫，上蒙胸阳，闭塞心脉，致胸阳不振，则有心悸、胸闷等症。可见本病在病情发展过程中，常常表现为本虚标实、虚实错杂、相互影响的情况。因此，治疗应重视调补脾肾，再加疏肝理气、养心、滋阴、活血、软坚、化痰等随症为法。

在治疗上，《备急千金要方》介绍海藻治疗瘿证的经验，共列方13首，有以活血化瘀化痰为主要功效的陷肿散，有以清热解毒、化痰软坚为主的治五瘿方等；《外科正宗》中，陈实功把瘿证分为初而实者与久而虚者，前者主用海藻玉壶汤、六军丸，后者用琥珀黑龙丹、十全流气饮，已认识到瘿证病程中本虚与标实有不同的侧重点。

彭教授认为，本病病程的早期，因情志不畅、抑郁不舒，常表现为明显的肝气郁结症状，如喜叹息、两胁部胀满刺痛等。气郁易化火，可在肝气郁结的基础上出现烦躁、怕热、汗多、易饥等火邪致病的特点。火化生风致手抖等神经症状出现。壮火食气，气伤及阴，可出现疲倦、乏力、口渴喜冷饮的表现。所以在病程早期，以肝气郁结为诱因，化火生风为关键，气阴两伤为根本。治疗上以疏肝解郁、清热祛风、补气益阴为法。

病程的中期，气郁、火邪仍然存在，但气阴较病变早期更受损。其表现为疲倦乏力，少气懒言，心悸胸闷，饥而食量不大，口干舌燥，眼干眼突，五心烦热，腰膝酸软，形体消瘦明显，头晕目眩等症。在此期因阴津受损，加之火灼津液，常伴有痰、瘀等标实因素的存在。如此期治疗不及时，则进入病程的晚期。

病程的晚期，主要表现为阴阳俱虚，痰湿、瘀血明显。患者四肢凉，怕冷，心悸胸闷，记忆力减退，纳差，睡眠不佳，大便稀烂等。

病程的早期可予小柴胡汤合沙参麦冬汤为基础加减，中期以四君子汤、六味地黄丸为基础加减，晚期以四君子汤合八味肾气丸为基础加减。

各期中伴有心悸不寐，辨为心火旺者，加黄连；辨为心阴不足伴有心火亢盛者，可合用黄连阿胶汤；辨为心阴阳两虚者，可加用炙甘草汤；辨为心阳不足者，可合用桂枝甘草龙骨牡蛎汤；辨为痰瘀阻心者，合用瓜蒌薤白半夏汤。

伴有眼干、眼突、目眩，辨为肝火上扰者，合龙胆泻肝汤；辨为肝风内动者，可加石决明、牡蛎平肝息风；辨为肝肾阴虚者，合用杞菊地黄丸；辨为痰瘀阻络者，可加三七、丹参活血化瘀药，或可合用抵当丸等方药。

此外，彭教授非常注意早期即用附子等温阳药，固护振奋阳气，以防后期甲状腺功能减退的发生，临床效果显著。

二、病案举例

案一：罗某，女，38岁，首诊日期2011年1月14日。

主诉：心悸伴手抖2个多月。症见：心慌心悸，紧张易怒，时有双下肢震颤，无口干口苦，夜尿2～3次，遇热多汗，恶热又恶寒，夜寐差，自觉消瘦，二便正常。舌红苔白腻，边有齿印，脉细数。查体：甲状腺可触及I度肿大。甲状腺功能示：促甲状腺素（TSH）0.006mIU/L，总三碘甲状腺原氨酸（TT$_3$）10.38nmol/L，总甲状腺素（TT$_4$）284.01nmol/L，游离三碘甲状腺原氨酸（FT$_3$）

27.17pmol/L，游离甲状腺素（FT$_4$）62.69pmol/L。四诊合参，中医诊断为瘿病，证属脾肾亏虚，肝气郁滞，夹风寒痰瘀。治宜疏通肝气，健脾补肾，祛风化痰为法。处方予柴胡疏肝散合四君子汤加减：党参 20g，白术 20g，云苓 20g，柴胡 6g，枳壳 15g，赤芍 15g，香附 15g，怀山药 20g，猫爪草 15g，防风 15g，白芷 15g，川芎 15g，炙甘草 8g。同时服用中成药：健脾养荣片，每次 5 粒，日 3 次；瘿气灵片，每次 5 粒，日 3 次。二诊：服 7 剂后，患者恶热恶寒减轻，双下肢震颤及紧张易怒均好转。仍失眠，舌淡边有齿印，苔薄白，脉细。原方加减如下：柴胡 6g，黄芩 15g，桔梗 15g，党参 15g，白术 15g，云苓 15g，怀山药 15g，麦芽 15g，谷芽 15g，五味子 8g，田七 10g（先煎），香附 15g，猫爪草 15g，炙甘草 8g。继服 7 剂。三诊：偶有手麻，心悸稍减，多食多汗，眠差，舌红苔薄，脉数。改方：柴胡 8g，枳壳 15g，赤芍 15g，丹参 15g，怀山药 20g，田七 10g（先煎），菟丝子 15g，香附 15g，百合 15g，党参 15g，白术 15g，云苓 8g，煅龙骨 30g（先煎），煅牡蛎 20g（先煎），炙甘草 8g。12 剂。四诊：诉心悸减轻，仍汗多，怕热，手抖轻，纳寐可，二便调。舌暗边有齿印，苔白，脉略弦细。方用四逆散合瓜蒌薤白半夏汤加减：柴胡 8g，黄芩 15g，郁金 15g，枳实 15g，赤芍 15g，沙参 15g，薤白 15g，瓜蒌仁 30g，煅龙骨 30g（先煎），煅牡蛎 30g（先煎），山萸肉 15g，田七 10g（先煎），炙甘草 8g。7 剂。2011 年 2 月 18 日来诊，前症好转，心慌心悸、怕热、手抖等症消失；甲状腺功能基本恢复正常。予健脾养胃善后。

按：太阳与少阴相表里，风寒湿邪，日久深入少阴，表里同病。阳气渐衰，营卫不固，寒凝气滞，日益壅于颈侧而成结。故此案于瘿肿多属痰气郁结，脾肾亏虚，以太阳少阴证论治，温经解表，以畅气血；通阳散寒，以开凝聚。初诊用四君子汤合柴胡疏肝散益气健脾、疏肝理气，加上防风、白芷祛风解表，猫爪草化痰散结。服此方后即见其功。守方加减治疗后，患者双下肢震颤、紧张易怒及恶热恶寒等症皆明显好转。祛其邪，扶其正，继方重用四逆散、四君子汤，谨守大则，灵活加减，以补益脾肾，行气散瘀，兼敛阴安神。后用四逆散合瓜蒌薤白半夏汤加减，重在祛痰宽胸散结，同时重镇安神除心悸。总以用经方鼓舞阳气，祛邪扶正，故收良效。

案二：林某，女，61岁，2012年5月25日初诊。

患者既往有甲亢、高血压病史。近期双侧肩臂疼痛，胸闷，心悸，易外感，畏冷，乏力易倦，视朦，口淡，舌暗苔滑，脉弦。四诊合参，中医诊断为瘿病，证属心脾肾亏虚、肝气郁滞兼风寒表证。治以健脾补肾，疏肝理气，兼散风寒为法。处方用柴胡疏肝散合四君子汤加减：熟附子10g（先煎），防风15g，白芷15g，葛根15g，川芎15g，柴胡6g，枳壳15g，赤芍15g，党参15g，白术15g，云苓15g，田七10g（先煎），炙甘草8g。服7剂后复诊：胸闷、心悸、畏冷等基本消失，右肩、膝关节仍有疼痛，遇寒、劳累后加重。大便日1～3行，小便可。舌淡红，苔微黄腻，脉细弦。守前方，去附子，加苏叶。方如下：党参20g，白术20g，云苓20g，苏叶15g（后下），柴胡8g，枳壳15g，赤芍15g，防风15g，白芷15g，川芎15g，田七10g（先煎），炙甘草8g。继服7剂后症状续好，胸闷减轻，晨起汗出、视朦转轻；手足关节稍僵硬，右脚稍麻木，脚跟痛，纳寐可，二便调。舌淡偏胖，苔白厚，脉细涩。

继用四君子汤合四逆散加减：党参20g，白术20g，云苓20g，柴胡8g，枳实15g，赤芍15g，熟附子10g（先煎），怀山药20g，防风15g，川芎15g，薤白15g，炙甘草8g。服12剂。2012年6月29日来诊：前症明显好转，无心慌心悸；怕热、手抖等症消失，余无明显不适；甲状腺功能基本恢复正常。

按： 本例患甲亢、高血压病史多年，胸闷心悸，视朦，舌暗，脉弦，这很易被认为是阴血亏虚、肝火上扰证。但患者易外感，双侧肩臂疼痛，畏冷，乏力易倦，口淡，舌苔滑，提示为阳虚兼风寒表证。治疗重在温补阳气，疏泄肝气，除风寒、解肌表同用。彭教授善用四君子汤合四逆散加味，以温补脾肾，疏肝理气，透邪解表，累获良效。

案三： 彭某，女，30岁，2012年9月4日初诊。

患者甲状腺功能检查：TT_3 4.1nmol/L，TT_4 220nmol/L，FT_3 17.54pmol/L，FT_4 59.96pmol/L。西医诊断为甲状腺功能亢进症。诉平常觉心慌，手颤，抑郁不适，纳寐可，二便调。舌淡苔白齿印明显，脉细数。四诊合参，中医诊断为瘿气，证属心脾亏虚、肝气郁滞。治以健脾养心，行气疏肝为法。处方用四君子汤合四逆散加减：党参20g，白术20g，云苓20g，柴胡8g，枳壳15g，丹参15g，赤芍15g，田七10g（先煎），郁金15g，荔枝核15g，煅龙骨20g（先煎），炙甘草8g。连服7剂。二诊：症状有所好转，偶有心悸，纳寐可，二便调，舌红苔薄白，脉沉细数。上方去荔枝核，加附子、山萸肉、猫爪草。方如下：党参20g，白术20g，云苓20g，柴胡8g，枳壳15g，赤芍15g，猫爪草20g，丹参15g，熟附子8g（先煎），山萸肉15g，炙甘草8g，怀山药15g，煅龙骨20g（先煎）。

继续服药 12 剂。2012 年 10 月 2 日诉前症大好，无心慌心悸；抑郁、烦热、手抖等症消失，精神好，自觉无明显不适；甲状腺功能基本恢复正常。

按： 肝属木，脾属土，二者之间是相克关系。彭教授继承了仲景治未病思想，并把"见肝之病，知肝传脾，当先实脾"运用到临床实际。甲亢多由现代生活方式造成，如过食肥甘厚味、久坐少动、精神压力大、环境污染等，是造成肝郁脾虚的罪魁祸首。四逆散来源于《伤寒论》，是疏肝解郁、调和肝脾的祖方。本例甲亢患者除肝郁气滞之外，兼有心脾肾气不足征象，故在调畅气机同时，以四君子汤、肾气丸等培补先后天，扶正固本，做到防患于未然。

● 甲状腺癌

　　甲状腺癌归属于中医学"石瘿"范畴，结喉两侧有结块，坚硬如石，表面高低不平，推之不移为其主要的特点；颈部淋巴结肿大往往是其转移的体征之一。历代医家强调行气解郁，化痰散结为治疗石瘿病的大法。如《外科正宗·瘿瘤论》说："夫人生瘿瘤之症，非阴阳正气结肿，乃五脏瘀血、浊气、痰滞而成。"彭教授从事临床工作 40 载，善以温补脾肾、行气活血为基本法治疗疑难重症。现结合临床病例介绍其经验如下。

一、病因病机

　　古人对于瘿瘤的病因认识集中在地域因素和情志内伤两个方面，如《济生方·瘿瘤证治》说："夫瘿瘤者，多因喜怒不节，忧思过度，而成斯疾焉。大抵人之气血，循环一身，常欲无滞留之患，调摄失宜，气凝血滞，为瘿为瘤。"由于情志内伤，肝脾气逆气滞，气逆则痰湿内生，气滞则血瘀，瘀血与痰湿交结，上逆于颈部而成，亦可自其他瘿病转化而来。彭教授认为，石瘿病标为瘀血与痰湿凝阻，而病本在脾肾阳气不足。肾为先天之本，脾为后天之本。脾以运化水液，肾为主水之脏，脾肾两者关系主要表现在先后天及水液代谢关系方面。脾主水液功能的正常发挥，须赖肾阳的温煦蒸化，即所谓"火能生土"；肾主水而司开阖，在肾气肾阳的气化作用下，主持全身水液的平衡，又须赖脾气的协助，即所谓"土能制水"。反映在病理上，脾阳虚弱，则无力运化，水湿停滞不前，经久不愈，可发展至肾阳虚损。而肾阳虚弱，气化失司，水湿内蕴，也可影响脾的水液运化，致湿滞而为病，化而为痰，痰湿凝结阻滞血行，血运不畅，则瘀血内生。故在治疗上，以顾护脾肾阳气为本，兼以疏肝、行气、活血、消痰，标本同治，临证方可取得佳效。

二、病案举例

患者，女性，63 岁，2011 年 3 月 25 日初诊。患者因 1 年前感冒后出现咯血，量较多，伴体倦乏力、双膝酸软、腰痛、畏寒，于当地医院治疗后咯血减轻，之后咯血症状反复。2010 年 11 月因咯血加重入当地医院住院治疗，诊断为"恶性甲状腺癌侵犯声门下区"，放疗后因感不适而自行停服西药。初诊症见：咯血痰，咽中有异物感，气喘，胸痛，头晕，口干口苦，汗多，疲倦乏力，胃脘部胀闷不适，双膝关节酸软，畏寒，纳谷不香，眠差，大便干，小便可，舌淡胖大，苔白腻，脉弱。处方：柴胡 8g，黄芩 15g，桔梗 15g，党参 15g，白术 15g，茯苓 15g，熟附子 15g（先煎），香附 15g，丹皮 15g，海螵蛸 15g，三七 15g（先煎），炙甘草 8g。共 7 剂。

二诊：胃脘部胀闷不适感好转，咳嗽，痰难出，有血丝，气喘，时觉呼吸困难，咽中有异物感，夜寐时鼾声明显，口苦，汗多，双膝酸软无力，矢气频繁，胸痛，纳谷不香，眠差，大便 1 次 / 日、质烂，小便调，舌淡胖苔白腻，脉沉。处方：党参 20g，白术 20g，茯苓 20g，柴胡 8g，黄芩 15g，桔梗 15g，厚朴 15g，苏叶 15g（后下），法半夏 15g，三七 10g（先煎），山萸肉 15g，炙甘草 8g，山药 15g，薏苡仁 30g。共 7 剂。

三诊：咽部异物感，痰咯难出，就诊前 1 天咯血 1 次，气喘，畏寒，双膝酸软无力，纳改善，眠一般，二便尚调，舌淡暗，苔白腻，脉沉。处方：党参 15g，白术 15g，茯苓 15g，柴胡 8g，枳壳 15g，赤芍 15g，熟附子 10g（先煎），山药 15g，山萸肉 15g，厚朴 15g，苏叶 15g（后下），炙甘草 8g，三七 10g（先煎）。共 7 剂。

四诊：咽喉异物感，痰咯难出，有咯血，气喘，双膝酸软无力，汗出减少，畏寒，纳可，眠一般，大小便正常，舌淡暗苔白腻，脉沉。处方：党参 15g，白术 15g，茯苓 15g，熟附子 8g（先煎），柴胡 10g，枳壳 15g，黄芪 15g，山药 15g，薏苡仁 15g，三七 10g（先煎），炙甘草 8g，山萸肉 15g。共 7 剂。

五诊：咽中异物感轻微减轻，双膝酸软乏力好转，痰难咯出，有咯血，气喘，汗出减少，畏寒，纳可，大小便可，眠可，舌质暗苔白腻，脉弦。处方：党参 15g，白术 15g，茯苓 15g，熟附子 8g（先煎），苏叶 15g（后下），厚朴 15g，山药 15g，黄芪 15g，三七 10g（先煎），鸡血藤 15g，法半夏 12g，炙甘草 8g，荔枝核 15g。共 12 剂。

六诊：咽中异物感明显缓解，双膝关节乏力好转，汗出、畏寒减少，昨日起有轻微头痛，全头痛，无发热恶寒，纳可，小便正常，大便 1 次 / 日，舌淡苔白厚微黄，脉沉。处方：党参 20g，白术 20g，茯苓 20g，柴胡 8g，枳壳 15g，赤芍 15g，猪苓 15g，丹参 15g，防风 15g，白芷 15g，川芎 15g，骨碎补 15g，炙甘草 8g。共

12 剂。

七诊：咽中异物感消失，咯血量减少，头痛，鼻塞，偶流清涕，怕风，无发热，气喘，双膝关节酸软好转，眠可，大便 1 次/日，小便可，舌暗苔白腻，脉沉。处方：党参 15g，白术 15g，茯苓 15g，柴胡 8g，枳壳 15g，赤芍 15g，杜仲 15g，熟附子 8g（先煎），防风 15g，白芷 15g，炙麻黄 6g，细辛 5g，厚朴 15g，炙甘草 8g。共 7 剂。

八诊：鼻塞、流清涕消失，头痛以前额及两侧为主，仍有气喘，活动后加重，无咽中异物感，无吞咽困难，无咳痰，偶有咯血、量少，咽干，仍有双下肢酸软乏力，纳可，眠可，二便正常，舌淡暗，苔薄白微黄，脉沉。处方：党参 15g，白术 15g，茯苓 15g，柴胡 8g，黄芩 15g，木蝴蝶 15g，桔梗 15g，丹参 15g，防风 15g，白芷 15g，三七 10g（先煎），骨碎补 15g，川芎 15g，炙甘草 8g。共 12 剂。

九诊：咳嗽，鼻塞，流涕，气喘，无咽中异物感，无吞咽困难，无咳痰，偶有咯血，量较前减少，仍有双下肢酸软乏力，纳可，眠一般，二便尚调，舌淡暗，苔黄厚，脉沉。处方：党参 15g，白术 15g，茯苓 15g，柴胡 8g，黄芩 15g，菟丝子 15g，杜仲 15g，熟附子 8g（先煎），炙麻黄 6g，细辛 5g，炙甘草 8g。共 14 剂。

十诊：已无咳嗽、鼻塞、流涕，无咽中异物感，无吞咽困难，无咳痰，已 2 日未咯血，胸闷，偶有胸痛，双下肢乏力好转，纳可，眠可，小便可，大便尚调，舌质暗，苔白腻，脉沉。处方：党参 15g，白术 15g，茯苓 15g，熟附子 10g（先煎），柴胡 8g，黄芩 15g，薤白 15g，瓜蒌皮 15g，丹参 15g，三七 10g（先煎），黄芪

15g，菟丝子 15g，炙甘草 8g。共 15 剂。

十一诊：无胸闷痛，睡眠差时晨起有头痛，口干，口苦，偶有咯血，胸前区疼痛，双下肢酸软较前好转，纳可，眠一般，二便调，舌暗苔白腻，脉沉细。处方：党参 15g，白术 15g，茯苓 15g，柴胡 8g，黄芩 15g，桔梗 15g，熟附子 8g（先煎），山药 15g，白芷 15g，三七 10g（先煎），炙甘草 8g，夜交藤 20g。共 15 剂。

十二诊：偶有咯血，大便色黑，双下肢酸软明显缓解，纳可，眠可，小便可，舌淡暗，苔白厚微黄，脉沉细。处方：党参 15g，白术 15g，茯苓 15g，柴胡 8g，枳壳 15g，赤芍 15g，熟附子 8g（先煎），丹参 15g，山萸肉 15g，苏叶 15g（后下），血余炭 15g。共 15 剂。

十三诊：咯血明显减少，大便色黑好转，无咽部异物感及吞咽困难，双下肢乏力减轻，舌淡暗，苔白厚微黄，脉沉细。处方：党参 20g，白术 20g，茯苓 20g，柴胡 8g，枳壳 15g，赤芍 15g，熟附子 6g（先煎），丹参 15g，菟丝子 15g，炙甘草 8g，山萸肉 15g，枸杞子 15g，血余炭 15g，槐子花 15g。共 15 剂。

十四诊：偶有咯血，大便色正常，无咽部异物感及吞咽困难，双下肢乏力好转，畏寒，舌淡暗，苔白厚微黄，脉沉细。大小便可。处方：党参 15g，白术 15g，茯苓 15g，柴胡 8g，黄芩 15g，丹参 15g，山药 15g，熟附子 8g（先煎），杜仲 15g，菟丝子 15g，三七 10g（先煎），炙甘草 8g，石上柏 15g。

服上剂后，咯血极少，大便色正常，无咽部异物感及吞咽困难，双下肢乏力、畏寒好转，舌淡苔白，脉沉。小便尚调。嘱患者定期复诊，按时服药，病情趋于平稳。

三、小结

石瘿压迫喉头或喉部神经时，可有呼吸或吞咽困难，声音嘶哑；若侵蚀气管造成溃疡，可有咯血；颈部静脉受压时，可发生颈部静脉怒张与面部浮肿。本例患者历经 1 年左右的治疗，有效缓解了临床症状，使其生存质量得到极大的改善。该患者初诊时，畏寒、双膝关节酸软、纳谷不香、舌淡胖大、苔白腻、脉弱皆为脾肾阳虚、痰湿蕴结的表现，而口干口苦则为少阳病的典型症状，故治疗上以四君子汤合小柴胡汤，加附子温补脾肾阳气，三七活血行血，海螵蛸改善胃脘部不适症状。二诊胃气已复，以咽部异物感证候突出，此即半夏厚朴汤之主症，即与之合方，加强行气化痰功效。经温补脾肾、理气活血、软坚散结治疗后，虽仍有双下肢乏力、畏寒感，但已无咽部异物感及吞咽困难，咯血量明显减少，这是患者脾肾阳气渐复的表现。第六诊起，并发头痛、鼻塞、流涕，此乃"太少两感"，予以麻黄附子细辛汤，既能外散寒邪又兼顾人体的正气。针对胸痛，则参入薤白、瓜蒌、丹参；黑便，参入血余炭、槐子花，亦体现出随症为法。本案不同于前人重用祛痰解毒之品，而以温补脾肾为主线，处处顾及人体的正气，收效明显。

● 神经系统疾病

　　彭教授精研《伤寒杂病论》四十载，临证推崇经方，灵活化裁，效如桴鼓。其学术思想多从阳虚立论，首重脾肾，学崇仲景及综合调治，在临床中非常重视"正气存内，邪不可干"之理论的实践应用。彭教授活用经方辨治疑难杂症颇多，深感经方的使用时机和方法适当，疗效立显，尤其体现在脾肾两虚患者的治疗上。

一、证治要旨

　　神经系统疾病是发生于中枢神经系统、周围神经系统、植物神经系统的以感觉、运动、意识、植物神经功能障碍为主要表现的疾病。中医多归属于"头痛""眩晕""颤证""痿证""痫证""痴呆""郁证""不寐"等范畴。彭教授认为，此类病证病程较长，病证虽表现在筋脉皮骨，实际上虚在脏腑，阴阳失和，本虚标实，因此治疗上最重要的是以温补脾肾、固护阳气为主，正所谓"治病必求其本"。一为健脾：《素问·灵兰秘典论》曰："脾胃者，仓廪之官，五味出焉。"历代医家皆注重顾护脾胃，将脾胃功能恢复作为疾病转归的判断依据。凡病者，"得胃气者生，失胃气者亡"，故治疗过程时时注重顾护胃气，而且药物亦依赖脾胃运化功能而消化吸收起效。临床中，彭教授喜以经方合用四君子汤，鼓舞脾胃阳气，消除困脾之湿，从而平稳补之，使脾胃健运，一身气血得以疏通，诸病转佳。二为温肾：彭教授临证非常强调阳气对人身之重要，认为患病时首先阳气受损，故治病应时刻顾护阳气，方中均少量予以熟附子。熟附子量少久服，取其"少火生气"之意，久则肾气充、元阳足、阴寒消、气化利、津液行。彭教授认为，许多慢性疾病乃"冰冻三尺，非一日之寒"，治斯疾，当用小火慢慢温化，调动人体的正气，日久则会从量变到质变，使功能恢复，甚至痊愈。

化痰祛瘀治其标。在临床应用中，时刻注意辨证论治。若出现痰浊内阻，则配以法半夏、天麻、橘红等化痰通络之品；若瘀阻脉络，常配以丹参、当归、三七等活血化瘀之品。此外，腰腿疼痛，年老肝肾不足者，常佐以杜仲、巴戟天、桑寄生、菟丝子等补益肝肾之品；肢体不利者，佐以木瓜、鸡血藤、牛膝、桑枝等舒筋活络之品。若同时为各种外邪内邪所伤，可兼用经方与时方，灵活化裁，调节气机阴阳，则疗效加倍。

二、病案举例

案一：林某，女，52 岁，2012 年 3 月 19 日初诊。

患者反复头晕 2 年余，无天旋地转感，与体位无关，无转颈不适，遇风后、劳累后或下午加重，偶有眼花，平素易怕冷，伴有咽痒咽干，无咳嗽，无咳痰，纳差，眠差，大便硬 2 日一行，小便清，舌质暗苔薄黄，脉弱。西医检查排除血压异常、颈椎病、耳源性疾病、颅内占位等。中医辨证为脾肾亏虚，风邪外束。药用：党参 15g，白术 15g，茯苓 15g，柴胡 8g，郁金 15g，黄芪 15g，熟附子 10g（先煎），山药 15g，田七 10g（先煎），北杏仁 15g，炙麻黄 6g，细辛 5g，炙甘草 6g。服 7 剂后复诊：头晕好转，纳眠改善，二便调，舌质红苔白，脉沉。处方：柴胡 10g，黄芩 15g，桔梗 15g，党参 15g，白术 15g，茯苓 15g，熟附子 8g（先煎），杜仲 15g，菟丝子 15g，北杏仁 15g，炙甘草 8g，炙麻黄 6g，鱼腥草 15g。药后诸症消失，随访 3 个月，患者头晕症状未复发。

按： 头晕属于中医学的"眩晕"病。眩即是眼花，晕是头晕，因为两者常同时并见，故统称为眩晕。《素问·至真要大论》认为"诸风掉眩，皆属于肝"，指出了眩晕与肝最为密切。《灵枢·卫气》曰："上虚则眩。"《灵枢·海论》曰："髓海不足，则脑转耳鸣，胫酸眩冒，目无所视。"《内经》对眩晕病因的认识，更强调虚而为病，而病位主要在人体上部。东汉的张仲景在继承《内经》的基础上，认为痰饮也是眩晕发病的原因之一，并记载治疗眩晕的名方——泽泻汤与小半夏加茯苓汤。严用和首次提到了六淫、七情也是致眩晕的病因之一，但其更认为眩晕只是外感诸多症状之一，而非证候。明代的张景岳以"下虚至眩"的观点对《内经》眩晕的病位做了重要的补充，并指出在治疗时应注意阴阳关系，如"阳中之阳虚者，宜治其气，如四君子汤……归脾汤、补中益气汤……"目前对于眩晕的病机认识主要有：肝肾阴虚、风阳上扰、气血亏虚、痰浊中阻、瘀血阻窍。彭教授认为病本为虚，病标为实，即脾肾不足、血行不畅，而邪气上扰清窍是眩晕病的病机之一。脾为气血化生之源泉，脾胃所化生的水谷精微是生成血液的最基本物质。若中焦脾不能运化水谷，往往导致气血虚弱。肾藏精，精也是化生血液的基本物质，肾精化生元气，元气是脾胃运化水谷的力量之源。所以脾肾不足是眩晕的病变实质，即病本为虚。阳气虚弱，必然会导致血行不畅，血行不畅，无力滋养脑窍，每遇外邪，则无力抗邪外出，留而为病，发为眩晕。该患者头晕以遇风后、劳累后或下午加重；平素易怕冷，纳差，大便硬2日一行，小便清，舌质暗苔薄黄，脉弱。皆为素体阳虚，复罹风邪侵扰，经络不畅的表现。治疗上予以温补脾肾、疏风活血为法，先后施用四君子汤、麻黄附子细辛汤、小柴胡汤、三拗汤化裁，辨证准确，用药精当而效捷。若施以平肝潜阳等习俗套法，岂不大谬？

案二：石某，男，25岁，2007年8月4日初诊。

发作性意识障碍1年余。发作时，先右足抽搐，随之意识丧失，持续约20分钟后方恢复常态。就诊诉除纳差、发作后身体轻微乏力外，无其他特殊不适。察舌光红质暗少苔，脉弦细数。脑CT检查示：左室上顶叶低密度阴影，考虑脑胶质瘤。西医诊断为脑瘤、继发性癫痫。中医辨为痫证，因正气虚损，气血痰浊阻滞脑络，凝聚而成瘤。治宜补脾益肾，活血消瘀，散结息风。予：太子参20g，沙参15g，丹参15g，山萸肉12g，骨碎补15g，穿山甲15g，白术15g，云苓20g，水蛭10g，田七片10g（先煎），猪苓15g，炙甘草6g。服用8剂，患者症状无明显改善，遂自行入某医院接受手术、化疗等治疗。术后右侧肢体活动受限，抬腿困难。病理检查则提示：星形细胞瘤。因病情加重，再次求诊。仍从上法：党参20g，白术15g，云苓15g，柴胡10g，枳壳10g，赤芍15g，穿山甲15g，田七片10g（先煎），川木瓜20g，骨碎补15g，山萸肉12g，炙甘草6g。7剂后肢体较前有力自如，即守法施治。随证以四君子汤、四逆散加怀山药、黄芪等益气，石菖蒲、法半夏、薏苡仁、陈皮等化浊，熟地、黄精、桑寄生、菟丝子及龟板、鳖甲等血肉有情之品培补肾元、填精补髓，鸡血藤、红花、桑枝、香附等行气通络。调治2个多月，意识障碍未发作，患肢行动已基本正常，继续善后巩固之。

按： 本例患者明确诊断为大脑左室上顶叶星形细胞瘤、继发性癫痫，彭教授治从扶正补虚兼化浊祛瘀而收效甚佳。彭教授认为，脾胃位居中州，主纳运饮食水谷，为人体气血生化之源、后天之本，其功能障碍可以影响其他脏腑功能的正常运转。譬如脾虚则肝得以乘，肝木亦失疏泄；脾虚则母病及子，肺卫亦失强固；脾虚则心乏约制和资助，心火独亢或心血心气不足；脾虚则先天失养，肾气将以不充，故用药应首先护及脾胃功能的盛衰。脾胃一虚，则"四脏皆无生气"，百病由此而生。所以，彭教授临证常以四君子汤守定根本，方有扭转乾坤的机会，即仲景"四季脾王不受邪"之谓。此外，大凡久病、怪病、疑难病证多有气血郁滞的一面，郁气、瘀血往往和痰湿、热毒、水饮、燥火、风邪等病理因素及病理产物交织为患，使病情复杂缠绵。因而治疗上也要处处重视流通气血，气血流通正常，气机升降出入和谐，如此才能有效地祛除各种致病因子，使源清而流自洁。彭教授选用四逆散，不循旧见，而以枳壳代枳实，芍药取赤芍，并喜加入三七、丹参等药配伍，在不失调和肝脾作用的同时，增强了其理气活血之功。以四君子汤、四逆散合方，基于脾胃虚损是机体正气衰惫的关键环节，为本；气血失和是机体邪实成患的主要因素，为标。必须两者兼顾，才能固本清源，扶正祛邪，起双向调节而达却疾愈病的目的。

三、小结

此两例神经系统疾病分属于中医学"眩晕""痫证"范畴，但病机为脾肾阳衰，兼有风痰瘀阻，治疗过程中遵循了辨证与辨病结合的原则。该类病证总的病机为脏腑失和，先天不足，后天失调，故健脾温肾治其本以贯穿治疗始终，亦体现了异病同治的观点。但因患者所病不同，治法用药也各有细微上的差异。案一患者突出表现为头晕、畏寒，每遇风及劳累后加重，伴有咽痒咽干，此为外风侵袭征象，故选用麻黄等风药疏散外邪，取其轻而上行，以清利头目。案二患者虽为肿瘤，但以痫证为主要表现，因病久且手术损伤而出现正虚邪实、虚实夹杂，并见有痰瘀内结之征，用药则在健脾益气、滋补肝肾的基础上注重化痰通络，佐以祛痰、化瘀之品。此类病势缠绵难愈，方药显效后谨守病机，随证加减，治疗必须持之以恒，方能取得长久的疗效。

● 呼吸道疾病

呼吸道疾病是临床最常见的病证之一，包括了中医所属的肺系病及一部分外感热病。古往今来，众多医家从六经辨证、卫气营血辨证、脏腑辨证等出发，积累了丰富的临床经验。彭教授沉酣于仲景学术数十载，临证擅循六经思路，任用经方已达炉火纯青之妙。

一、证治概述

中医学对呼吸道疾病有着悠久的认识历史。远在《内经》时代，就明确了肺的部位和形态。如《灵枢·九针论》："肺者，五脏六腑之盖也。"《素问·痿论》："肺者，脏之长也，为心之盖也。"《难经·十二难》："心肺独居膈上。"《难经·四十二难》："肺重三斤三两，六叶两耳，凡八叶。"明·赵献可《医贯》则指出："喉下为肺，两叶白莹，谓之华盖，以覆诸脏……"与现代解剖学并无二致。肺的主要生理功能为主气，主宣发、肃降，司呼吸，通调水道，朝百脉，主治节；在志为忧，在液为涕，在体合皮，其华在毛，在窍为鼻。从其发病机理而言，肺的宣肃功能失调，则水液代谢失常，水湿停聚而为痰饮，可致短气、咳逆喘息不得平卧、尿少水肿等；同时肺气壅塞可使心的血脉运行不利，甚至血脉瘀滞，出现心悸、胸闷、唇青舌紫等症状。导致呼吸道疾病的原因不外乎外感六淫及七情、饮食劳逸所伤，病变脏腑可涉及肺、肾、心、脾、肝、胃、大肠、胆、小肠、膀胱、三焦，故《素问·咳论篇》以"五脏六腑皆令人咳，非独肺也"统论之，对后世影响深远。

　　彭教授认为，诊治呼吸道疾病，必须结合临床实际，对每个病种的特殊性、规律性进行深入的研究，只有辨证施治、灵活应用，才能取得满意的效果。他在实践中，推崇仲景之法。他强调，《伤寒论》六经辨证为后学者提供了临证思路，《金匮要略》中《肺痿肺痈咳嗽上气病脉证治》《痰饮咳嗽病脉证并治》篇章则是仲景辨治肺系疾病之集大成者，应当反复涵咏，日久自见其功。综观其经验，多从标本虚实立论，针对疾病的病因病机，首辨阴阳（三阴三阳），明析兼证，重视先后天之本，采用经方综合施治。如为风邪外袭者，可选用麻黄汤、桂枝麻黄各半汤等，化热则宜加石膏法，方如麻杏石甘汤、大青龙汤、越婢加半夏汤等；痰饮蕴阻者，可选用小青龙汤、射干麻黄汤、苓桂术甘汤、苓甘五味姜辛汤等，邪盛则以皂荚丸、甘遂半夏汤、葶苈大枣泻肺汤、十枣汤等攻逐之；饮热互结者，可选用小青龙加石膏汤、厚朴麻黄汤、泽漆汤、木防己汤、己椒苈黄丸等；气机不畅者，可选用四逆散、半夏厚朴汤等；郁热则用大、小柴胡汤；体弱正虚者，可选用桂枝加厚朴杏子汤、炙甘草汤、外台茯苓饮、麻黄附子细辛汤、肾气丸、真武汤等；热毒壅滞者，可选用千金苇茎汤等；寒热错杂者，可选用麻黄升麻汤等；腑实热结者，可选用厚朴大黄汤等；夹湿，则用麻杏苡甘汤、小陷胸汤等；夹瘀，则用桂枝茯苓丸、下瘀血汤等。如此加减调治，可以执简驭繁，触类旁通。此外，临证时尤需注意肺与脾、肾二脏的关系。脾化生的精微、谷气和津液，有赖于肺气的宣降运动以输布全身，而肺维持其生理活动所需要的精微、谷气与津液，又依靠脾气运化水谷的作用以生成，故有"肺为主气之枢，脾为生气之源"之说。若脾失健运，水液不化，聚湿生痰，为饮为肿，影响及肺，则失其宣降而痰嗽喘咳，是病其标在肺，而其本在脾，故明代李中梓指出"脾为生痰之源，肺为贮痰之器"。肺与肾的关系，主要表现在水液代谢和呼吸运动两个方面。一则，肺司呼吸，肾主纳气。人体的呼吸运动，虽然由肺所主，但需要肾的纳气作用来协助。只有肾气充盛，吸入之气才能经过肺之肃降，而下纳于肾。肺肾相互配合，共同完成呼吸的生理活动。所以说："肺为气之主，肾为气之根。"二则，肺为水之上源，肾为主水之脏。在水液代谢过程中，肺与肾之间存在着标和本的关系。肺主行水而通调水道，水液只有经过肺的宣发和肃降，才能使精微津液布散到全身各个组织器官中去，浊液下归于肾而流入膀胱。肾为主水之脏，有气化升降水液的功能，又主开阖。下归于肾之水液，通过肾的气化，使清者升腾，通过三焦回流体内，浊者变成尿液而输注膀胱，从尿道排出体外。肺肾两脏密切配合，共同参与对水液代谢的调节。所以说："其本在肾，其标在肺。"基于此，彭教授往往对于呼吸系统疾病中久治不效的疑难病例，多从健脾、补肾论治，收效良好，即体现了此为治本之道。

二、病案举例

案一： 林某，女，14岁，学生。

患者5天前感冒后出现咳嗽，伴发热38.3℃，经用解热镇痛药和抗生素类药物治疗后，体温降低，但仍咳嗽，咯黄色黏痰，低热不除，每天体温37.5℃左右，易汗出，汗出热退，反复发作。就诊时症见：咳嗽频剧，痰黏色黄难咯，低热，微恶风寒，倦怠乏力，纳食不佳，二便正常。舌淡红边有齿印，苔黄厚腻，脉沉细数。肺部听诊呼吸音稍粗，未闻及啰音。西医诊断为急性支气管炎；中医诊断为咳嗽。证属肺脾两虚，表邪未解，痰热郁肺。治宜温经解表，健脾化痰止咳。方用麻黄附子细辛汤合四君子汤加味：熟附子8g（先煎），炙麻黄6g，细辛5g，党参15g，白术15g，云苓15g，黄芩15g，桔梗15g，苏叶15g（后下），鱼腥草15g，北杏仁15g，柴胡8g，炙甘草8g。每天1剂，水煎服。服5剂后，咳嗽症状明显减轻，体温恢复正常，余症均减，舌淡红苔黄，脉沉细数。上方熟附子增至10g，去苏叶、北杏仁，加五味子6g，川贝母10g。每天1剂，水煎服。又服7剂后，咳嗽基本缓解，少量痰，难咯，无汗出。后期加强健脾力度，上方党参、白术、云苓各增至20g，加怀山药20g。继服7剂后，基本无咳嗽、咯痰，无其他不适，纳眠可，二便调，舌淡红苔白，脉沉细。以下方巩固疗效：党参15g，白术15g，云苓15g，柴胡8g，黄芩15g，桔梗15g，北杏仁15g，熟附子8g（先煎），怀山药15g，陈皮6g，炙甘草8g。1周后，诸症全无。

按：本例患者虽为少年，但素体脾阳虚弱，脾阳赖肾阳温煦，太阴虚寒传入少阴，形成少阴阳虚，复感外邪，因太阳与少阴互为表里关系，故太阳病易传入少阴，出现少阴里虚之脉沉细、神疲、体虚，伴发热、恶寒等表证。《伤寒论》曰："少阴病，脉沉者，急温之。"又曰："少阴病，始得之，反发热，脉沉者，麻黄附子细辛汤主之。"本例主症虽为咳嗽，但其病机与少阴里虚兼表证相似，且脾虚明显，故选用麻黄附子细辛汤合四君子汤加味治疗。方中炙麻黄宣肺止咳，附子温经扶阳，细辛辛散温通，通达内外，外助麻黄解表，内合附子温阳。三药合用，共奏温经解表之效。脾与肺是"相生"的关系，又称"母子"关系，肺脏有病，肺气不足时则"子盗母气"也会影响到脾。四君子汤健脾益气，脾为生化之源，肺乃主气之脏，元气旺盛则脾肺之气自足，故又能补脾益肺。方中鱼腥草、桔梗、川贝母清热化痰，北杏仁止咳平喘，五味子味酸收敛肺气。柴胡、黄芩合用，清解郁热。全方有温经解表，健脾益气，化痰止咳之功。本例若不谙其病机，见发热、咳嗽、咯色黄痰，而投以大量清热解毒等苦寒药物，必损其脾胃之气，而彭教授从温经通阳、固护脾胃的基础上入手，祛除邪气，疗效甚著。

案二：患者，男，70岁，退休工人。

患者咳嗽、气喘反复发作10余年，加重半个月。既往有慢性支气管炎、肺气肿病史10余年，半月前不慎受凉而致咳嗽、气喘加重，曾在某院以慢性支气管炎、慢性阻塞性肺气肿治疗，经用舒氟美、安普索、先锋Ⅵ胶囊等药物，效果不佳。刻诊：咳嗽，气喘，痰白稀易咯，口唇轻度发绀，纳欠佳，夜间因咳喘难以入睡，大便干，二日一行，舌淡，苔薄黄，脉浮数。查：T 37℃，P 100次/分，R 25次/分，BP 120/70mmHg。桶状胸，肋间隙增宽，胸部叩诊过清音，肺部听诊呼吸音粗，呼气延长，双下肺可闻及散在干、湿啰音。西医诊断：①慢性支气管炎；②慢性阻塞性肺气肿。中医诊断：喘证（外寒内饮）。治疗以辛温解表，温化水饮。方用小青龙汤加味：炙麻黄、干姜、炙甘草、细辛、陈皮各6g，桂枝、五味子各10g，法半夏、杏仁、白芍各12g，紫苏子、紫菀、款冬花各15g。每日1剂。服药4剂后，咳喘减轻，食欲好转，大便正常。

守方 4 剂后，患者咳嗽气喘症状明显好转，但胃纳仍欠佳。前方去紫苏子、紫菀、款冬花，加党参 15g，白术 12g，茯苓 15g。8 剂后，咳嗽气喘缓解，纳佳，精神可，眠可，二便调。肺部听诊呼吸音稍粗，干、湿性啰音消失。

按：本案为慢性支气管炎、慢性阻塞性肺气肿。患者咳嗽、气喘反复发作 10 余年，素有痰饮内停，因不慎受凉而诱发咳喘加重，为典型的外寒引动宿痰之咳喘证。痰饮内蓄，风寒引动，寒水相搏，壅遏于肺，肺失清肃，故咳喘、痰多稀白。舌苔虽薄黄但舌质为淡，脉虽浮数但按之无力，均为阳虚寒饮内停之证，故用小青龙汤加味。方中麻黄、桂枝发汗解表，桂枝、白芍调和营卫，以治"外寒"；干姜、细辛、法半夏、陈皮温肺化饮；紫苏子、紫菀、款冬花、杏仁降气止咳平喘，润肠通便；配五味子酸收敛涩，散中有收，以防肺气耗散太过。外邪得解，内饮得化，肺气得宣，则咳喘自平。本例治疗关键在于温化，此乃仲景"病痰饮者，当以温药和之"之意。

案三：蔡某，男，6 岁。

2015 年 8 月开始咳嗽，痰多，先后咳嗽 1 年余，多方求治未效。西医诊断为小儿肺炎，予以消炎等药，初时症有好转，不久又发，并逐渐加重。来诊时，患者面色无华，咳嗽，咯白色黏痰，暗哑，多汗，后背尤甚，纳呆，口不渴，舌暗红，苔白厚，脉滑。中医诊断：小儿久咳。证属心肺气虚，脾湿痰滞。处方：党参 10g，白术 10g，茯苓 10g，熟附子 6g（先煎），柴胡 6g，枳壳 10g，炙麻黄 3g，细辛 1.5g，鱼腥草 10g，陈皮 5g，炙甘草 6g。7 剂。复诊时：面色较前好转，汗出减少，纳增；仍有咳嗽。处方：党参 10g，白术 10g，茯苓 10g，熟附子 6g（先煎），柴胡 6g，黄芩 10g，桔梗

10g，菟丝子 10g，杜仲 10g，北杏仁 10g，五味子 5g，炙甘草 6g。上方加减调治月余，病愈咳止。追访半年未见复发。

按：久咳为儿科常见难治之症，既是多种疾病的众多症状之一，又是一个独立的证候。因病情多变，治疗棘手，临床医家都十分重视研究其诊治。元·曾世荣《活幼口议》曰："小儿诸症，悉皆著载方药疗理法度，唯有咳嗽一证，究莫能尽。"之所以牙儿及婴儿久咳难治者，盖因小儿出生"血气虚弱，五脏未充，肌体未固"。张仲景在《金匮要略·痰饮咳嗽病脉证并治》中认为"久咳数岁……治属饮家"。隋·巢元方在《诸病源候论》中将久咳列为"十咳"之一。近现代则将咳嗽 1 个月以上不愈者，称为"久咳"。小儿久咳是属于气血亏虚、阴阳两虚、脏腑功能失调等导致的临床顽症。小儿久咳的难治之处已为历代医家所重视。钱乙《小儿药证直诀》中记载："东都药铺杜氏，有子五岁，自十一月病嗽，至三月未止……春三月者，肝之位也，肺衰之时也……久即虚痿。"故而肝实肺虚，最后大喘而死。人与自然关系密切，风寒之邪一旦侵入肺表腠理，乃咳嗽发热，易化湿生痰。肾为肺子，主虚邪；脾为肺母，主吐逆、虚痰；克肺者心，主惊悸、顽涎；肺克者肝，主癫痫。故小儿之久嗽，不可轻许服药，必当辨脏腑、兼证。小儿阴阳未充，故不可强攻。该患儿咳嗽 1 年余，咳久伤肺气，气虚导致多汗，久而伤及阴分，炼津为痰，痰蕴伤脾，甚则伤及肾气，则见纳呆、面色无华。本案特别之处，在于应用麻附细辛，既解太阳之邪，又治太阴阳虚之证，是为病愈关键。以一味鱼腥草臣之，既可清解肺热、化痰止咳，又可以制约麻附细辛的燥热之性，是减毒增效之用。方中四君子汤体现了治病顾护脾胃之气的思想。全方虚实兼顾，寒温并举，巧解错杂之症。其经方活用之至，故获上乘之效。

● 小儿高热

彭教授是岭南著名经方实践家，专注于经方治疗疑难病的科研与临床研究，临证善用经方，并强调经方应用要从临床实际出发，灵活变通，加减化裁。常采用寒温并用、合方施治、顾护中气的方法治疗小儿高热，临床收效显著。

一、寒温并用

寒温并用是经方中常用的配伍方式。虽然小儿高热以表里同热或里热证为主，理当解表清里，治以寒凉，但《伤寒论》治疗外感发热，却寒温并用，尤重辛温通阳之法。究其用温药之理，不外乎四条：①从病理上看，临床中纯热或纯寒性疾病较少。因阴阳互根，寒中育温，温中有寒，寒热常可互相转化，所以，外感热病中往往寒热错杂。中医理论认为，寒邪凝滞，侵袭人体后常闭塞玄府，郁遏阳气，引起发热。所以证虽热，仍以麻黄、桂枝、细辛之辛温通阳开郁。②疾病的发生、发展与患者体质密切相关。小儿虽为纯阳之体，但现代人喜凉恶热的生活方式，易致寒凉伤阳，增加了寒邪犯表的机会。而发热后妄投苦寒药，滥用抗生素，促使众多阳虚体质的形成。扶阳派名医祝味菊对此深有体会，他在《伤寒质难》中说："今人体质浇薄，宜温者多，可清者少……秦汉体格，去古已远，今人禀赋更薄，斫伤更甚，虚多实少，彰彰然也……余治医三十年，习见可温者十之八九，可清者百无一二。"所以，对阳虚体质并发高热者，当不忌温药，应寒温并用。③就治法而言，外感热病可治以辛温、辛凉。二者的区分不在药性之温凉，而在于辛温之品宣散力量强，辛凉之品宣散力较弱。若邪热郁闭尚轻，用辛凉解表法尚可开郁透热；若郁结严重，单用辛凉之品不仅不能开郁清热，反而会导致凉遏冰伏，使气机壅滞，火热不解。而辛温类药物发散力强，与寒凉相伍，既可发挥其开郁透热、"火郁发之"的作用，又可防寒凉冰伏。此外，寒温并用亦具有反用、佐用、反激逆从的配伍思想，不仅可以相互制约其偏性，而且能相互激发，产生新的超越各自本身的治疗效应，具有相反相成的意义。④从临证诊疗实际看，外感高热不退，久则耗伤人体津液、气血，每多致亡阴亡阳之变。如祝味菊治热病，虽高热神昏，唇焦舌蔽，亦用附子，说热病不死于发热，而死于心衰。基于寒温并用的必要性，彭教授在小儿高热的治疗中，每于石膏、黄芩、栀子、青蒿、柴胡、葛根、鱼腥草等药中佐以麻黄、桂枝、细辛；对于高热不退、病情迁延者，常配伍小剂量熟附子、干姜、肉桂以助阳化气、通阳祛邪。

二、合方施治

合方施治始于《伤寒论》，为后世医家所继承，成为中医临床治疗疑难病的重要手段。疑难病大多病机复杂，病证变化繁多，呈现寒热错杂、虚实夹杂、升降失常、邪正混乱的病理特点，运用功效单一的单方治疗，难以包容所有治疗意图，往往疗效不佳。合方将经过临床验证、具有确切疗效的多个方剂组合并用，全面而整体地兼顾了病情，开启了多方向、多重病证病机之复合治疗模式，在治疗病位深、病势重、病机复杂的病证方面，具有明显优势。有研究表明，在外感病的治疗中，合方常被用来应对急性病证。彭教授在临床实践中发现，由于小儿高热病势急、传变快、病情重，常常表里共热、气血同病、外实内虚，部分患者病情涉及太阳、阳明、少阳、太阴、少阴多个层次，非用合方统筹三阳、兼顾三阴而不能治愈。治疗上，彭教授常采用白虎汤、小柴胡汤、麻黄附子细辛汤等合方加减治疗小儿高热。其中，白虎汤原本是治疗阳明热证、温病气分热证的主方，后世医家在临床实践中不断发挥，大大拓展了其应用范围。目前，白虎汤被广泛地运用于临床各科发热性疾病，尤其是急性高热性疾病。由于白虎汤具有清热生津、清气泄热之功，不仅大清足阳明胃经和手太阴肺经之热，还能清里达表，卫气同治，使热邪由气分透达卫分汗出而解。此外，白虎汤生津液，救胃阴，防止火亢伤阴、阴液亏损而动风，阻断了高热向惊厥、神昏的发展进程。因此，对于高热性疾病且辨证为阳明里热或表里共热者，应首选白虎汤施治。小柴胡汤为《伤寒论》中使用频率最高的方剂之一，被广泛用于外感、内伤疾病。其不仅治疗伤寒少阳证，还可通过枢转少阳气机，内调阳明，外达太阳。三阳枢机运转流利，则内外通达，外解太阳之表热，内清阳明之里热，从而治疗三阳合病。有学者对临床报道的小柴胡汤进行统计分析后发现，小柴胡汤主治发热性疾病，其中又以高热性疾病为主。所以，小柴胡汤是治疗高热性疾病的重要选择。麻黄附子细辛汤功效温经解表，本用于治疗素体阳虚、外感寒邪引起的太少两感发热证，今用于小儿高热，以热治热，看似不妥。但若与白虎汤、小柴胡汤合方，不仅麻黄、附子、细辛之温热被石膏、柴胡、黄芩之寒凉所制约，还能充分发挥麻黄开玄府、附子助阳通经、细辛窜透开滞的功效。尤其附子能扶助肾中真阳，鼓动阳气祛邪出表。祝味菊治疗小儿发热，力主重用麻黄、附子、桂枝、干姜等温阳之品，以起到"气足则抗能旺盛，阳和则抗力滋生"的作用。在临床实际中，针对反复高热、发热恶寒并见且伴有身倦体乏、脉沉者，彭教授常用三方合方，以白虎汤清解阳明；以小柴胡汤和解少阳，疏利太阳阳明，兼扶太阴；以麻黄附子细辛汤温助少阴，辛开太阳，共奏清里解表、扶正祛邪之功。

三、顾护中气

"保胃气，存津液"是贯穿于《伤寒论》辨证论治体系的治疗思想。《证治汇补》认为："脾胃为中州，升腾心肺之阳，堤防肝肾之阴。"脾胃中气的盛衰是疾病发生的内因，决定着病证的发展。儿科宗师钱乙根据小儿"脾脏怯""胃怯""脾胃虚"的生理特点，提出"脾胃虚弱，四肢不举，诸邪由生"。所以，小儿发病多责之脾胃，治疗尤重顾护中气。在临床实践中，小儿高热患者常出现食欲减退、口渴消瘦、肢体倦怠乏力的症状，这是由于火热亢盛，耗气伤津，胃气、胃阴不足，无力濡养机体所致。治疗时当祛邪与扶正并重，攻补兼施。一则清解热邪，使邪气有出路；二则匡扶胃气，救液存津，使正气有来源。邪正相搏，此消彼长，则病愈可期。此外，顾护中气，还含有"先安未受邪之地"的治未病思想，能起到以守为攻、防止传变的治疗作用。对于发生在6～8月盛夏季节的小儿高热，治疗时更需顾护胃气。《伤寒论·辨脉法》曰：

"五月之时，阳气在表，胃中虚冷，以阳气内微，不能胜冷……"指出盛夏时节，人体呈现内阴而外阳的生理特点。此时全身阳气浮散于体表，中阳相对不足。如果感邪发为高热，正气奋起抗邪，使全身阳气更趋体表，中阳愈加虚少。若单用石膏、知母、栀子、黄芩等寒凉药，不仅不能清解热邪，反而可能导致中气被伐，脾胃阳气受损，出现"洞泄寒中"之变证。严重者，可出现邪气内陷三阴，甚至飞渡少阴的真阳衰微证，从而危及生命。种种变证与坏病使病情更趋复杂，为治疗增加了新的难点。彭教授治疗小儿高热，每于清解攻邪的同时，佐以四君子汤健脾益胃护中，配合山药、黄精、枸杞子等甘平清补之品滋阴生津。彭教授还结合儿科圣方——七味白术散的构方思想，于前药益气生津的基础上配伍葛根升津液，起阴气；配伍藿香化湿和中，解暑发表，以利中焦气机之斡旋。针对素有脾肾阳虚的患者，常佐小剂量附子理中汤、四逆汤以温中护阳制寒。于治疗之外，彭教授遵《伤寒论》注重饮食调摄的思想，每嘱患者忌食"生冷、黏滑、肉面、五辛、酒酪、臭恶"等耗伤胃气之品，并借助粥力培养胃气，加快机体的康复进程。

四、病案举例

患某，男，9岁，2016年7月29日来诊。主诉：高热、咽痛4天。患儿于4天前无明显诱因出现发热，体温达39.1℃，伴咽痛。家长给予小柴胡冲剂后患儿体温下降至38.0℃。至当日下午再次发热至39.0℃。此后患儿反复服用小柴胡冲剂退热，但体温反复恢复至39～40℃。今来广州中医药大学第一附属医院门诊就诊。症见：神清，精神疲倦，高热，恶寒，大汗出，咽干痛，头痛面赤，手足厥冷，纳差，小便黄。查体：体温 39.5℃，咽充血，扁桃体充血，Ⅰ度肿大，表面有脓性分泌物；舌红，苔黄，脉滑数，双尺脉不旺。辅助检查：血常规 WBC $9.4×10^9$/L，NEUT% 77%。西医诊断：化脓性扁桃体炎。中医诊断：乳蛾（风热袭表，肺胃热盛，兼有肾虚）。治则：清解表里，益肾助阳。方药：白虎汤合麻黄附子细辛汤、小柴胡汤加减。处方：柴胡6g，黄芩10g，桔梗15g，党参15g，白术15g，茯苓15g，熟附子8g（先煎），炙麻黄3g，细辛3g，石膏20g，青蒿10g（后下），鱼腥草15g，炙甘草6g。3剂，每日1剂，水煎服。并嘱患儿多饮温水，清淡饮食。3日后复诊，患儿体温正常，诸症俱消。

按:《伤寒论》中"伤寒脉滑而厥者，里有热，白虎汤主之"，提出治疗热厥证当用白虎汤清里透表；又说"少阴病，始得之，反发热，脉沉者，麻黄附子细辛汤主之"，指出外感风寒发热兼有阳虚者，当用麻黄附子细辛汤治疗，温阳散寒开郁。本案中患儿既有发热恶寒表证，也有高热、汗出、口渴、手足厥冷等阳明气分热厥证，还有尺脉不旺所提示的里虚证，治方应以白虎汤合麻黄附子细辛汤为基础。结合患儿里热炽盛但口渴不甚，去白虎汤中甘润之知母、粳米。方中麻黄、附子、细辛合用，可辛温发散，助阳开郁；石膏清热泻火透表；青蒿芳香透络，引邪外出；联用柴胡、黄芩有小柴胡汤的意境，既可枢转三阳，调畅气机，又可疏表清里，更制麻黄、附子、细辛之温燥；鱼腥草清热解毒；桔梗利咽排脓，解喉核之热毒；党参、白术、茯苓、炙甘草健脾益气，防苦寒伤中。本方寒热并用，攻补兼施，既重局部，又顾整体，表里共解，气血同调，所以临床效如桴鼓。

● 肝硬化腹水

兹介绍彭教授治疗肝硬化腹水的临证经验如下。

一、证治概述

各种原因尤其是病毒性肝炎所导致的肝硬化，是临床工作中的多发病、疑难病之一。当肝硬化患者出现腹水时，常伴见低白蛋白血症、高胆红素血症、上消化道出血及肝性脑病，提示病情已进展至失代偿期，一般预后不良。彭万年教授遵循"急则治其标"的原则，采用中西医结合办法，在常规西药保肝、抗病毒、营养支持等对症措施上，辨证应用五苓散及茵陈五苓散加减调治本病，收到了较好的疗效。

彭教授认为，五苓散为《伤寒论》名方，主要用治表邪循经入腑，膀胱气化失常，水停下焦的太阳蓄水证。《金匮要略》用其治下焦水逆，脐下悸动，吐涎沫而头眩等证。方中猪苓、泽泻渗湿利水，茯苓、白术健脾化湿行水，桂枝通阳化气兼以解表，五药合为化气利水兼解表之要方。由于其组方严谨，临床疗效确实，故为历代医家所称道，不断扩大了其运用范围，并在五苓散的基础上衍生出不少经验方传世。如《备急千金要方》用五苓散治时行热病，但狂言烦躁不安；《三因极一病证方论》用治伏暑饮热，暑气流注经络，壅溢发衄；《太平惠民和剂局方》用治伤寒温热病，霍乱吐利，

并用本方加辰砂，为辰砂五苓散，治伤暑表里不解，头痛发热，心
胸郁闷，神思恍惚及瘴疟昏谵等证;《济生方》加味五苓散（本方加
车前子）治伏暑及湿泄;《伤寒百问经络图》用治瘴气温疟、黄疸
泄泻等;《仁斋直指方》用治湿症、便毒;《儒门事亲》用治病虚滑
注，肠鸣口疮;《得心集医案》用治烦渴吐下症;《明医指掌》则以
本方去桂枝（四苓散）治湿伤脾胃，便溏尿少;《丹溪心法》以本方
合平胃散（即成胃苓汤）治伤湿食滞，脘腹胀痛，小便短少;《宣明
论方》以本方加石膏、寒水石、甘草而为桂苓甘露散治湿热病之吐
泻，烦渴，小便赤涩，大便急痛等症;《朱氏集验方》用本方治偏坠
吊疝;《温疫论补注》之四苓散，即本方去桂枝，以陈皮易白术，治
温疫传胃之口渴者。现代医家常以五苓散治疗泌尿系感染、肾脏病
等证。彭教授认为，本方不仅用治泌尿系统疾病疗效好，用之治疗
消化系统中肝硬化腹水等疾病亦收效较佳。

二、病案举例

案一：陈某，男，62岁，印尼华侨，1989年5月26日入院，
住院号：53852。

患者10年前在印尼当地发现肝功能异常，GPT、GOT明显升高，
用过中西药，收效不显。入院前2个月突发身倦乏力，腹胀，双下
肢浮肿，在印尼当地诊为"肝硬化腹水"，曾用白蛋白及护肝药等，
未愈。由家人专门送入本院治疗。查：形体消瘦，皮肤暗黑，腹水
征（＋）。肝功能：TTT 6U，TFT（＋＋），ZnTT 16U。黄疸常规、范
登白双相，胆红素2.0mg，黄疸指数20U。舌质淡暗，苔白，脉弦
细。诊断：鼓胀（肝硬化腹水）。辨证：脾肾两虚，水湿内停，气

滞血瘀。治则：健脾补肾，行气利水，佐活血祛瘀。方用五苓散加味：桂枝 10g，泽泻 15g，茯苓 30g，猪苓 20g，白术 15g，北芪 30g，女贞子 20g，大腹皮 20g，川朴 12g。服数剂后，水肿减轻。续服数剂，并辅以大黄䗪虫丸内服，腹水明显减轻，双下肢浮肿渐退。前后调理 3 个多月，腹水症消失，双下肢浮肿消退。查肝功能正常，A/G 3.57/3.10，AKP 155.2 U/L，黄疸常规、范登白直接迟缓，胆红素 1.2mg，黄疸指数 12U，予以出院。

案二：黄某，男，42 岁，商人，1993 年 3 月 15 日入院，住院号：77011。

患者以"腹胀如鼓、双下肢浮肿 1 年余，加重 2 个月"为主诉入院。患者 1992 年 2 月起，无明显诱因出现鼓胀、浮肿，当地曾做"肾炎"治疗未效。后在佛山、三水等地医院做 CT 检查，诊为"肝硬化腹水，肝内小囊肿"；随后又在某省级医院查 B 超示"肝硬化、胆囊壁水肿"。经多种药物治疗，效不显，复查 CT 发现肝硬化、大量腹水，某医学院附属医院用联合利尿剂、肝胺、血浆、白蛋白等药亦无效，腹胀加重。其症：腹壁青筋显露，面色晦暗，疲倦懒言，气促不能平卧，大便日 7～8 次，尿少色黄，双下肢浮肿甚，瘙痒，舌质暗红，苔薄黄，脉沉滑。查：腹水征（++++），腹围 123cm，脐疝外突如乒乓球（6cm×5cm×5cm）；血液分析：WBC $13.6×10^9$/L，RBC $3.59×10^{12}$/L，HGB 125g/L；尿分析：LEU > 25/μL，UBG 68μmol/L，BLL > 9μmol/L；肝功四项：GPT 35.4IU/L，GOT 36.9IU/L，TP 50.9g/L，AIB 15.5g/L。此后复查，最高时：GPT 115.1IU/L，GOT 139.7IU/L，TP 40g/L，AIB 17.6g/L。3 月 19 日，X 线胸片示：右侧大量胸积液；B 超示：大量腹水；本院 CT 结果：肝硬化、肝萎缩，大量腹水，右侧胸积液，双肾萎缩，肝右叶小囊肿。诊断：中医：鼓胀（正虚邪盛，气滞血瘀，水湿内停）；西医：肝硬化腹水，肝肾萎缩，右胸积液。入院次日，患者曾出现肝昏迷，经中西医结合抢救后，神志转清。随后予以五苓散为主，加丹参、鳖甲等药治疗，并继续原支持疗法。服药 3 剂，尿量增多，腹水减轻。查舌质干红，少苔，口唇干燥，脉弦滑。予茵陈五苓散合二至丸加减，健脾行气，渗淡利水，佐活血养阴。进药 4 剂，腹水大大减轻，腹围减至 108cm，口唇干燥等症亦好转。以后续以前方加减调治，腹水逐渐减轻，诸症渐平。3 月 26 日，腹围 104cm；3 月 29 日，腹围 97cm；4 月 24 日，减至 83cm；5 月 26 日，腹围 80cm。出院时腹围 78cm，脐疝平复。X 线复查右胸积液消失，自觉无明显不适，血分析、尿分析、肝功四项、代谢四项等均正常，予以出院。追访 3 个月，病情稳定，已可参加工作。

三、体会

1. 五苓散主要为表邪循经入腑，膀胱气化不利，水蓄下焦而设。但临床应用时已不局限于下焦膀胱病变，可用于各类泌尿系疾病，如泌尿系感染、尿路结石、尿路出血、急慢性肾炎等，还可用于非泌尿系疾病如脑积液、心包积液、胸腔积液、充血性心力衰竭及肝硬化腹水等。临床亦非必兼太阳表证，或因太阳循经入腑、水蓄下焦才用。相反，多数病例并未兼表，或与太阳病无涉，而见水气内停，小便不利，即可考虑用之。

2. 辨证论治是中医的灵魂，应用五苓散亦不能不讲辨证。上述两例患者，临床表现虽各不相同，但都有脾虚湿盛、水气内停病机，正合五苓散健脾除湿利水之功，故用之皆效。

3.实验表明，五苓散配伍科学，与正常人相比，本方对患者有更显著的利尿作用。但我们在应用时，则宜适可而止，加上患者大多阴阳失衡，既易损其阳，又易竭其阴，若过利其水液，必易伤其阴津。案例二在治疗期间，一度出现口唇干燥、舌质干红、少苔等阴津受损之兆，故及时配以二至丸等养阴药，使利水而不伤阴；用养阴药调理病况善后，令病情更快向愈。

4.五苓散加茵陈取名为茵陈五苓散，茵陈既可配合五苓散祛湿利尿，又能疏肝利胆退黄。动物实验表明，茵陈蒿煎剂能降低小白鼠四氯化碳中毒性肝炎的死亡率，利胆作用强，并有促进肝细胞再生的作用，故对肝硬化腹水，用茵陈五苓散极为合适。除本文所列案例外，临床用五苓散加茵陈治肝炎、肝硬化腹水取效者，不在少数。

5.肝硬化腹水多属中医的"鼓胀""癥瘕"范畴，临床大多有不同程度的瘀血见证，故用五苓散治之时，若适当加入活血祛瘀药，可提高疗效。本文案例一配合应用大黄䗪虫丸即在此意。案例二加用丹参、鳖甲等活血化瘀软坚之品，亦是获得较好疗效的原因之一，可资参考。

经方医案评析

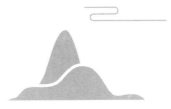

● 少阳太阴并病

案：上呼吸道感染

患者，女，68岁，退休妇科医生。主诉：反复寒战，发作有时1周。患者于半月前不慎感受外邪，出现发热（T 38.6℃）、恶寒、口干、鼻塞、流涕等，经服感冒药及疏风清热解表方药后，近1周已无发热，但每日午后5时及清晨5时出现寒战，每次持续1～2小时，寒战后汗出，以头面部为限，咽干，口渴，疲倦乏力，便溏，2次/日，纳欠佳，舌边尖红，苔白、中心微黄、边有齿印，脉弦数。证属少阳枢机不利，脾胃虚寒。拟用柴胡桂枝干姜汤加味：柴胡12g，桂枝12g，干姜6g，生牡蛎30g（先煎），白术10g，瓜蒌皮10g，黄芩12g，天花粉20g，太子参30g，茯苓30g，炙甘草6g。每日1剂，水煎服，每日2次。2剂后症减，寒战持续15分钟。原方续进4剂，未再寒战、汗出。

按：柴胡桂枝干姜汤源于《伤寒论》及《金匮要略》。《伤寒论》第147条云："伤寒五六日，已发汗而复下之，胸胁满微结，小便不利，渴而不呕，但头汗出，往来寒热，心烦者，此为未解也，柴胡桂枝干姜汤主之。"《金匮要略》云："治疟寒多微有热，或但寒不热。"刘渡舟教授讲过："陈慎吾先生曾告之：柴胡桂枝干姜汤治疗少阳病兼见阴证机转者，用之最恰。"刘老认为，本方能温寒通阳，解结化饮，疏利肝胆之气。大便溏薄在少阳病中反映出来"阴证机转"，而为肝病、胆病由热转寒、由阳入阴的一个转折点。本案少阳证见巅汗往来，发作有时，咽干，默默不欲饮食，脉弦数；太阴证见疲倦乏力，便溏等。正是太阳病解，邪入少阳，兼涉太阴，少阳与太阴并病，所谓"阴证机转"已现。患者初时系感邪发热，医者用疏风清热等凉药遏阳助阴，故热虽除而寒战不解，发作有时，示邪已入少阳。邪气郁结，枢机不利，故出现寒战、发作有时；阳气郁结，周身不可出汗，故见"但头汗出"；口渴、咽干为气机瘀滞，津不上乘之征；患者素体脾胃虚寒，故见疲倦乏力、便溏、纳差。故用柴胡桂枝干姜汤和解少阳、温脾散寒，加四君子汤健脾利湿。方中柴胡、黄芩和解少阳枢机；桂枝、干姜温脾和中，以行三焦；生牡蛎软坚散结除满；天花粉清热生津止渴；瓜蒌皮宽胸理气；太子参、白术、茯苓健脾和胃利湿。诸药配伍，寒温并用，气机枢转，诸症悉平。古人所谓"和得其当，一剂如神"，诚非虚语也。

● 太阳少阴两感

案：急性支气管炎

王某，女，46岁，2012年5月7日初诊。发热1天，时测体温39.7℃，恶寒，无汗出，咳嗽，咳痰，色黄，量少，质稠，神疲乏力，无口干口苦，纳可，眠一般，二便尚调，舌淡苔白，脉沉数。药用：柴胡10g，黄芩15g，桔梗15g，炙麻黄6g，熟附子10g（先煎），细辛5g，鱼腥草20g，陈皮6g，石膏20g，北杏仁15g，炙甘草8g。

服1剂后复诊，患者已无发热。仍有咳嗽，咳痰，色黄，量少，质稠，咽痒不适，纳可，舌淡苔薄黄，脉沉。药用：党参15g，白术15g，茯苓15g，柴胡8g，黄芩15g，桔梗15g，熟附子8g（先煎），炙麻黄6g，山药15g，细辛15g，鱼腥草15g，炙甘草8g。

服7剂后第二次复诊，无咳嗽咳痰，但仍觉咽痒不适，纳眠可，大小便正常，舌质淡，苔薄黄，脉沉细。药用：柴胡10g，黄芩15g，桔梗15g，熟附子10g（先煎），丹参15g，炙麻黄6g，鱼腥草15g，细辛5g，北杏仁15g，炙甘草8g。

7剂后第三次复诊，诸症痊愈。

按：太少两感症状集中在两个方面，太阳证和少阴证。太阳证的表现除发热外，当有恶寒、无汗、身疼痛、骨节疼痛等外感症状。而少阴证的表现，应为精神疲倦、但欲寐、脉沉微细等。太阳表证，其脉当浮而不沉。脉不浮而沉时，应为表里证俱在。外邪侵犯，人体正气必与之抗争，但人体正气不足以祛邪外出时，反而被外来之邪裹挟，郁而为热，患者可有烦躁、咳喘、咳黄色痰等肺内热盛的表现。故常采用麻黄附子细辛汤合麻杏石甘汤加减，既可以外散寒邪、内清肺热，又可兼顾脾肾阳气。方中柴胡与黄芩配合，一则达到疏利肝胆，引邪外出的目的。二则柴胡性升散，《本经逢原》谓"柴胡……诸疟寒热，咸宜用之"；黄芩味苦、性寒，清热燥湿，泻火解毒，《本草正》曰："枯者清上焦之火，消痰利气，定喘嗽，止失血，退往来寒热，风热湿热，头痛，解瘟疫，清咽，疗肺痿肺痈，乳痈发背，尤祛肌表之热……"两药伍用，虽小柴胡汤多见，但不可以此而处处认定即是少阳证，因其能够解肌退热、清肺降火，与肺经郁热确属登对之药。

● 少阴直中

案：心力衰竭

徐某，女，54岁，商人。患者身患2型糖尿病10余年、冠心病近10年，3年前出现脑梗死致左侧肢体活动不利。患者平素面色黄胖，体型虚肥，腰腹粗大，偏瘫步态，经常出现头痛眼朦、胸口呈压榨感或针扎样疼痛及腹泻、下肢水肿等不适症状，每因受寒、劳累、饮食不节发作或加重。2009年4月10日，患者受寒后出现气喘短气、胸闷、干咳，伴头昏头痛、腰痛、乏力、双下肢肿胀、大小便减少、排出困难、四肢麻痹疼痛、既往偏瘫之左侧肢体更有如针扎般疼痛明显等症状，遂由家人用轮椅推来就诊。当时其面色㿠白，精神萎靡，双眼微闭，口中流涎，少言懒语，短气不能以答，纳眠差，戴帽多衣。察之舌紫暗有齿印，苔润，脉沉弱而结。四末较冷，双下肢自膝以下肿胀饱满，按之凹陷。中医辨证为伤寒直中少阴，阳虚水泛，遂予真武汤、四逆汤加减：熟附子10g（先煎），党参20g，白术20g，云苓20g，柴胡6g，枳壳15g，赤芍15g，白芍15g，郁金15g，怀山药20g，菟丝子15g，猪苓15g，干姜6g，炙麻黄6g，炙甘草8g。自加生姜3片（每片约厚0.5cm，约拇指大）。3剂，日1剂，水煎，早晚分服。

二诊：患者精神稍转佳，气喘短气症状明显减轻，能于轮椅中直坐。诉仍有头痛畏冷、胸闷，干咳，双下肢肿胀，但已无右侧肢体麻胀疼痛，仅左侧肢体仍如针扎样痛甚。大便一般、较难排，小便量少，纳眠稍差。察之舌紫暗有齿印，苔黄，寸脉沉弦而关尺弱。此时其水泛之势已得控制，但仍有表证，应加强温阳解表，方用麻黄附子细辛汤加味：党参20g，白术20g，云苓20g，柴胡6g，枳壳15g，赤芍15g，菟丝子15g，田七片10g（先煎），丹参15g，炙麻黄6g，熟附子8g（先煎），细辛5g，北杏仁15g，炙甘草8g。7剂。

三诊：患者能由家属陪同步行就诊，诉已无头痛及明显畏寒，四肢麻胀疼痛及针扎样疼痛症状已消失，睡眠转佳，纳可，大便可。仍胸闷，干咳，双下肢浮肿，小便量少。察之舌淡暗有齿印，脉沉缓，但脉体较上诊稍大。续用前法，加强开胸理气：熟附子10g（先煎），党参20g，白术20g，白芍15g，干姜8g，云苓15g，猪苓15g，怀山药20g，丹参15g，薤白15g，炙麻黄6g，细辛5g，炙甘草8g。自加生姜3片（每片约厚0.5cm，约拇指大）。7剂。

四诊：患者自主前来就诊，诉精神好转，纳眠转佳，大小便正常，偶伴胸闷、干咳，双脚足踝以下可见微肿。察之舌淡暗有齿印，脉沉。以前方加减如下：熟附子10g（先煎），党参20g，白术20g，云苓20g，干姜6g，猪苓15g，薤白15g，炙麻黄6g，细辛5g，枸杞子15g。7剂。

药后患者精神较好，已无胸闷干咳，纳眠及二便正常。诉偶在傍晚时出现双足背微肿。察之双足部无明显肿胀及按压凹陷，舌偏暗苔白，脉沉略数。遂以四君子汤加味做善后处理：党参15g，白术15g，云苓15g，熟附子10g（先煎），田七片10g（先煎），丹参15g，猪苓15g，车前草15g，炙甘草8g，桂枝6g。7剂，日1剂，水煎，早晚分服。

按：糖尿病患者随病情发展，多有诸多复杂的合并症，并多见心、脑、肾等重要器官的损害，故临床常合并高血压、冠心病、脑梗死、肾病、周围神经血管病变、视网膜病变等。对于一般人而言，外感致危急重症者较少，预后良好；对于合并症多、病情重的糖尿病患者，则可谓"牵一发而动全身"，更多地出现直中、并病、变证。本例少阴直中证，即外受寒邪后引起肺部感染，诱发和加重心功能衰竭。但久病之人心衰的存在，使肺部感染的临床表现不典型，常缺乏咳嗽、咯痰、发热等特征性表现，代之以意识状态下降、表情淡漠、食欲不振等。在《伤寒论》少阴病篇中，仲景指出："少阴病，二三日不已，至四五日，腹痛，小便不利，四肢沉重疼痛，自下利者，此为有水气。其人或咳，或小便利，或下利，或呕者，真武汤主之……若咳者，加五味子半斤、细辛一两、干姜一两，若小便利者，去茯苓……"就真武汤的主症"肿、悸、咳、吐、利、眩"而言，此患者已基本具备，且其精神极差、双眼微闭、少言懒语，正是"少阴之为病，脉微细，但欲寐也"。其脉沉弱而结，"沉潜水蓄阴经病……无力而沉虚与气……结脉缓而时一止，浊阴偏盛欲亡阳"（《濒湖脉学》）。故首当考虑温阳化气利水，适用真武汤。然"少阴病，脉沉者，急温之，宜四逆汤"。因此，第一诊方中加入干姜以成四逆汤以助温肾阳，同时与炙麻黄相辅，利水消肿止咳。此外，《伤寒论》中往往强调保护中气，顾护胃气，所谓"有胃气则生，无胃气则死"。本案处处可见四君子汤的存在，其立意有三：①健脾利水，培土制水。②《素问·阴阳应象大论》言："精不足者，补之以味。"补精利水，以变其质，消肿除胀，亦是"正气存内，邪不可干"。③喻昌《医门法律》论及治中寒病寒中少阴用药有"八难"，其中第五难便是："前药中须加入人参、甘草，调元转饷，收功帷幄；不尔，姜、附之猛，直将犯上无等矣。"故四君子汤的运用，深有其义。然而，气血作为精、气所化生之物，在阴阳的运转中所起的承载及媒介作用不可忽略。患者四末俱冷，厥证已见；寒邪中人，先伤营血，患者遂见肢体疼痛，故一诊方中用四逆散加赤芍、郁金以通血脉，行气血。另入怀山药、菟丝子以补益肾气，兼治腰痛。原文言小便利则去茯苓，今小便困难量少，故加猪苓。可见，在三个"四"（四逆汤、四逆散、四君子汤）看似简单的组方当中，已牢牢抓住了阴阳、表里、寒热、虚实、气血和致病因素及其产物等要点，四平八稳，温补消综合运用，为控制疾病的发展方向取得了主动权。二诊中，患者阳虚水泛之势已减，舌苔转黄，但仍有头痛、畏寒、干咳、脉沉，可见为少阴寒化兼表证。"少阴病，始得之，反发热，脉沉者，麻黄附子细辛汤主之。"此舌苔之变黄，一可预示阳气未绝、渐复之征；二可为水蕴化热之象。此时乘胜追击，一鼓作气，温阳驱邪。但此时仍有胸闷、干咳，故加用北杏仁、田七片、丹参、细辛以利血气。三、四诊中，胸闷干咳、下肢微肿成为主要问题，此时已注重平和阴阳，开胸利气，调节血运，同用怀山药、枸杞等。综及此病案，目标明确，稳扎稳打，每方用药精简，往往只略作改动，看似雷同，但其立意及思路却大不相同，正所谓"差之毫厘，谬之千里"。一方面体现了组方者的医学修养及临床水平，源于伤寒学中的精妙；另一方面也揭示了重症之人对于药物的敏感度或许更高于常人，故精准把握是疗效的保证！

● 发热

案一：泌尿系感染

李某，女，29岁，工人。1986年12月15日，患者以发热8天，伴尿少、腰痛为主诉入院。其时已无明显发热，但尿少色黄；并见咽痒，咳嗽，口干苦，舌尖红，苔黄，脉弦细数。入院时尿分析：WBC2～3，RBC 1～2，上皮（＋）；12小时爱迪计数：RBC 64万，WBC 544万。诊断：太阳蓄水证（泌尿系感染），膀胱湿热，水蓄下焦。先予八正散加味治疗未效。后以清热化气利水之五苓散加味治疗：茯苓24g，猪苓12g，白术12g，泽泻10g，桂枝6g，白花蛇舌草25g，车前草15g，太子参18g，五爪龙30g。服1剂后尿量即增多，连服7剂后，上述症状消失。再以本方加少量养阴清热之品调理善后，巩固疗效。

按：《伤寒论》云："太阳病，发汗后，大汗出，胃中干，烦躁不得眠，欲得饮水者，少少与饮之，令胃气和则愈。若脉浮，小便不利，微热消渴者，五苓散主之。"柯琴《伤寒附翼》论曰："凡中风、伤寒，结热在里，热伤气分，必烦渴饮水，治之有二法：表证已罢，而脉洪大，是热邪在阳明之半表里，用白虎加人参清火以益气；表证未罢，而脉仍浮数，是寒邪在太阳之半表里，用五苓散，饮暖水，利水而发汗。"本案发热、尿少、口干，此所谓"小便不利，微热消渴"者，是膀胱蓄水之症；而咽痒、咳嗽，正揭示"表证未罢"，故选用五苓散为治。然五苓散虽能够利水渗湿，但毕竟以温阳化气为主，与本案夹热之病机不完全契合，因此加用白花蛇舌草、车前草等清利之药，以求扶正祛邪，寒热兼顾。由此可见，审证入微、经方活用是取得临床佳效不可或缺的两个方面。

案二：不明原因

罗某，女，11岁，于2006年10月15日初诊。患者有过敏性紫癜病史。主诉：反复发热4个月余。患者2006年6月4日无明显诱因出现发热，最高体温39℃，在广东省梅州市人民医院住院治疗（具体用药不详）无改善。刻诊：发热，体温38℃，无咽痛，无关节疼痛，时恶寒，夜间易发热，纳眠可，大便硬，一日一行，小便黄，舌淡暗，苔黄微腻，脉滑。查血尿分析均无明显异常。中医证候为脾肾两虚，湿热内蕴，气滞血瘀。治以健脾补肾，行气活血，祛湿化痰。处方：熟附子6g（先煎），党参10g，白术10g，云苓10g，柴胡6g，黄芩10g，怀山药15g，薏苡仁15g，田七片5g（先煎），香附8g，炙甘草5g，菟丝子10g。7剂，水煎服。

二诊：药后发热退，未见恶寒，余症均明显好转，舌淡苔腻，脉弦。继以熟附子6g（先煎），党参10g，白术10g，云苓10g，柴胡6g，苏叶8g（后下），怀山药10g，薏苡仁15g，田七片5g（先煎），赤芍10g，枳壳10g，炙甘草5g调治。病情未反复。

按：此患儿有过敏性紫癜病史，中医认为其病在血分，有虚实之分。外因为外感风热之邪，湿热夹毒蕴阻于肌表血分，迫血妄行，外溢皮肤孔窍，以实证为主；内因为素体心脾气血不足，肾阴亏损，虚火上炎，血不归经所致，以虚证为主。患儿病久，出现发热，且以夜间为主，论其病机应认为属"脾胃气虚，下流于肾，阴火得以上乘土位"。因脾胃气虚时，脾阳下陷下焦入于肾间，命火、相火上冲，不仅上乘土位侵犯中焦，更能冲及上焦，弥漫全身而发热。本证正合甘温除热法主治，补其中气，升其清阳。但彭教授临证用药时多加熟附子、怀山药、菟丝子、山萸肉等补肾之品，取其"见肝之病当先实脾""见脾之病当先实肾"之意。脾气大虚，土不制水，且传病于肾，致肾阳亏虚，虚阳上越，亦可导致人体蒸蒸而热。此外，夜间发热之病多属病已至或将至三阴，此时更当急益三阴之阳气，使其固摄收敛外散之虚阳，则阳伏其位，升降和调，必其元气恢复而诸症自愈。遣方时再辅以祛湿化瘀之药以助祛邪，虽诸药合用而不乱其法，故顽症能瘳。

● 咳嗽

案一：急性支气管炎

刘某，女，38岁，2007年8月27日初诊。产后即起咳嗽已40天，多方延治，效不显。来诊时咳嗽，夜间甚，无痰，咽痒，纳眠可，二便调，舌淡，苔薄黄，脉弦细。处方：炙麻黄6g，桔梗15g，北杏仁15g，细辛5g，五味子6g，党参20g，白术15g，云苓20g，柴胡8g，苏叶15g（后下），熟附子10g（先煎），炙甘草8g。7剂。

二诊：药后咳大减，舌暗红，苔薄白，脉沉细。处方：熟附子8g（先煎），党参15g，白术15g，炙麻黄6g，细辛5g，苏叶15g（后下），陈皮6g，柴胡6g，黄芩15g，桔梗15g，怀山药20g，炙甘草8g。7剂。

三诊：偶有咳嗽，口干微渴，舌淡暗，苔薄润微黄，脉沉。处方：熟附子10g（先煎），党参20g，白术20g，云苓20g，炙麻黄6g，细辛5g，苏叶15g（后下），陈皮6g，柴胡6g，山萸肉15g，北杏仁15g，炙甘草8g，薏苡仁20g。7剂。

再诊诉来调理身体，咳已全无。

按：患者病后多方延治，抗生素以及中药清热之类药均已采用，但病不轻反迁延月余。彭教授指出患者产后经脉空虚，气血不足，易感外邪，导致气机运行失调，且致咳之邪本质当为寒邪为主，余邪均为兼夹或变证。四诊合参，本案当辨为肺脾两虚，风寒外袭。治以健脾补肺，祛风解表。方选麻黄附子细辛汤温经散寒，使邪从表解；四君子汤健脾益气，培土生金；杏仁、五味子宣散与收敛肺气相得，是彭教授治疗咳嗽喜用之药对；苏叶轻疏风邪，与麻黄相配，有麻桂相配之效，但又避免了虚人过汗之虞；桔梗引诸药上行，起引经报使之效以开肺气。诸药相合，使月半之疾七剂近愈，又进两诊调理收功。前医迭进清热止咳而未效，是因未辨病邪之寒热、病位之所在，没能佐引之故。改遵仲景法，疗效遂彰，此亦"六经钤百病"之明证。

案二：咳嗽变异性哮喘

黄某，男，13 岁。2007 年 9 月 10 日初诊。主诉：咳嗽微喘 2 个月余。患者喷嚏、鼻塞多年，遇风寒冷则症状加重。近 2 个月咳嗽痰多，曾服西药治疗，症状一度改善，但现仍有咳嗽痰多，一日数次，喷嚏频发，舌淡苔花剥，脉沉弦细。辨证为肺肾气虚，夹风夹痰。治宜健脾补肾，祛风化痰。处方：党参 15g，白术 15g，云苓 20g，炙麻黄 6g，北杏仁 12g，薏苡仁 15g，细辛 5g，熟附子 5g（先煎），苏叶 10g（后下），荆芥穗 10g（后下），山萸肉 10g，炙甘草 5g。7 剂，水煎服，日 1 剂。

二诊：药后前症明显好转，偶有鼻痒，未见喷嚏，无咳嗽，舌淡红，舌中剥苔渐生，脉滑尺沉。处方：熟附子 6g（先煎），党参 15g，白术 15g，云苓 15g，炙麻黄 6g，细辛 3g，五味子 6g，苏叶 15g（后下），怀山药 20g，菟丝子 15g，薏苡仁 15g，辛夷花 8g，炙甘草 8g。7 剂。

三诊来时，患儿自诉通体舒畅，无任何不适，嘱其继服 5 剂健脾益肾汤药以善后。

按： 本例患者为儿童，素有过敏性鼻炎、哮喘病史，此次发病因外感风寒之邪，引动内饮，发为咳喘。据患儿母亲介绍，发病后曾用抗生素及清热化痰止咳中药治疗，早期症状稍减，但诸恙仍迁延至今已两月余。彭教授认为，患儿先天肺肾不足，复感风寒之邪，即发咳喘，治疗当温肾健脾，以固其本，使邪无所凑，则内生痰饮无从聚集，并加温肺散寒之品使已感之邪从肺卫温散宣化。只是可叹先医者多诊为上呼吸道感染，抗生素加上清热化痰中药等苦寒之品攻伐邪气，使虚者更虚，邪伏体内而不得化出，如此循环，正不存内，外界六淫稍变，必将引动宿饮，内外交困，诸疾重生。对此患儿彭教授以麻杏苡甘及麻黄附子细辛汤宣肺散寒、温经除湿，加四君子汤及山萸肉健脾益肾固本，并以苏叶、荆芥穗加强宣散之力。7 剂后二诊，患儿咳已全无，偶有鼻痒，故仍授前法，减少了肺表药物，加强补肾收敛之品。本案完美体现了《内经》"治病必求于本"的精神。

● 腹痛

案：肠梗阻

患者李某，女，75 岁。既往有高血压、糖尿病史，常于彭教授处开中药治疗，病情稳定。2014 年 7 月 26 日，突发右下肢疼痛，并呕吐，于我院急诊科治疗。对症处理后，呕吐虽止，但随即出现腹胀，无排气、排便；再次对症处理，症状无缓解，遂送至彭教授处诊治。时症：患者呈急症苦倦面容，语气低微，腹痛、腹胀明显，欲呕不吐，不思饮水，口苦，无法下咽食物，右下肢疼痛；三日无排大便，排气少，小便黄、少。触诊腹部膨隆，疼痛拒按。舌红苔白厚，舌中裂纹多，脉沉偏弱。处方：柴胡 6g，黄芩 15g，桔梗 15g，炙麻黄 6g，熟附子 10g（先煎），细辛 5g，川连 6g，藿香 15g，鱼腥草 15g，广木香 15g（后下），炙甘草 6g。

4 剂药尽，患者复诊，见其面容舒缓，语声较上次洪亮，自诉服上方 1 剂后，即排气有大便，便量偏少，腹痛感减轻，仍有欲呕感，可进食少量；但仍腹胀，双下肢无力感明显，脚软，行走无力。其脉细弦，舌红苔黄厚，舌中裂纹多。处方：柴胡 8g，黄芩 15g，桔梗 15g，熟附子 10g（先煎），川朴 15g，川连 6g，藿香 15g，广木香 6g（后下），细辛 6g，炙麻黄 6g，大黄 6g，鱼腥草 15g，炙甘草 6g。

4剂药尽，再次复诊时，患者面带喜色，行走有力，自诉腹痛腹胀完全消失，无呕吐，可正常饮食，大便1～3次/天，小便正常。舌红苔白，脉弦。其血压、血糖控制均可。后治疗继续以基础病为主。

按：患者突发症状经对症处理后，稍有缓解，但随即又发，原因与时令节气、患者年龄、基础病均有一定的关系。患者发病季节为夏季，岭南地区多潮湿，湿性重浊黏滞，为阴邪，易伤阳气，阻碍气机。湿滞经络关节，阳气布达受阻，可有肌肤不仁、关节疼痛重着感；脾主运化水湿，喜燥而恶湿，但对湿邪又具有易感性，故脾运湿而恶湿，湿气困阻脾胃，则脾胃纳运失职，升降失常，可有不思饮食、脘腹胀满、小便短涩之症。患者于夏季感受湿邪，脾土受困，脾阳不振，运化无权，故有腹胀腹痛、不思饮食；湿邪内阻，水饮内停，故小便短少、大便困难；湿邪停滞关节，故出现下肢疼痛沉重、行走不利；患者年龄偏大，肾气不足，加之脾阳受损，气机失畅，胃气反逆，故出现欲呕之症；脉象沉而弱缘于患者本就存在慢性病反复发作，病程长久；舌苔白厚亦为湿邪停滞的表现。彭教授两次处方以小柴胡汤合麻黄附子细辛汤加芳香化湿药加减，除湿理气，迅速解除患者欲呕感，缓解腹胀腹痛，用药有效。初方广木香用药15g，意在行气止痛，着重改善主要症状；二方中广木香用量6g，是以患者腹痛大有缓解，仍有胀感，故加川朴消胀止呕；两次处方均加以藿香芳香化湿，鱼腥草通利小便。老年患者症急病杂，故予寒热并用、攻补兼施取效。

● 胃痛

案一：慢性胃炎

于某，女，40 岁。主诉：胃脘部冷痛 3 个月余。患者 3 个月前在无明显诱因下出现胃脘部胀、冷痛，喜温喜按，与饮食无明显关系，恶心欲呕，西医予以服用硫糖铝口服混悬液、泮托拉唑钠肠溶胶囊后未见明显好转，遂转为中医治疗。初诊时，患者面黄，胃脘部冷痛，胀闷，喜温喜按，欲呕，纳呆，口不渴，大便溏，平素畏寒，睡眠一般，小便尚调，舌淡胖有齿痕瘀斑，苔白厚，脉沉迟。处方：党参 20g，白术 20g，茯苓 20g，熟附子 8g（先煎），丹参 15g，三七 10g（先煎），山药 15g，陈皮 8g，法半夏 15g，炙甘草 8g。7 剂。

复诊时，面色较前好转，胃脘部冷痛、大便溏较前明显改善，无恶心欲呕，畏寒，睡眠一般，小便尚调。舌淡胖有齿痕瘀斑，苔薄白滑，脉沉迟。效不更方，继以上方调治而愈。

按： 该患者有脾肾阳虚、痰瘀中阻的病机，脾肾阳虚，无力转输、蒸化津液，水聚成湿，湿蕴中焦，则胃脘部冷痛、喜温喜按；痰湿中阻，胃失和降，则欲呕、纳呆、口不渴、大便溏；舌淡胖有齿痕，苔白厚，脉沉迟皆为辅证。治疗上当以温补脾肾，燥湿化痰为法。在具体药味的选择上，全方集温补、燥湿、活血为一体，采用熟附子、党参、白术、茯苓、炙甘草温补脾肾阳气，半夏、陈皮燥湿化痰，三七、丹参活血止痛。山药既可增强补脾益肾之力，又可制约大队的燥热之品，是不可或缺之药。该方最特别之处在于附子与半夏的并用，半夏燥湿，附子温阳，是温阳、燥湿中的首选药味，一温一燥，阳复湿去。半夏与附子皆用炮制，用量比例为15：8，非常接近仲景赤丸2：1的比例。用炙甘草制约熟附子的毒性，用山药减少过度的燥热之性。温补之力足，燥湿之品佳，疗效自然好。复诊时患者前证阳虚、湿瘀的症状都有好转，舌质虽无明显改变，但舌苔已由白厚转为薄白，齿印明显减少，症状大有好转而未见副作用，所以附子与半夏这样相反药味的应用反而能使患者症情改善，予医者不小启发。

案二：十二指肠球部溃疡

程某，女，29岁。反复胃痛2年，加重1个月。症见胃脘胀痛，时可牵掣至胁下，泛酸，呃逆，耳鸣，晨起欲呕，口干偶苦，神疲乏力，四肢有时硬痛，纳食少，二便调。舌质淡红，苔薄白，脉弦细涩。月经夹少量血块。胃镜检查提示：十二指肠球部溃疡。中医辨为肝胃不和，气血郁滞。治宜健脾疏肝和胃，理气活血化瘀。处方：党参15g，白术15g，云苓15g，柴胡10g，枳壳15g，赤芍15g，海螵蛸18g，怀山药20g，陈皮6g，大腹皮15g，熟附子6g（先煎），炙甘草6g。7剂。

二诊：胃痛明显减轻，口干苦、欲呕、呃逆等症消失，肢体转柔，仍有少许泛酸、胁下胀痛。舌质红。处方：太子参15g，白术15g，云苓15g，柴胡6g，枳壳15g，赤芍15g，海螵蛸15g，怀山药 20g，大腹皮 15g，香附 15g，田七片 10g（先煎），炙甘草 6g。

2 周后胃痛、胁痛未发。继以四君子汤合四逆散加疏肝理气之品调理半月，症状完全缓解。

按： 中医学认为，素体亏虚，或劳倦过度，或饮食所伤，或久病脾胃受损，或肾阳不足，失于温煦，均可引起脾胃虚弱，胃失和养而胃痛。脾胃的受纳运化，中焦气机的升降，有赖于肝之疏泄功能正常发挥。如《素问·宝命全形论》言："土得木而达。"病理上，忧思恼怒，情志不遂，使肝失疏泄，气机不畅，横逆犯胃，胃则和降失职。故《沈氏尊生书》曰："胃痛，邪干胃脘病也……唯肝气相乘为尤甚……"若气机阻滞日久，血行瘀滞，或久病入络，亦发为疼痛，故《临证指南医案》指出："胃痛久而屡发，必有凝痰聚瘀。"本患者胃脘胀痛，胁下不舒，口干苦，脉弦，提示肝郁；四肢硬痛，月经夹血块，脉细涩，提示血脉受阻。疏肝和胃，行气化瘀，恰为正治。

● 痞满

案：急性胃肠炎

刘某，女，36 岁，2009 年 10 月 20 日初诊。患者 6 天前受凉后感冒，恶寒发热，鼻塞流涕，头痛，咽痒咳嗽。在社区医院吊针服药治疗后，恶寒、头痛、咳嗽等症状消失，但身热不退，胸闷欲吐，上腹胀满，纳差，口淡无味，大便烂、每日五六次。曾服用藿朴夏苓汤等中药治疗无效。刻下：T 38.4℃，胸中烦闷，腹不胀而觉脘部痞塞不舒，嗳气有食臭味；肠鸣即欲排少量大便，便色淡黄、水样，夹有不化的食物残渣，无异臭。舌淡胖，脉濡数，苔薄白。中医诊断为痞证，证属水热互结。治宜和胃消痞，散水清热。以生姜泻心汤加味：生姜 20g，制半夏 10g，黄芩 6g，干姜 5g，党参 15g，炙甘草 6g，黄连 3g，大枣 10g，茯苓 15g，苍术 15g。服药 2 剂，热退泻止，胃脘痞塞减轻。上方继服 2 剂，诸症悉愈。

按：《伤寒论》第 157 条云："伤寒汗出解之后，胃中不和，心下痞硬，干噫食臭，胁下有水气，腹中雷鸣下利者，生姜泻心汤主之。"本方为半夏泻心汤类方，主治胃虚不能运化水湿饮食，胃气上逆之"干噫食臭"，热邪与胃中水饮互结之"心下痞硬"，胃中水饮变动之"胁下有水气，腹中雷鸣下利"。水饮为有形实邪，与邪热搏结，故胃脘部痞胀而按之有触手感是本方的主症，食气不化而干噫食臭是本汤证辨证的关键。胃中水气或横走于胁，或下走大肠则雷鸣下利，故以生姜宣散胃中水饮为主药，合半夏更能散饮降逆；芩、连清邪热，与生姜、半夏合用辛开苦降，以调理脾胃，复其升降，散其痞结，同时芩、连尚能燥湿止泻；干姜佐生姜，干姜气厚，功兼收敛，二药相合，散中有敛，守中有走，既能温补中州，又能反佐芩、连苦寒；参、术、苓、草扶中补虚，以益土制水。全方攻补兼施，寒温并用，直中病机所在，故疗效卓著。

● 泄泻

案：功能性腹泻

　　陆某，男，37 岁。慢性腹泻多年，便质呈糊状，2～3 次 / 日，无腹痛，纳眠可，小便调。舌质淡暗，边有齿痕，苔淡黄厚腻，脉弦，沉取弱。曾有癫痫病史。方予：柴胡 6g，枳壳 15g，赤芍 15g，党参 20g，白术 20g，云苓 20g，熟附子 8g（先煎），神曲 15g，香附 15g，猪苓 15g，田七 10g（先煎），炙甘草 8g。7 剂后大便成形，质软，2 次 / 日，继续守方加减调治；1 个月后，大便基本 1 次 / 日，质可。

　　按：肝脾二脏在生理上密切联系，决定了其在病理上也相互影响。或因忧郁、恼怒、情绪激动导致肝木之气失于条达，横逆克犯脾土；反之，也可因脾气素虚，气血生化不足，肝木失于阴血濡润而导致肝旺乘脾，致使脾失健运，清阳不升，浊阴流于下，乃成泄泻。因此，疏肝健脾法用以治疗泄泻，在临床上运用较多。此外，化湿、升提、固涩、温肾等法亦常随证而入。本案患者苔虽黄厚腻，却未多用芩连等苦寒清热化湿的药物。因患者曾有癫痫病史，平素心情低落，抑或紧张，其就诊时形容动作了然于目，彭教授判断此为肝脾不调。长期的肝郁气滞，升发条达失职，克伐脾土，导致水谷无以运化而湿邪内生，搏结下趋，从而导致大便溏烂，次数增多。彭教授择其病之源头，以柴胡、枳壳、赤芍、香附、田七调肝理血，使气血通畅；同时以党参、白术、云苓、神曲健脾化湿止泻；熟附子仅用 8g，体现"少火生气"。气、血、水运行调畅，诸症自除。此外，在治疗此类病证时，彭教授常于方中加入猪苓、薏苡仁等，利小便以实大便，屡收良效。

● 便秘

案：习惯性便秘

庞某，女，25岁。平素大便二三日一行，质干难便。1周前受凉感冒后鼻塞、咳嗽、咯白色黏痰，后服西药症状缓解，现大便五日未行，时有腹痛，拒按；口苦，善太息；纳可，眠差易醒，小便正常。舌淡胖，边有齿痕，苔白黏腻，脉沉弱。方予：北杏仁15g，苏叶15g（后下），炙麻黄15g，怀山药15g，薏苡仁15g，柴胡6g，枳壳15g，赤芍15g，党参20g，白术20g，云苓20g，炙甘草8g。服2剂后即行大便1次，质地干硬，后二日一行，7剂后恢复正常。

按：彭教授用方注重肝脾，尤其女子，以肝为先天，以血为本，且又善感多怀，若忧愁思虑太过，情志不畅，或久坐少动，气机郁滞，不能宣达，则肝的疏泄功能失职，肝气不升，胃肠通降受阻，传导失常，糟粕内停，不得下行，从而导致大便秘结。抑或时干时溏，行无规律。此患者平素大便偏干，此次因外感寒邪舍于肺卫，肺与大肠相表里，肺卫之气郁闭，大肠传导更加无力，导致便秘加重。故方以北杏仁、苏叶、炙麻黄宣通肺卫，其中杏仁质润行降；再以四逆散疏肝解郁，调理气血运行；四君、山药补益脾胃，得收佳效。彭教授平时治疗便秘很少使用峻下猛攻药物，常在调理肝脾的基础上辅以杏仁、肉苁蓉、火麻仁润肠通便，或养阴生津或温阳以助大肠气化。治疗同时嘱患者保持精神愉快，心情舒畅，并进行适当的运动，注意调整饮食结构，也都起到非常重要的作用。

● 胁痛

案：肝吸虫病

梁某，男，38 岁。患者于外院发现肝吸虫病半年余，现症：胁肋痛，口干口苦，腹胀，无恶心呕吐，纳寐可，二便调畅，舌红苔黄腻，脉弦滑。中医辨证：肝脾失调，气滞血瘀，兼夹湿阻。治以疏肝健脾，活血止痛，祛湿消积。疏以四逆散加味：太子参 20g，白术 30g，云苓 30g，柴胡 10g，枳壳 15g，赤芍 20g，丹参 15g，槟榔 15g，田七片 10g（先煎），茵陈 15g，怀山药 20g，炙甘草 8g。每日 1 剂，水煎服，共 7 剂。

二诊：前症好转，无肝区不适及腹胀等症，舌淡红偏暗，苔白，脉略数。予小柴胡汤化裁，并加强行气散结之力。处方：党参 20g，白术 20g，茯苓 20g，柴胡 6g，黄芩 15g，枳壳 15g，槟榔 15g，薤白 15g，法半夏 12g，赤芍 15g，香附 15g，怀山药 20g，炙甘草 8g。继服 7 剂。

1 周后，根据患者全身症状及舌脉象，守原方酌加调补脾肾药物，攻补兼施，除邪祛瘀。药后患者诸症若失，检查肝吸虫项目多次，结果连续呈阴性。随访数月，未见复发。

按： 四逆散证仅出现在《伤寒论》少阴证治篇的第 318 条里："少阴病，四逆，其人或咳，或悸，或小便不利，或腹中痛，或泄利下重者，四逆散主之。"后世历代医家对其多有发挥，其现代应用范围很广。本病例主要由于虫邪侵袭人体，内舍于肝，肝失条达，影响肝之疏泄，气机郁结所致。气郁化火，可见口干口苦；胁肋痛为肝木受邪，经气不利所致；木郁克脾，水湿运化受阻，则腹胀；舌脉之象可为之佐证。辨证本病主从四逆散之病机，故疏以四逆散疏肝解郁和脾。方中柴胡疏肝解郁，升达肝木之气；枳壳易枳实，行脾胃之滞，增强破气消积之功。两者一升一降，以畅气机。甘草甘缓，能和中缓急；用赤芍代白芍，以侧重散瘀止痛。四药并用，共奏升降、开阖、通阳、宣郁之功。在此基础上予四君子汤、怀山药益气固脾，化痰利湿；加槟榔驱虫消积，行气利水以祛邪；茵陈清利湿热；丹参、田七片活血化瘀。彭教授于此方之应用可谓谨守病机，且扩大了经方的应用范围。

● 黄疸

案：新生儿黄疸并肺炎

郑某，男，3月龄。病史：出生不久，医院诊断为新生儿黄疸并肺炎。口服肝泰乐每次0.05g，每天3次；茵栀黄口服液每次5mL，每天3次。服药2周，黄疸未退，开始咳嗽；伴流涕，有痰，咳剧烈易呕吐。当地医院给予氨溴特罗口服液每次2.5mL，每天3次；扑尔敏每次0.6mg，每天3次；继续用抗炎等治疗3周无效，经人介绍来诊。现症：身目黄染，剧烈咳嗽伴背部剧烈震动，有浓痰，无发热；咽部充血，双肺呼吸音增粗，可闻及痰鸣音，双眼分泌物多；大便频、质稀，小便黄，纳眠差；双食指络脉鲜红，指纹气关，舌淡红，苔白。处方：党参10g，白术10g，云苓10g，柴胡6g，黄芩8g，桔梗10g，熟附子5g（先煎），炙麻黄2g，细辛1.5g，陈皮5g，炙甘草6g，鱼腥草8g。服用7天，咳嗽减轻，大便调，痰声减少。上方麻黄、熟附子、陈皮、炙甘草减量，加麦芽10g，茵陈6g。用药1周咳止，黄疸亦褪。

按：该小儿禀赋不足，五脏稚嫩，邪初入肝脏，出现新生儿黄疸，但由于服用大量抑制气管平滑肌的药物，治标而未解本邪，再加以扑尔敏之毒邪太过，木火刑金，最终伤及肺脏，出现剧烈咳嗽痰鸣。治以四君、麦芽之类方药顾护胃气，以后天补先天；以麻黄附子细辛汤合鱼腥草一味，寒热同用，虚实同调；以小柴胡辅之调整枢机，全方位调护。标本兼顾，先后天同调，虚实寒热皆顾护，故能收获奇效。从此案不难发现，彭教授偏重于补养中元之气。中元之气即先天之肾气与后天之中气。小儿体质未充，以稚嫩之体承受病邪，故其病易患、病情易变。小儿躯体感受风寒之邪，会比常人更易发热、咳嗽，甚至迁延不愈。因此，小儿的疾病都需要时时顾护其本，即使是有外邪侵袭，亦可根据邪正交争的具体情况分为扶正为主和扶正兼以祛邪两种。彭教授治疗各种疑难杂症常收卓效，正是继承了仲景护阳气、保胃气、存津液的思想，该思想对指导儿科病证，以及内伤杂病的治疗，均有重要意义，也是我辈继承中医所要思考的重要之处。

● 胸痹

案一：糖尿病性心脏病

曹某，女，56岁。2008年1月7日初诊。患者有糖尿病病史6年，2个月前因反复胸闷痛在外院住院治疗，行冠脉造影检查，诊断为"冠心病"，予阿司匹林、倍他乐克、单硝酸异山梨酯片、立普妥、拜糖平、格华止等药物治疗，症状有所缓解。近因气候突变，天气骤冷，胸闷痛又时有发作。刻诊：胸闷，心前区隐痛，咳吐白黏痰，神疲乏力，面色苍白，四肢不温，双下肢浮肿，夜寐欠佳，小便短少，大便干结，舌淡暗边有齿印，苔白腻，脉沉弦而滑。中医证属心脾两虚，痰瘀凝聚。治以健脾养心、温通胸阳，佐以活血祛湿。药用：熟附子8g（先煎），党参20g，白术20g，茯苓20g，玉米须20g，薤白15g，瓜蒌仁15g，丹参15g，枳实15g，法半夏12g，田七片10g（先煎），桂枝6g，柴胡6g，炙甘草8g。每日1剂，水煎服。

服4剂后，胸闷、胸痛明显缓解，咳痰减少，双下肢浮肿减轻，四肢较前温暖，大便得通。前方去枳实，加山萸肉15g，熟附子用量增至10g。每日1剂，水煎服。

续服7剂后，患者诉全身症状明显改善，胸闷胸痛不作，双下肢浮肿基本消退，四肢转温，二便自调，诸症皆安。后以健脾益气、温阳通络为主调理巩固，以善其后。嘱其适寒温，患者坚持在门诊治疗，随访3个月，病情稳定。

按：本例糖尿病合并冠心病，相当于中医学"胸痹心痛"范畴，可称为"消渴病心病"。《金匮要略》将胸痹心痛的病因病机概括为"阳微阴弦"，阳微即不及，为上焦阳气不足，胸阳不振之象；阴弦即太过，为阴寒太盛，水饮内停之征。《伤寒论·辨脉法》云："阳脉不足，阴往乘之。"故上焦阳虚，水气痰饮等阴邪乘虚犯上，阻遏胸阳，使心脉痹阻，气血不通，不通则痛。因此，导致了胸痹心痛的发生。本证的治疗用健脾养心、温通胸阳，佐以活血祛湿之法。以桂枝甘草汤、瓜蒌薤白半夏汤、四逆散、四君子汤等方加减而成。方中辛热气厚之附子，直补心阳之虚，"益火之源，以消阴翳"也。《本经疏证》云："其（指桂枝）用之道有六，曰和营、曰通阳、曰利水、曰下气、曰行水、曰补中。"桂枝、炙甘草相伍，辛甘合化，振奋心阳，温通血脉。党参益气，可增加鼓动心脉之力。茯苓甘淡利水、养心安神、补脾厚土，桂枝与茯苓相配，则温阳之中以制水阴，利水之中以复心阳。白术燥湿健脾，使水有所制。瓜蒌薤白半夏汤可通阳开痹，宣化痰浊之邪。再加丹参、田七片活血化瘀之品，使血脉畅通。四逆散疏肝理气，调畅气机，气行则血行，气机调和，心脉畅通无阻，则胸痹自除。四逆散中去芍药者，恐其酸苦敛阴，反掣桂、附温通之肘也。诸药合用，使阳气得通，痰浊得除，阴寒得散，瘀血得祛，胸中气机畅通，故诸症悉除。

案二：糖尿病性心脏病

刘某，男，62 岁，公务员。反复胸闷胀痛 1 个月余，加重 1 周，门诊求治。患者有糖尿病病史 10 余年。平素口服瑞易宁、美迪康降糖，空腹血糖控制尚可，波动于 6 ～ 8mmol/L。1 个月前开始出现胸部闷痛、气短、心悸，在某西医院诊治，查心电图，提示前壁心肌缺血，诊断为"2 型糖尿病，冠心病（心绞痛）"，给予硝酸甘油、复方丹参滴丸等药，症状时有反复，近 1 周，胸痛发作频繁，每因情绪不佳而诱发，每次疼痛持续时间延长，舌下含服硝酸甘油尚可缓解。刻诊：胸部闷痛，气短，心悸，倦怠乏力，咽干少津，脘闷作恶，喉中有痰，纳呆便溏，舌淡暗胖大、边有瘀点，苔微黄腻，脉细涩。心电图示：$V_3 \sim V_6$ 导联 ST 段下移大于 0.05mV，T 波倒置。提示前壁心肌缺血。西医诊断：2 型糖尿病；冠心病（心绞痛）。中医诊断：消渴、胸痹（气阴两虚，气滞血瘀痰凝）。治疗上继续口服西药降糖药，胸部疼痛时舌下含服硝酸甘油。中医急则治标，缓则治本，先以行气活血、化痰通络为主，益气养阴为辅。方用：柴胡 10g，赤芍 15g，瓜蒌皮 15g，法半夏 12g，薤白 10g，枳壳 12g，黄芪 20g，怀山药 15g，玉米须 20g，丹参 15g，田七片 10g（先煎），鸡血藤 30g，炙甘草 6g。3 剂，1 剂 / 日。

嘱患者多休息，保持心情舒畅，清淡饮食。3 天后复诊，胸痛、气短、心悸等症状明显好转。效不更方，守方续进 6 剂，其间胸痛已无再发，气短、心悸已平，纳食增加，黄腻苔渐化，血糖控制可。缓解期以扶正为主，继续守方加减，选用山萸肉、麦冬、太子参等加强益气养阴之功。

按：彭教授认为，糖尿病性心脏病是糖尿病患者长期脏腑功能失衡的结果，属本虚标实、虚实夹杂之证。病变早期以气阴两虚为本，气滞血瘀痰浊为标，病位在心、脾；基本病理变化为气阴两虚，气滞痰瘀，心脉痹阻；日久则阴损及阳，心肾阳虚，阳虚水泛。故临证时，当分清标本、虚实、缓急，治疗上扶正祛邪、攻补兼施。本虚宜补，权衡脏腑气血阴阳之不足，调整脏腑之气血偏衰，尤其重视补益心肾气阴之不足；标实当泻，针对气滞、血瘀、痰浊而理气、活血、化痰、通络，标本同治。他指出，本病证治错综复杂，在疾病变化过程中的邪正消长决定着攻补法则的实施。尤其病在心胸，君主之居，不得丝毫延误。首先要抓住气阴亏虚之本，在临床中糖尿病性心脏病患者多见气虚阴虚之象，不扶正则无力祛邪，特别对于缓解期的患者，尤以扶正为本；其次，祛邪不忘扶正，在发作期虽以标实为主，但常潜藏着本虚。故治疗上标本两顾，攻补兼行，易于收效。切记不可浪补、猛攻，当以补正而不碍邪、祛邪而不伤正为原则。他在长期临床实践中，用自拟消渴通痹汤（四逆散、瓜蒌薤白半夏汤合方加入黄芪、麦冬、怀山药、玉米须、田七片、丹参等）治疗本病取得了满意疗效。此外，彭教授临证时非常重视运用情志调护和饮食运动疗法，往往采用心理疏导，嘱咐患者培养良好的饮食、生活习惯，来帮助患者达到却疾愈病、摄生养身的目的。

案三：糖尿病性心脏病

郑某，女，52岁。2009年12月18日初诊。患者糖尿病史13年，使用胰岛素针治疗，血糖控制尚可。近2年来反复出现胸闷不适，偶有心慌心跳。心电图示：窦性心动过缓、肢导低电压、心率56次/分；24小时动态心电图示：房性早搏。曾服用西药治疗1年，症状略有改善，但胸闷不适等症仍时发。特别是患者认为长期服用西药副作用较大，常有胃肠不适、神疲乏力等症，故欲改中药治疗。前医曾使用当归、党参、枸杞子等温热滋补药物，患者诉服后出现牙龈肿痛、低热、面部长疮，遂来本院就诊。刻症见：疲倦乏力，胸闷气短，夜甚，偶有心慌心跳，口腔溃疡，纳可，眠差，大便稀烂，小便可，舌淡红，苔白微腻，边有齿印，脉沉细缓。西医诊断为糖尿病性心脏病。中医辨为脾肾两虚，痰浊瘀血痹阻心脉。治以真武汤合瓜蒌薤白半夏汤、四君子汤加减：柴胡8g，黄芩15g，桔梗15g，党参20g，白术20g，云苓20g，薤白15g，丹参15g，田七片10g（先煎），猪苓15g，炙甘草8g，熟附子10g（先煎）。每日1剂，水煎服，共7剂。

二诊：口腔溃疡好转，余症同前，纳可，眠差，大便成形，小便可，仍有胸闷、眠差等症，舌淡红，苔白微腻，边有齿印，脉沉细缓。继续予以健脾补肾，行气活血，化痰祛湿：薤白15g，党参20g，白术20g，云苓15g，柴胡8g，枳壳15g，赤芍15g，法半夏15g，丹参15g，熟附子8g（先煎），炙甘草8g，田七片10g（先煎）。7剂。

三诊：诉胸闷、心慌、乏力等诸症均好转，睡眠改善，纳可，二便调，舌红苔白，边有齿印，脉沉细。腻苔已化，湿浊渐祛。继续予以温阳化湿，健脾理气：守上方，熟附子增至10g，加怀山药20g，菟丝子15g。

继服7剂后，自诉已无胸闷、心慌等，偶觉乏力。而后以健脾补肾、化湿祛瘀，兼疏理气机，调补善后。

　　按：本病西医明确诊断为糖尿病性心脏病，中医诊断为消渴病胸痹。患者以胸闷不适为主症，舌淡红苔白腻，边有齿印，脉沉细缓，证型为脾肾两虚、痰瘀痹阻心脉。患者糖尿病病程较长，胰岛素控制血糖虽较好，但仍无法阻止糖尿病并发症的发展。中医学认为，消渴病日久，脏腑功能失调，心及脾肾之阳气不足，血运不畅，津液不化，继发瘀血内阻、痰浊停聚、气机阻滞等病理变化，导致心脉痹阻而产生胸闷、心悸、气短等症。因此，治法上予健脾补肾、温阳利水化湿，兼以活血化瘀。真武汤方中熟附子为君药，补火助阳，温经祛湿；白术补气健脾，燥湿利水；茯苓利水渗湿，宁心安神，治湿浊凌心之心悸心慌。瓜蒌薤白半夏汤具有通阳宽胸，化痰散结的功效。现代药理研究表明，本方能够扩张冠状动脉，增加冠脉流量，减弱心肌收缩力，减低耗氧量，并能抑制血小板聚集。再加柴胡、枳壳疏理气机，促进血液循环及水液宣散。本病以真武汤、瓜蒌薤白半夏汤、四君子汤、四逆散等经方合用治之，根据辨证分型加减药物，取效甚佳。

案四：风湿性心脏病

　　邓某，女，43岁。反复胸闷、心悸 5 年。症见胸闷偶痛，心悸，气短，语音低微，双下肢乏力，肢冷，纳差，食后腹胀，呃逆，二便调。舌暗红，苔薄黄，脉沉弦细数而结弱。超声心动图提示：风湿性心脏瓣膜病变（二尖瓣重度狭窄、二尖瓣钙化、三尖瓣中度关闭不全、轻度肺动脉高压）。中医病属胸痹。辨为心脾两虚，痰瘀痹阻。先予温振心阳，理气活血，兼祛痰湿：柴胡 10g，枳壳 15g，赤芍 15g，熟附子 6g（先煎），香附 15g，桂枝 6g，田七片 10g（先煎），薤白 15g，法半夏 12g，瓜蒌皮 15g，丹参 15g，炙甘草 6g。服用 4 剂后，胸闷稍减，腹胀轻微。

效不更方，继进 14 剂，胸闷、心悸显著减少，肢体温暖，腹胀、呃逆未发，食纳好转。舌苔变薄白，脉沉细结代。转方以健脾益心，宣痹通阳，化痰祛瘀为法：党参 15g，白术 15g，云苓 20g，柴胡 10g，枳壳 15g，赤芍 15g，丹参 15g，法半夏 12g，薤白 15g，瓜蒌皮 15g，田七片 10g（先煎），炙甘草 6g。坚持服用 2 个月余，胸闷痛、心悸消失，言语清亮，下肢有力。

按： 胸痹多发于 40 岁以上的中老年人，主要病机为心脉痹阻，病位虽在于心，然其发病多与肝、脾、肾三脏功能失调有关。病理变化表现为本虚标实，虚实夹杂。本例患者风湿性心脏瓣膜病变，既有心区不适，又有腹胀、呃逆等脾胃症状，下肢乏力、肢冷、脉沉亦归因于肾，故治疗上应心脾肾同调，健脾养心，温肾逐湿。脉结代提示虚中夹瘀，且患者病达 5 年，久病入络，心脉多有瘀滞，需合用活血化瘀方药。彭教授指出，凡治心疾，首先要宣展胸中阳气，如《医门法律》所认识的："胸痹心痛，然总因阳虚，故阴得乘之。"方中参、附、桂温阳益气，以治本；丹参、半夏、枳壳行气化痰祛瘀，以治标。临证灵活加减，不执一方绳治"病"，也不可执一方绳治"症"，故得效。

● 真心痛

案：急性心肌梗死并脑梗死

张某，男，78岁，初诊时间：2016年3月28日。患者既往有冠心病及高血压病史，近3天来胸痛伴头痛、头晕反复发作。家属诉其胸骨后有压榨疼痛感，每次发作持续3～5分钟，于当地治疗无效。诊时见患者神志不清，面色晦暗，四肢厥冷，汗多便少，伸舌不能配合，脉象结代。入院后行辅助检查：胸片示肺部感染；心电图表现为ST段抬高型心肌梗死、心律失常、早搏、心房纤颤；脑部CT示右侧大面积脑梗死；实验室检测提示尿路感染。西医诊断：①急性心肌梗死；②右侧大面积脑梗死；③肺部感染；④泌尿系感染。中医诊断：真心痛、类中风。证型：心肾阳虚，脑窍闭塞，内闭外脱型。治疗：西医予吸氧、营养支持、抗血小板聚集、抗感染等；同时予服安宫牛黄丸，每次1/3粒，3次/日，共服3天，以开窍醒神；另用红参、西洋参、田七片各10g，炖水频服，以补气通络。并处汤方如下：熟附子6g（先煎），石菖蒲15g，薤白15g，太子参15g，白术15g，茯苓15g，赤芍15g，川芎15g，干地龙15g，黄芪15g，桃仁15g，炙甘草8g。7剂，1剂/日，水煎服。

2016年4月3日再次就诊，家属诉患者服安宫牛黄丸2日后，其神志即有好转，服药7剂后胸痹心痛等明显改善。予停用安宫牛黄丸，原方去石菖蒲，熟附子加至10g，黄芪加至20g。14剂，1剂/日，水煎服。

服药2周后患者精神转好，已能起坐，纳增，遂出院继续服中药调理并结合康复调治。追访半年，身体逐步恢复，精神良好，饮食正常，能坐轮椅行走。

按： 急性心肌梗死与脑卒中同时发生，会显著增高患者的死亡风险。此症中医为"真心痛""类中风"合病，甚为凶险。《灵枢·厥论》曰："真心痛，手足青至节，心痛甚，旦发夕死，夕发旦死。"《素问·调经论》认为："血之与气并走于上，则为大厥，厥则暴死，气复反则生，不反则死。"证候多属闭脱两见，阳虚阴竭，临床上可见心痛剧烈；甚则持续不解，猝然昏仆，不省人事，口眼㖞斜，半身不遂，目合口开，手不握固；伴有冷汗淋漓、手足逆冷、面白唇紫、二便自遗、气息俱微、脉散乱或微细欲绝等危状。此由气血大亏、元阳虚脱，或阴竭于下、孤阳上越等而致。治当首重摄纳真阴真阳，保护元气，或佐壮水制火、潜镇息风、开窍通络。本案治法中安宫牛黄丸乃"三宝"之一，功效清热解毒、镇惊开窍，对邪入心包、中风神昏有卓效；汤药则以四君子汤合补阳还五汤立意，重在益气活血、温阳通脉，符合真心痛心肾气虚、阳虚，运血无力，心脉痹阻的病机。彭教授一贯主张治病不分中西医，恰当的中西医结合可以提高治疗急危重症的疗效，也有利于提升中医药在危重病救治中的地位。

● 心悸

案：糖尿病性心肌病

张某，女，66 岁，2008 年 8 月 22 日初诊。2 型糖尿病史 10 年，伴心慌心悸 2 年。患者使用降糖药（不详）控制血糖，平素空腹血糖控制在 7.3mmol/L 左右。近 2 年来偶发心慌心悸，活动劳累后加重，伴疲倦乏力、心烦失眠。心电图示：心肌缺血。刻诊：心慌心悸，疲倦乏力，双膝关节疼痛，双下肢酸软无力，目朦，口干口苦，食后胃胀，心烦眠差，大便可，夜尿频（4～5 次），舌淡暗，边有齿痕，苔白微腻，脉沉细。西医诊断为糖尿病性心肌病，中医诊断为消渴病心病。证属心脾肾虚，痰瘀痹阻。治拟四君子汤、真武汤合瓜蒌薤白半夏汤加减：党参 20g，白术 20g，云苓 20g，玉米须 20g，丹参 15g，田七片 10g（先煎），薤白 15g，瓜蒌皮 15g，怀山药 15g，熟附子 8g（先煎），猪苓 15g，炙甘草 8g。每日 1 剂，水煎服，共 7 剂。

二诊：诉心慌症状缓解，仍口干口苦，双下肢乏力，关节疼痛，眠差。继用上方 7 剂，加柴胡 8g 疏肝理气，熟附子增至 10g。

三诊：诸症好转，心慌心悸的发作次数减少，疲乏、眠差、关节疼痛等症状有所改善，纳可，大便可，夜尿频，舌淡暗，边有齿痕，苔薄白，脉沉细。在前方基础上酌加强健筋骨之品，如桑寄生

20g，独活 15g，鸡血藤 20g 等。继服 1 个月后，诸症状基本缓解，病情稳定。仍以上法加减，巩固治疗。

按：糖尿病心肌病是糖尿病心血管的并发症之一，累及心肌内的微小血管病变。一般临床表现为心悸气促，严重时表现为肢肿面浮，尿少腹胀。中医可归属于"心悸""怔忡"等范畴。消渴病日久，气阴两虚，伤及心脏，表现为心气不足，痰瘀痹阻心络，心体失用；重症时肾阳虚衰，水气上凌心肺，甚者心阳虚脱。本例患者年事已高，消渴病病程较长，心脾肾脏俱虚，出现心悸心慌、食后胃胀、下肢疲乏无力、夜尿频多等症状。证为本虚标实，兼夹瘀血痰湿。治法上以健脾补肾为主，同时给予宽胸祛痰、活血化瘀。方中用熟附子温补肾阳，固护正气，对患者关节疼痛亦有温经通络之效。诸经方合用，共达治病求本、祛邪外出的目的。

● 眩晕

案一：腺垂体功能减退症

杨某，男，67岁，2009年1月18日初诊。主诉：反复头晕、纳差3个月，加重1周。2007年5月外院明确诊断脑前垂体肿瘤，当年6月和8月分别行脑垂体肿瘤切除术和伽马刀治疗术。2007年12月，因眩晕住我院明确诊断为"腺垂体功能减退症"。3个月前出现头晕、乏力、纳差，再次入住我院，按"腺垂体功能减退症、低钾低钠血症"予静脉营养支持，补充钠、钾盐后好转；出院后继续口服高浓度钠盐治疗。长期吸烟史。平素食肥甘之品。刻诊：精神不振，懒言疲倦，头晕，时欲嗜睡，纳差，四肢严重乏力；小便量多，大便少；舌淡嫩，苔白腻，脉沉滑细无力。血压：82/60mmHg。西医诊断：腺垂体功能减退症。中医辨证：脾肾两虚，痰湿内阻；治则：温补脾肾，健脾化痰。方以茯苓四逆汤加味：熟附子10g（先煎），干姜8g，人参10g（另炖），白术20g，砂仁10g（后下），法半夏15g，茯苓15g，石菖蒲15g，肉桂8g（后下），炙甘草6g。7剂，每日1剂，水煎分4次温服。

二诊：头晕消失，纳食可，余症均有好转。舌淡嫩红，苔略白腻，脉沉细无力。继续温补脾肾，原方去砂仁、制半夏、石菖蒲，加黄芪25g，怀山药15g。7剂，水煎服。

药后诸症基本消失，继予前基础方加减调理善后。

按：本案为脑垂体肿瘤术后，西医诊断为腺垂体功能减退症。彭教授认为，内分泌功能不足，多证属阳气虚损，温养无力。治以温补脾肾为要法。患者年事已高，脏腑渐亏虚。《伤寒论》少阴病辨治篇述："少阴之为病，脉微细，但欲寐也。"本病例临床所见与之相符，据此辨为少阴病。少阴心肾阳虚，阳气虚衰，机体脏腑失养，则嗜睡头晕、纳差乏力、小便多、舌质淡嫩苔白、脉沉细无力。"饮食自倍，肠胃乃伤"，素食肥甘之品，脾气益损虚弱，痰湿阻窍，清阳不升。长期吸烟辛燥之品，灼伤机体的阴精。仲景云："少阴病，脉沉者，急温之，宜四逆汤。"故以四逆汤补阳固本，取茯苓、人参宁心健脾，加砂仁、法半夏、石菖蒲温燥化痰，用黄芪、怀山药益气补肾。分4次给药，少量多次频服，意在健养脾胃之气。

案二：高血压

患者伍某，男，76岁。既往高血压病史，常用中药调治，平素血压可控制在正常范围内。2014月8月22日就诊前突发头晕、心悸，时测血压210/180mmHg。观察患者神情乏采，大汗淋漓，唇紫。彭教授立即给其舌下含化复方丹参滴丸，口服降压药波依定降压，并扶其至安静地休息。20分钟后，患者觉心悸减轻，头晕好转，已无大汗出，测血压150/90mmHg。观其面色和缓，舌质暗淡偏胖，脉象和缓。处方：柴胡8g，黄芩15g，桔梗15g，熟附子8g（先煎），菟丝子15g，夏枯草15g，丹参15g，赤芍15g，地龙15g，三七10g（先煎），猪苓15g，炙甘草8g。日1剂，共3剂；

另三七、红参、西洋参各 10g，煎水频服。

　　3 剂后，患者复诊，观其面色红润，精神佳，近 3 天血压值恢复以往水平，无头晕、心悸现象，纳可，二便调，唯有夜间睡眠欠佳。诊脉弦有力，舌质转红体略胖，苔薄。继续巩固用药：党参15g，白术 15g，茯苓 15g，熟附子 8g（先煎），菟丝子 15g，杜仲15g，丹参 15g，山药 15g，三七 10g（先煎），防风 15g，白芷 15g，夜交藤 15g，炙甘草 8g。共 7 剂。嘱其按时作息，不可过于劳累，按时服药，定期监测血压。

　　药后患者再次复诊，已无特殊不适。

　　按：《素问·至真要大论》所谓"诸风掉眩，皆属于肝"者，意在木郁所发之病。本案患者诊断为"高血压"，属于中医"眩晕""肝风""中风"等病证范畴。一般认为，高血压与肝的关系密切。情志失节，心情失畅，恼怒与精神紧张，都可以伤肝。病虽属肝，然乙癸同源，肝肾相生，火之虚旺，必助于木，而木气横逆，复损于脾胃，木克土也。患者一向血压控制稳定，突发心悸、头晕，一是处于嘈杂环境，扰乱心神，紧张不安，以至心情抑郁，怒气伤肝，而肝火虚旺，损及脾土，脾胃升降失职，则清阳之气不能布于上，浊阴之气不能注于下，故有头晕；二是患者年龄偏大，肾气本就虚损，加之突发症状，更加虚弱以至心血得不到濡养，出现心悸、唇紫。彭教授嘱患者舌下含服复方丹参滴丸化瘀理气止痛，缓解其极度不适症状，待其好转后，观其舌脉，以补益脾肾、活血化瘀为法，再开方治疗。一方中以小柴胡汤为基础，加附子、菟丝子温补肾阳，夏枯草、地龙平肝潜阳，余丹参、赤芍、三七等活血化瘀，柔滑血管，达到缓解症状、解除病痛之效果。另嘱患者

三七、红参、西洋参各10g煎水频服，亦有保健活血降压之功效。本案特别之处在于："风火相煽"的急症高血压心悸、头晕患者，仍用大辛大热有毒的熟附子等取效。

案三：高血压

患者，男，55岁，教师。主诉：头晕、目眩反复发作2年余，加重1周。患有高血压病史2年余，经服开搏通、速尿等西药后，血压有所下降，但头晕缓解不明显，曾服补气养血、平肝潜阳方药，效果不佳。平素血压控制在（160～190）/（90～110）mmHg。现症：头晕目眩，轻时眼花，有头重脚轻感，重则如坐车船，走路不稳；兼有畏寒，肢厥，困倦乏力，胃纳欠佳，胸闷作恶，舌暗红，苔白腻，脉沉弦。西医诊断：高血压Ⅲ级（极高危组）。中医诊断：眩晕（阳虚水饮上泛夹痰瘀）。治疗维持原有降压药，逐渐减量。中医以温阳利水为法。方用苓桂术甘汤合泽泻汤、四逆汤加减：茯苓30g，桂枝10g，白术20g，甘草6g，泽泻15g，熟附子10g（先煎），干姜6g，党参15g，法半夏12g，蔓荆子10g，砂仁6g（后下），川芎10g。4剂，水煎服，日1剂，分2次服。

复诊：眩晕、纳差、困倦乏力、畏寒症状好转，但肢端触之仍冷，有少许胸闷作恶，白腻苔略化。守前方，熟附子量增至12g，加田七片10g（先煎），黄芪30g。续服4剂，诸症明显好转，腻苔渐化，弦脉转缓。

共服16剂后，患者眩晕愈，四肢渐温，精神可，纳佳，舌暗红，苔薄白，脉沉微涩。血压趋于正常：（130～140）/（80～90）mmHg。以健脾滋肾，兼活血为主调理善后。

　　按：本案易被误认为是气血亏虚，肝阳上亢之证。前医曾用补气养血、平肝潜阳方药，效果欠佳。缘患者头晕目眩、走路不稳、肢厥怕冷、舌苔白腻、脉沉等，四诊合参，当辨为阳虚水饮上泛。阳虚水湿不化，湿阻清窍，故见以上诸症。治宜苓桂术甘汤合泽泻汤、四逆汤加减。方中熟附子、桂枝、干姜温阳散寒；用大剂量茯苓、白术、泽泻、党参健脾行水；法半夏、砂仁理气燥湿化痰；蔓荆子、川芎息风活血，上行头目。此与仲景健脾温肾利水治眩相类。阳气温复，运化之力复职，则水湿之邪得以消除，诸症也随之消失。

● 不寐

案一：失眠症

黄某，女，69 岁。失眠，多梦，易醒，心烦，头晕，耳鸣，腰痛，下腹部隐痛，饱食后加重，纳少，大便 2 次 / 日，小便色黄灼热，舌暗红瘦，舌面无苔但水滑润泽，脉弦。方予：柴胡 6g，枳壳 15g，赤芍 15g，党参 20g，白术 20g，云苓 20g，熟附子 8g（先煎），怀山药 15g，香附 15g，神曲 15g，炙甘草 8g，藿香 15g。7 剂。

药后睡眠质量好转，时间延长，仅为入睡困难，头晕、耳鸣、腰痛均有所减轻。继续调治半月，一切复常，睡眠已无障碍。

按:《景岳全书·不寐》中说:"忿怒之不寐者，此皆内邪滞逆之扰也……思虑劳倦，惊恐忧疑……常多不寐者。"故不寐责之情志所致者甚多，反之久为不寐，患者必然心情烦闷、疲乏无力，最终皆易导致肝郁脾虚。本案患者腹部隐痛、饱食后加重、纳少、舌滑，皆脾虚夹湿之候，故以党参、白术、云苓、怀山药、神曲、藿香健运中焦。彭教授常说，切勿一见失眠就简单地安神定志，须治其根本，而兼顾其症。主方四逆散合四君子汤具有疏肝解郁、补气健脾之功，可治忧思肝郁、心脾两亏之不寐。临证再结合兼证，给予清心和胃、补血养血、宁神镇静等法，有执简驭繁，以不变应万变之妙。

案二：失眠症

伍某，男，31岁，2006年2月27日初诊。主诉：失眠10年余，加重半年。患者因工作紧张，脑力不足，经常夜难入寐，严重时每晚仅睡3～4小时，翌日则精神疲惫、乏力不安。诊见：入睡困难，精神不安，观其神情默默而不开朗，时而心烦，心悸，耳鸣，背部略酸痛，胃脘部隐隐作痛，二便调，舌暗苔薄白，脉弦细。中医诊断为不寐，证属血虚肝郁，肝胃不和，心神失养。治以健脾养血，疏肝和胃，宁心安神。药用：党参20g，炒白术20g，茯苓20g，炒枣仁20g，柴胡6g，枳壳15g，赤芍15g，醋香附15g，山药15g，三七10g（先煎），防风12g，熟附子6g（先煎），炙甘草8g。每日1剂，水煎服。

二诊：服用12剂后，精神转佳，入睡略好，背部酸痛消失，偶有胃痛。上方去防风，加山萸肉15g，继服14剂。另加煲汤食疗以增强疗效：党参30g，薏苡仁30g，黄精30g，山药30g，茯苓20g，瘦猪肉50g。7剂。

三诊：药后胃痛告愈，入睡渐佳，每晚可睡6小时左右。近日身上出现片状红斑，瘙痒，耳鸣，寐时右手痹，尿少，脉弦。上方改酸枣仁8g，香附8g，加丹皮8g，菟丝子15g，猪苓15g，车前草15g。7剂。

四诊：见精神愉快，心情舒畅，入睡明显好转。嘱守方再服14剂，巩固疗效。

1年后随诊，未再复发。

按：本案之顽固性失眠系因肝郁脾虚，心神失养所致。肝血虚一方面可导致心失供养，血舍魂，血虚则魂不守舍，是故睡不安枕；另一方面又可使肝阳偏亢，上扰心神，而为心悸、失眠等症。肝喜条达而恶抑郁，肝郁则气滞，气滞则血瘀，瘀血不能上养于脑，则不成眠。同时患者有胃病史，"胃不和则卧不安"，进一步加重了失眠。彭教授用四君子汤补其后天之本，脾胃健，则气血生化有源，气血充，则肝有所藏，肝血充足则魂魄自安。四逆散疏肝解郁，加赤芍、三七活血化瘀，气行则血行，血行则瘀去，瘀去则神安。古人有"乙癸同源""肝肾同治"之说，故二诊在上方基础上加补肾药，加强强壮调整作用，以巩固疗效。酸枣仁为一收敛性的滋养药，尤其有强壮神经及安神的作用，故初始用量较大，取其补虚安神以安眠。方中使用少量附子，一方面可以振奋中阳，畅健胃肠；另一方面对于一些顽固性失眠久治不愈者，稍加桂、附一类兴奋药，可增强其疗效。

案三：更年期综合征

　　杨某，女，53岁，2009年11月25日初诊。患者2年来反复出现眠卧不安、噩梦纷纭、心悸烦闷、时烘热汗出等症状，西医诊断为"更年期综合征"，经西药赛乐特和黛力新治疗后，症状有所缓解，但患者不想长期依赖西药，于是寻求中医治疗。就诊时症见：面色晦暗，精神不佳，失眠多梦，心烦不宁，口中干渴，时烘热汗出，双手麻木，疲乏倦怠，情志抑郁，已绝经，纳食一般，二便调，舌淡苔白，脉弦细。证属脾虚肝郁，心神不宁；治以健脾疏肝，养心安神。方用四君子汤合四逆散加味：党参20g，白术20g，云苓20g，柴胡8g，枳壳15g，赤芍15g，夜交藤20g，酸枣仁20g，丹参15g，葛根20g，田七片10g（先煎），炙甘草8g，煅龙骨30g（先煎），珍珠层粉30g（先煎）。每天1剂，水煎服，共7剂。

嘱其西药药量减半，多参加业余爱好活动。

1周后复诊，失眠、心烦等症状好转，仍时有烘热汗出，偶有胸闷心慌，双手麻木，舌淡苔白，脉弦细。上方去枳壳、赤芍、龙骨、珍珠，加熟附子（先煎）10g温补肾阳，薤白、法半夏各15g行气宽胸，怀山药20g健脾生津。

继服7剂后，诸症皆有改善，诉做梦次数减少，已无胸闷心慌，在前方治疗基础上加以菟丝子、杜仲等补益肾精肾气之品。治疗1个月后，已不需服用西药，状态平稳，仍坚持门诊进行中药调理。

按：更年期综合征是妇女在更年期阶段由于卵巢功能衰退，月经停止来潮，而在绝经前后出现的一系列症状与体征，如月经紊乱、头晕耳鸣、情绪激动、烘热汗出、血压波动等。根据中医学理论，本病源于肾气渐衰，天癸渐竭，肾水亏虚不能上济心火，故心悸烦躁；心肾不交，故噩梦纷纭、眠卧不安；阴不维阳，虚阳外越，故烘热汗出；阴虚内热，故口干咽燥；冲任渐虚，阴血日趋不足，肝失阴血之濡养，肝气不疏而郁结，故情绪不佳；气血瘀滞，肌肤失去营血之滋养而出现双手麻木。彭教授指出，虽然肾衰是造成更年期综合征的根本原因，但在补肾的同时，调理脾胃至关重要。肾气已衰，只有得后天脾胃水谷精微之气的滋养，精气才能化生不断，因此选用四君子汤调理脾胃。再者，本例患者由于长期失眠多梦，精神不佳，以致心烦抑郁，情志不舒，彭教授选用四逆散疏肝解郁，并在此基础上加用龙骨、珍珠镇静安神，丹参、夜交藤养心安神、祛风通络，酸枣仁宁心敛汗等。后期以补益肾精、强壮筋骨为法，加用菟丝子、杜仲等补阳之品。此病虽在心、肝，而调治不忘脾、肾，神乎其技也。

● 痫证

案：继发性癫痫

吕某，男，37岁，2008年9月22日初诊。阵发性晕厥，伴口吐白沫20余年。患者自10岁时因头部外伤后，多次发生突然昏厥，不省人事，数日1次；伴口吐白沫，四肢抽搐，持续3～5分钟后方可清醒。平素纳可，无头痛、头晕、便秘。观其舌体胖大，舌质暗，苔剥；查脉弱。外院脑电图示脑电波重度异常，确诊为癫痫。患者长期服用苯妥英钠、苯巴比妥等镇定药物维持治疗，但症状控制不甚理想。中医诊断为痫证，证属脾肾阳虚、瘀血阻络，治宜温肾健脾祛瘀。处方：党参20g，炒白术20g，山药20g，茯苓20g，柴胡6g，炒枳壳15g，赤芍15g，石菖蒲15g，山萸肉15g，丹参15g，熟附子8g（先煎），炙甘草8g。

二诊：上方连服20余剂，服药过程中癫痫未有发作。大便溏薄，日行二三次；纳寐尚可，余无不适。舌淡红苔黄厚，脉弦滑。遵效不更方之意，前方去丹参、山萸肉、石菖蒲，加炒神曲15g，醋香附15g，生薏苡仁15g，继服15剂。

三诊：诉服药期间一直稳定，坚持工作，未感不适。嘱其守方再服15剂，巩固疗效。随诊治疗1年余，未再发作。

按：癫痫以突然昏仆、四肢抽搐、口吐白沫、醒后如常为主

常，诸症向愈。

按：新生儿感染是造成新生儿发病率和死亡率增高的主要原因。其感染严重时，体温明显升高则可发生惊厥，表现为突然出现的全身或局部肌群的强直性或阵挛性抽搐，双眼球凝视、斜视、发直或上翻，伴意识丧失。其症来势凶猛，变化迅速，甚至可威胁小儿生命。中医谓之"惊风"，又称"惊厥"，俗名"抽风"。古代医家认为，惊风是一种恶候。如《东医宝鉴·小儿》云："小儿疾之最危者，无越惊风之证。"《幼科释谜·惊风》曰："小儿之病，最重惟惊。"一般认为，小儿肌肤薄弱，腠理不密，气血未充，极易感受时邪，由表入里，邪气嚣张而壮热，热极化火，火盛生痰，甚则入营入血，内陷心包，引动肝风，出现高热神昏、抽风惊厥、发斑吐衄，或见正不胜邪，内闭外脱。其主要病机是热、痰、惊、风的相互影响，互为因果；主要病位在心肝两经。本案中患儿出生仅1天，大脑发育不全，外邪入侵而不觉，故致此病。方中以小柴胡汤合三拗汤加鱼腥草从太阳、少阳二经施治，意在清宣毒热，使邪气外散而解。四君子汤有扶正固本，增强小儿抗病能力作用。在大热大惊之病而敢用附子者，一由于新生儿神经、免疫功能不健全，所谓先天之本不足，故需急护；二者，附子能够强心，防止高热诱发小儿心衰之变，以求"先安未受邪之地"。此案辨治"哑儿"，重视扶养太阴、少阴二经正气，寒温合法为当，经方合用为善，有胆有识，有勇有谋，令人击节赞叹！

● 郁证

案：焦虑症

陈某，男，31岁。患者1年前无明显诱因出现紧张、恐惧、恐高等症状，按"焦虑症"给服氯硝西泮、舍曲林片后症状一度缓解，但近4个月来心烦易怒明显，记忆力下降，自觉思维不够活跃，体重减轻，乏力，纳眠尚可，夜尿稍频，大便干，舌暗红，苔白微腻，脉弦。中医诊断为郁证。治予疏肝健脾补肾，行气活血宁神。方药：党参20g，白术20g，云苓20g，柴胡6g，枳壳15g，赤芍15g，郁金15g，怀山药20g，煅龙骨20g(先煎)，煅牡蛎20g(先煎)，山萸肉15g，炙甘草8g，黄精15g，田七10g（先煎）。7剂。

服药后烦躁症状明显缓解，记忆力改善，即以上方稍事增损，调治1个月余，除睡眠不足时略心烦、头晕外，无特殊不适。舌仍暗，苔厚黄腻，脉弦滑。处方：柴胡8g，枳壳15g，赤芍15g，酸枣仁20g，煅龙骨20g（先煎），夜交藤20g，丹参15g，怀山药20g，煅牡蛎20g（先煎），田七10g（先煎），石菖蒲15g，炙甘草8g。

续服6周，诸症消失，舌暗红，苔薄白，脉弦细。继以四逆散合四君子汤加熟附子、黄精、郁金、田七等巩固善后。

按：焦虑症是一种以持续性紧张、担忧、恐惧或发作性惊恐为特征的情绪障碍，伴有植物神经系统症状和运动不安等行为特征。中医将之归属于情志病范畴，涵盖"郁证""惊悸""怔忡""不寐""脏躁""百合病""奔豚""卑喋"等病名。中医学认为，郁证是由于情志不舒，气机郁滞所致。以心情抑郁、情绪不宁、胸部满闷、胸胁胀痛、易怒易哭等为主要临床表现。本病病位主要在肝，但可涉及心、脾、肾。郁证初起，病变以气滞为主，常兼血瘀、化火、痰结、食滞等，多属实证。病久则易由实转虚，随其影响脏腑及损耗气血阴阳的不同，而形成心、脾、肝、肾亏虚的不同病变。本案患者病史一载，久服镇静安神类西药，症状反复，且药物毒副作用不能排除。心烦易怒、脉弦，提示肝郁；记忆力下降、夜尿频，提示肾亏；体重减轻、乏力，提示脾虚；舌暗红、苔腻，提示痰瘀。因此，以疏肝解郁、健脾益肾、活血祛湿为治疗大法，随症加减施治。王冰释《内经》论郁曰："木郁达之，谓吐之令其条达也；火郁发之，谓汗之令其疏散也；土郁夺之，谓下之令无壅碍也；金郁泄之，谓渗泄解表利小便也；水郁折之，谓抑之制其冲逆也。"但张景岳提出："如肝性急，怒气逆，胁或胀，火时上炎，治以苦寒辛散而不愈者，则用升发之药，加以厥阴报使而从治之。又如久风入中为飧泄，及不因外风之入，而清气在下为飧泄，则以轻扬之剂举而散之。凡此之类，皆达之之法也。王氏以吐训达，不能使人无疑……言五郁者，言五行之化也，气运有乖和，则五郁之病生矣。其在于人，则凡气血一有不调而致病者，皆得谓之郁证，亦无非五气之化耳。故以人之脏腑，则木应肝胆，木主风邪，畏其滞抑，故宜达之，或表或里，但使经络通行，则木郁自散，是即谓之达也。"诚哉斯言。

● 惊悸

案：焦虑症

夏某，女，34岁，2010年3月13日初诊。患者修习"气功"2年，甚为痴迷，喜深夜练功，勤修不止。5个月前自觉练功"走火入魔"，时心悸刺痛，乏力汗出，甚为惊恐。2个月前自觉夜间鬼物附身，噩梦连连，每于丑时即突发惊悸惊醒，冷汗淋漓，上肢冰冷，麻木刺痛，下肢尚温，不敢入睡，白昼诸症消失。查阅病历，曾行心脏彩超、动态心电图、脑电图、肝肾功能等检查，均无异常。西医诊断为焦虑症，予抗焦虑西药治疗，症状减轻，但出现肝损害，周身不适，痛苦不堪，遂寻求中医治疗。刻下：神疲乏力，面色无华，心悸心烦，纳少，恶风汗出，月经延期、量少色暗，舌暗，苔白，脉弦。中医诊断为惊悸。证属心阳亏虚，瘀血内阻。治宜益气温阳，活血化瘀。予桂枝加龙骨牡蛎汤加味：桂枝、白芍各30g，龙骨、牡蛎（均先煎）各20g，制附子（先煎）、大枣、丹参各15g，炙甘草、生姜各6g。

服药第2剂，患者夜间肢冷麻木感明显减轻，醒后能入睡。守方加减服药半月，诸症悉愈，随访3个月未复发。

按：桂枝加龙骨牡蛎汤方出《金匮要略·血痹虚劳病脉证并治》，原方调和阴阳、潜镇摄纳，主治"男子失精，女子梦交"之症。后世医家对其应用多有发展。清·郑钦安《医理真传》在原方基础上增附子，用以治疗惊悸。案中患者长期熬夜，阳气耗伤，兼之忧虑惊恐，亦伤心血心气，气血俱虚，阴阳失调。心藏君火，居上而震慑阴邪，现君火虚弱，则群阴上逆，诸症并起，正如《医理真传》指出："心阳不足，阴邪所干。"治疗当以温补心阳为主，兼以调和阴阳，活血散瘀。方中重用桂枝以温通心阳，同时引心阳下交于坎阴；白芍、甘草、生姜、大枣补脾益气，滋养血脉，使阴津充而上奉以养神，则阳有所附，此调和阴阳治本之法；牡蛎、龙骨育阴潜阳，宁心安神；而加以附子增强温阳之力，加入丹参活血化瘀，均为治标之策。诸药合用，则标本兼顾，阴阳相交，使阳气复，阴邪去，悸自止，心自安。

● 便血

案：急性上消化道出血

陈某，女，65 岁，就诊时间：2015 年 12 月 18 日。患者胃脘部反复冷痛 2 年余。2 天前再次出现上腹部胀满疼痛，随后出现下腹部冷痛，自服消炎止痛药（不详）效果不显，疼痛加剧，多次排出黑便，恶心欲呕。于某医院查大便潜血（++++），诊为"急性消化性溃疡"，予以止血、止痛等对症治疗，腹痛有所缓解，但半日后再发，并逐渐加重。来诊时，患者重症病容，面色萎黄，畏寒，胃脘部冷痛甚，喜温喜按，憋胀难受，时欲呕，大便黑溏，舌淡胖，边有齿痕、瘀斑，苔白厚，脉沉迟无力。中医诊断为便血。证属脾肾阳虚，瘀血阻结。予处方如下：党参20g，白术 20g，茯苓 20g，熟附子 8g（先煎），丹参15g，三七 10g（先煎），海螵蛸15g，法半夏 15g，怀山药 15g，陈皮 6g，炙甘草 8g。7 剂，每日 1 剂，水煎服。嘱患者回家服药并观察情况，未予其他西医治疗。

2015 年 12 月 24 日患者前来复诊，诉胃脘部冷痛已缓解，无呕逆，大便软、色淡黄。查大便已无潜血。原方去半夏，熟附子加至12g，怀山药加至25g。继服 14 剂，每日 1 剂，水煎服。

2 周后，患者诸症消退，追访半年未见复发。

按：血证是由各种原因导致脉络损伤或血液妄行，引起血液溢出脉外的病证。其辨治以虚实为纲，病变脏腑主要涉及心、肺、肝、脾、胃、肾、大肠、膀胱。张介宾《景岳全书》说："凡治血证，须知其要，而血动之由，惟火惟气耳。故察火者但察其有火无火，察气者但察其气虚气实。"本患者久有胃病史，且以腹部冷痛为主，畏寒，喜温喜按，阳气虚弱体质分明。人体脾肾阳气不足，气的推动与固摄作用减弱，加之阴寒内盛，血脉挛缩，则血液凝涩而运行不畅，或致血离经脉而瘀积体内，均可导致瘀血的形成，故而患者出现胃脘疼痛、大便色黑、舌见瘀斑。如仲景论瘀："屎虽硬，大便反易，其色必黑者，宜抵当汤下之。""产后腹痛，法当以枳实芍药散；假令不愈者，此为腹中有干血着脐下，宜下瘀血汤主之。"因此，处方以党参、白术、茯苓、熟附子、怀山药、炙甘草健养脾肾，丹参、三七、海螵蛸消瘀止痛，法半夏、陈皮化苔浊而止呕。全方补消结合，虚实兼顾，共奏益气温阳、扶正祛瘀之效，从而使患者急证得以消除。

● 消渴

案一：2型糖尿病

　　覃某，女，60岁，2010年9月3日初诊。主诉：口干、多饮、多尿5个月余。既往有高血压、血脂异常史2年余。诉5个月余前无明显诱因出现口干、多饮、多尿，无心悸烦躁、眼突颈肿等症状，曾经在外院就诊，明确诊断为"2型糖尿病"，予格列吡嗪缓释片、二甲双胍片口服控制血糖。自测空腹血糖波动在6.3～7.8mmol/L，餐后2小时血糖在7.2～9.1mmol/L。曾经服用滋补肝肾、益气养阴等中药治疗，症状未有缓解，反而时有加重。免疫相关抗体检查均阴性。多次查尿常规无异常。肌酐、尿素氮示正常。查体：BP146/89mmHg，神清，精神可，形体偏瘦，甲状腺不肿大，无口腔溃疡，心、肺、腹检查未见异常。刻诊：口干渴，喜温多饮；多尿，夜尿6～7次，尿色清，无尿痛、尿涩不适；纳食可，夜寐不安；大便偏干，数日一行。舌质淡略暗，苔薄微润，脉沉弱，尺脉无力。西医诊断：2型糖尿病；中医诊断：消渴。证为脾肾亏虚，气化无力，固摄无权。治予温阳益气，化气利水。方拟苓桂术甘汤、四逆汤、缩泉丸加减：桂枝8g，白术15g，茯苓15g，熟附子10g（先煎），干姜10g，山药15g，益智仁15g，山萸肉12g，乌药6g，肉桂5g（后下），炙甘草8g。7剂，每日1剂，水煎服。

二诊：药后上症均有明显减轻。大便一日一行，质软成形；夜尿3～4次。舌质淡略红，苔薄白微润，脉沉弦细，尺脉稍有力。效不更方，继续守前方，7剂，水煎服。服完药后诸症均愈。

按：一般中医认为，糖尿病应属"消渴"范围。《内经》奠基了中医学对糖尿病（消渴）论治的理论认识。《灵枢·五变》谓："五脏皆柔弱者，善病消瘅。"认为五脏脆弱之气是糖尿病发生的内在根源。合而言之，实为一元气虚损而已。郑钦安在《医法圆通》曰："人身之五气还是一气，三焦还是一焦。"元气（又名真气）是人体最根本的气，基始于先天之本元，赖于肾精之气，出生后须后天水谷之气源源以充养。《脾胃论·脾胃虚实传变论》曰："元气之充足，皆由脾胃之气无所伤，而后能滋养元气。"一旦火土伤败，元气极难复。正如《金匮要略》强调："若五脏元气通畅，人即安和。"气机升降，阳气之性升动，动始于左而右随降之，潜藏之至敛，降极而复升，如此三焦元气之道通调，气血阴阳得以化生四布，精微物质则代谢正常。若脾肾阳虚，升降乏力，元真之气难以往复周流全身，则上不能蒸腾津液于肺，中不能升清降浊于脾胃，下不能气化达于膀胱，导致三焦之气化开阖失职是消渴病的根本原因。如《医贯》曰："命门火衰，不能蒸腐水谷，水谷之气，不能熏蒸，上润乎肺，如釜底无薪，锅盖干燥，故渴，至于肺……不能四布水精，并行五经。其所饮之水，未经火化，直入膀胱……饮一斗溺一斗。"患者因脾肾阳气日渐亏虚，膀胱气化无力，固摄水液无权则为小便利多，饮一溲一。虽小便频多，但见尿色清，舌质淡略暗，苔薄微润，可识津液尚未大伤，口干渴而多饮喜温则属阳虚行水无力，津液不上承所导致。脾胃为土位居中焦，乃升降之中轴，运转四维，流行气机。脾阳亏虚不足，升清之气无力，累及胃气归降不及，糟粕传导失常则大便偏干，数日一行。综合舌脉析之，实为一派阳虚之象。苓桂术甘汤温补太阴之气，四逆汤力补少阴之气，共奏补益先后天之本，以资元气生化之源，阳气充足则升降回复如常。山药、益智仁、山萸肉、乌药、肉桂等温补脾肾，固涩敛气，有引火归原之用，为元气不足、虚不固摄而设。如此配伍，升散降收，补涩结合，合乎病机，水精正常气化而输布全身，故能获效满意。

案二：2 型糖尿病

患者，男，84 岁。因"发现血糖升高 5 天"于 2016 年 12 月 18 日就诊于我院门诊。刻症：口渴多饮，双膝至足趾麻木伴小腿拘挛，偶有胸前闷痛，乏力，近身可闻轻微烂苹果味，纳可，眠差，夜尿频、5 ~ 6 次，大便干硬，2 个月来体重减轻 5kg。舌体胖大，舌边紫暗，苔黄厚腻，脉弦细涩，尺弱。辅助检查：空腹血糖 26.49mmol/L，糖化血红蛋白 13.7%。西医诊断：2 型糖尿病。中医诊断：消渴（脾肾两虚，瘀血阻络）。方予：党参 15g，白术 15g，茯苓 20g，熟附子 10g（先煎），巴戟天 15g，杜仲 15g，枸杞 15g，玉米须 15g，柴胡 8g，赤芍 15g，郁金 15g，丹参 15g，田七 10g（先煎），桂枝 8g，炙甘草 8g。日 1 剂，水煎服，药渣浴足，并予药膳红参、西洋参、田七片各 10g，炖服。

二诊：患者诉双膝至足趾麻木伴小腿拘挛较前减轻，夜尿减少至 2 ~ 3 次，大便调。舌体胖大，舌边紫暗变浅，苔黄厚腻，脉弦细，尺脉弱。辅助检查：空腹血糖 15.2mmol/L。方予：党参 15g，白术 15g，茯苓 15g，熟附子 8g（先煎），杜仲 15g，巴戟天 15g，枸杞 15g，柴胡 8g，黄芩 15g，郁金 15g，赤芍 15g，丹参 15g，田七 10g（先煎），桂枝 6g，炙甘草 8g。日 1 剂，水煎服，药渣浴足，药膳同上。

三诊：患者诉服上药后，自测随机血糖波动在 9～13mmol/L，双膝至足趾麻木伴小腿拘挛症状消失，胸闷明显减轻，纳可，眠较差，夜尿 1～2 次，大便调。舌体微胖，舌边稍有紫暗，黄腻苔减少，脉弦细，尺脉较前有力。处方：党参 15g，白术 15g，茯苓 15g，熟附子 8g（先煎），巴戟天 15g，菟丝子 15g，怀山药 15g，柴胡 8g，黄芩 15g，桔梗 15g，田七 10g（先煎），丹参 15g，炙甘草 8g。日 1 剂，水煎服，药渣浴足，药膳同上。

患者坚持口服中药治疗，每周一诊。十七诊后，患者血糖稳定，多在 8～10mmol/L，乏力、口渴多饮、小便频明显改善，无双下肢麻木，无小腿拘挛，无胸前闷痛。

按：本案中患者年高，正气不足，脾肾亏虚，气虚血瘀俱在，气虚则推动固摄无力，血行瘀滞则不能濡养机体，以致乏力、多尿、双膝至足趾麻木、小腿拘挛，舌暗、脉弦细涩俱为气虚血瘀之象。治当补益脾肾，活血通络。方中熟附子、杜仲、巴戟天温补肾阳，强壮筋骨；枸杞补肾益精，与四君子汤合用可脾肾双补，增益气力，固摄津液，从而缓解乏力、尿频症状。柴胡、赤芍、炙甘草为四逆散去枳实，功效疏肝利胆、调畅气机；配合郁金、丹参、田七等活血化瘀药物，可气血双调、行瘀通痹，丹参、田七亦有养血功效，养血活血为一体，补而不滞，行而不燥，可消除小腿拘挛，改善下肢麻木。桂枝温通经脉，增强通瘀逐络之力。玉米须利湿化浊且可改善胰岛功能、降低血糖。诸药合用，集寒温一体，气血通调，攻补并施，共奏健脾补肾、逐瘀通络之功。内服外洗，双管齐下，药食结合，疗效更甚。二诊时，患者血糖明显降低，舌苔仍黄厚腻，予原方去玉米须，加黄芩以增清热燥湿解毒之效。三诊时，患者已无足趾麻木、小腿拘挛，胸闷明显减轻，予去活血散瘀之赤芍、桂枝、郁金，加桔梗以利肺气，并增加药性平和的怀山药、菟丝子以气阴双补，阴阳同调，患者血糖进一步稳定。整个治疗过程中，彭教授谨守病机，病发时遵"急则治其标"以活血化瘀为重点，缓解后遵"缓则治其本"以补益脾肾为核心，终使患者病情改善。

案三：2 型糖尿病

患者程某，男，33 岁，2015 年 2 月 13 日初诊。患者多饮、多尿、消瘦 3 个月余，至中山大学附属第一医院检测空腹血糖、糖化血红蛋白及尿液，结果示：空腹血糖 18.0mmol/L，糖化血红蛋白 13.50%，尿糖（++++）、尿隐血（+），确诊为 2 型糖尿病。因觉西药副作用较大，故未服用西药降糖药。后患者出现心慌无力，在别人介绍下至彭教授处就诊。患者诉近 3 个月消瘦 10 斤，体乏，心慌无力，每日饮大量水仍觉口渴，尿多有泡沫，饮食正常，睡眠欠佳，接触患者可闻及其呼出淡淡烂苹果味道。舌红苔白中有裂纹，双手脉浮数弦。处方：党参 15g，白术 15g，茯苓 15g，熟附子 10g（先煎），丹参 15g，怀山药 15g，山萸肉 15g，田七片 10g（先煎），猪苓 15g，炙甘草 8g，玉米须 15g。因春节原因，开方 14 剂，日 1

剂，遵医嘱服用，作息按时，饮食清淡。

2月27日复诊：患者自诉服用14剂中药后，症状明显好转，体倦乏力感减少，心慌消失。口中无呼出烂苹果气味。患者再次验血、尿指标，空腹血糖降至9.0mmol/L，糖化血红蛋白降至10.0%，尿糖转阴，尿隐血转阴。仍以上方加减调治。

按：部分糖尿病患者有明显的"三消"表现，可归于"消渴病"范畴。脾肾亏虚是此类消渴病患者的主要病机。彭教授认为，脾肾不足为消渴致病之本。若肾阳虚气化不利，津液不布而发燥渴；脾虚不能为胃行其津液，胃火炽盛，则消谷善饥；糖即阴精，尿糖长期丢失，导致阴精亏损，阴虚更助燥热，故临床常有阴虚燥热之标候。本案虽口渴多饮，但体乏无力、心慌，反映出病本为虚。因之，施以脾肾双补，猪苓、玉米须祛湿以化尿浊。药后空腹血糖、糖化血红蛋白指标均下降，而尿糖、尿隐血转阴，说明治疗有效，避免病情加重、发展至糖尿病酮症酸中毒的地步。

案四：2型糖尿病

吴某，女，66岁。患者发现血糖升高近3年，自诉在当地诊治并服用西药降糖药物（具体不详），未经中医药治疗。现症：全身疲倦乏力，气短，喉间有痰，夜间口干欲饮，眠差，但欲寐，目干涩，时心悸、头晕，易饥，皮肤蚁行感，夜尿多，大便难排，舌质暗，苔薄白，脉弦涩尺弱。西医诊断为2型糖尿病合并肾病、心脏病。中医辨证为脾肾两虚，气滞血瘀，夹痰湿型。疏以真武汤合麻黄附子细辛汤、瓜蒌薤白半夏汤加减：党参20g，白术20g，云苓15g，熟附子8g（先煎），薤白15g，法半夏12g，瓜蒌仁20g，怀山药20g，肉苁蓉20g，细辛6g，五味子6g，炙甘草6g，北杏仁15g，炙麻黄6g。每日1剂，水煎服，共7剂。

二诊：前症均好转，仍觉疲倦，乏力，气短，口苦无口渴，眠稍差，痰阻喉咙感觉未全消，头晕减，大便偏硬，舌暗苔黄稍腻。此为正虚邪留，痰湿瘀阻。故予以补脾温肾，行气活血，利痰湿之方。疏：党参20g，白术20g，茯苓20g，熟附子8g（先煎），怀山药20g，丹参15g，香附15g，田七片10g（先煎），猪苓15g，玉米须20g，肉苁蓉20g，北黄芪15g，炙甘草8g。继服7剂。

三诊：前症好转，无明显口干，头晕减轻许多，舌质淡暗苔白、腻苔稍化，脉略数。效不更方，继续温化，兼活血利湿。上方去党参、香附，加太子参20g，骨碎补15g，菟丝子15g。7剂。

1周后，诸症进一步减轻，继以培补脾肾固本，兼行气活血调理善后。

按：糖尿病在中医上为内伤病，其并发症多，病机复杂。本例患者年事已高，肾脏亏虚，结合其疲倦乏力、气短、但欲寐、时心悸、夜尿多、舌质暗苔薄白、尺脉弱等症状看，此主为少阴病，乃少阴心肾阳虚，阴邪上犯之证。患者时心悸，喉间有痰，为心阳不振，脾虚痰阻，兼肺气不利；夜间口干欲饮，目干涩，为阳虚痰阻，津液不得输布所致；少阴阳气虚衰，各种功能衰退，则见全身疲倦乏力，气短，眠差，但欲寐，夜尿多，大便难排；舌质暗苔薄白，脉弦涩尺弱，皆为阳气虚衰、阴邪内乘之佐证。上症与《伤寒论》第82条"太阳病发汗，汗出不解，其人仍发热，心下悸，头眩，身𥆧动，振振欲擗地者，真武汤主之"及316条"少阴病，二三日不已，至四五日，腹痛，小便不利，四肢沉重疼痛，自下利者，此为有水气……真武汤主之"基本吻合，故选用症状与病机皆相符的真武汤化裁，以温阳化气利水。对于内伤病的阳虚寒凝型，可合用麻黄附子细辛汤以温经散寒，方中熟附子、白术、云苓皆真武汤要药；瓜蒌薤白半夏汤通阳宽胸、化痰散结，以防治心脏并发症；五味子、北杏仁敛肺降气化痰；肉苁蓉补阳通便泻浊；并以四君子汤加怀山药加强健脾肾、利痰湿，而起到更好地降低血糖等指标的作用。本病例初以瓜蒌仁、五味子、杏仁等多味种子药物宣肺利气，兼有通便泻浊之功，而不伤正，为其治疗关键和巧妙之处，即遵本病"本虚标实"病机、"邪有出路"治则。本证病情虽然复杂，但以经方合用治之，所谓"方随证化，方证相合"，故取效甚捷。

案五：糖尿病酮症酸中毒

杨某，男，20岁，学生。3周前因昏迷被家人发现入院抢救，诊断为"1型糖尿病、糖尿病酮症酸中毒"，经补液、静滴胰岛素等治疗后好转。出院1周以来，一直皮下注射诺和灵30R（早26U、晚20U）控制血糖，血糖水平不理想，忽高忽低，波动在3.1～18.6mmol/L。查血酮体0.8mmol/L。患者有口干口渴，神疲乏力，饥饿感明显，二便尚可。舌质暗红苔白，脉细数无力。中医证属气阴不足，气滞血瘀。处以益气养阴，理气活血：党参15g，沙参15g，知母15g，柴胡6g，枳壳15g，赤芍15g，白术15g，云苓15g，田七片10g（先煎），香附15g，怀山药15g，玉米须20g，炙甘草8g。

服药7剂后，口干稍改善，饥饿、乏力减轻，脉渐和缓。复测空腹血糖10.7mmol/L，血酮体阴性。转方去香附、知母，加山萸肉15g，熟附子6g（先煎）。

继续服药14剂，诸症不显，空腹血糖最高14.6mmol/L。嘱患者节制饮食，适量运动，胰岛素早晚各减去4U。仍从上法出入，以四君子汤合四逆散加沙参、麦冬等养阴，或怀山药、北黄芪等健脾，或菟丝子、枸杞子等益肾，或丹参、鸡血藤等活血，或薏苡仁、猪苓等利湿。调理2个月，空腹血糖已稳定在3.6～8.1mmol/L。患者无特殊不适，战胜病魔的信心大增。继续服药半年余，胰岛素已经减量至每日总量16U，无明显"三多一少"等症状，空腹血糖平稳在5.6mmol/L左右。

按： 糖尿病酮症酸中毒属于内科急症、重症，是威胁糖尿病患者生命的主要危险因素。临床上，彭教授主张采用中西医结合治疗的办法，即在小剂量应用胰岛素的基础上，及时运用中医药辨证施治，并配合针灸、穴位注射及热熨等传统疗法，大大提高疗效。本案患者经住院西医治疗，虽然纠正了昏迷等危急状态，但其血糖控制不佳，波动幅度较大，且血酮体未完全消失。患者有口干口渴、神疲乏力、容易饥饿、脉细数无力，证属气阴两虚，显而易见；而人体气阴耗伤不足，则营血受燥热煎熬而凝滞不行，再加以气虚无力推动血运，脉道不畅，致使浊毒壅塞三焦，气机升降乏权，故有内扰神明、上蒙清窍之变。治疗上，彭教授紧扣病机，不仅益气养阴、顾护正气，而且细察糖尿病损伤血管的病变实质，处处理气活血，以求未病先防、已病防变。实践证明，中医药对相当一部分急危重病，疗效十分确切，与西医相比，不相伯仲！

案六：糖尿病酮症

吴某，女，35 岁，2006 年 2 月 24 日初诊。患者有 1 型糖尿病及糖尿病肾病、乙肝"大三阳"病史，用胰岛素治疗，曾出现低血糖休克和高酮血症症状。近 2 个月余血糖持续升高，血酮体、尿酮体亦异常升高。刻诊：双足麻木疼痛，手指发凉，乏力易倦，面浮，眠差，时头晕头痛，夜尿多，大便烂、日 2 次，舌质淡暗苔浊腻，脉沉涩。处理：西药续用诺和灵 30R（早 22U、晚 16U）。中医辨证为脾肾虚衰，气滞血瘀，夹痰浊内停。治则：温肾健脾，行气活血，兼祛痰浊。疏方：熟附子 6g（先煎），党参 20g，白术 20g，云苓 20g，柴胡 6g，枳壳 15g，赤芍 15g，田七片 10g（先煎），丹参 15g，鸡血藤 30g，炙甘草 8g，白芷 15g，防风 12g。4 剂，水煎服，日 1 剂。

二诊：前症好转，双足痹痛及手麻缓解，眠欠佳，舌质淡暗苔白，脉略数。血压为 85/60mmHg。阳气来复，寒湿之气已减，原方基础上化裁：熟附子（先煎）8g，党参 15g，白术 15g，云苓 20g，柴胡 6g，枳壳 15g，赤芍 15g，丹参 15g，玉米须 20g，香附 15g，怀山药 20g，炙甘草 8g。7 剂。

三诊：头晕无头痛，手酸胀感，脚痛无力，胃纳差，小便不畅，大便质稀烂，每日 2 ～ 3 次，舌质淡苔黄腻，脉沉细涩。尿分析示：蛋白 0.25g/L，酮体 0.5mmol/L。正气不足，继续加强温阳利湿、消食健脾之力。疏方：党参 20g，白术 20g，云苓 20g，柴胡 6g，枳壳 15g，赤芍 15g，玉米须 20g，熟附子 10g（先煎），香附 15g，怀山药 20g，陈皮 6g，麦芽 20g，谷芽 20g，炙甘草 8g。3 剂。

四诊：双手及双肩疲乏无力，大便时腹痛、质黏，已无脚痛，纳眠与小便已正常，舌质淡苔黄腻，脉沉细。血压有所改善：108/78mmHg。诺和灵 30R 的剂量减少至早 16U、晚 10U。加入二陈汤以燥湿化痰，理气和中。疏方：熟附子 10g（先煎），党参 20g，白术 20g，云苓 20g，柴胡 6g，枳壳 15g，赤芍 15g，丹参 15g，陈皮 6g，法半夏 12g，谷芽 20g，麦芽 20g，炙甘草 8g。4 剂。

五诊：前症好转，精神佳，大便欠畅，腹稍胀，偶咳、痰少、白。检查血糖、血酮均无异常。继以扶正为主。疏方：党参 20g，白术 20g，云苓 20g，熟附子 6g（先煎），柴胡 6g，枳壳 15g，赤芍 15g，怀山药 20g，田七片 10g（先煎），丹参 15g，玉米须 20g，炙甘草 8g，车前草 15g。7 剂。

患者后又复诊数次，症状明显改善，精神转好。

按：此病例为 1 型糖尿病肾病，发现糖尿病时已有酮症。患者来诊时症状为双足麻木疼痛、手指发凉、脉沉涩，与《伤寒论》第 305 条"少阴病，身体痛，手足寒，骨节痛，脉沉者，附子汤主之"正相吻合。乏力易倦，为阳虚失养；面浮为阳不制阴，阴气蒸腾所致；阳不化气，故夜尿多；火不暖土，见大便烂。遂投以附子汤，温补元阳，温经散寒祛湿。加入田七片、丹参、鸡血藤等活血补益之品，意在活血而利痰浊等。附子汤常被用于治疗风寒湿痹之证。本例虽非典型的风湿痹证，但患者证候符合附子汤所主条文，切合六经辨证病机，故用之有效。可见仲景方并不拘泥于何病，只要辨证无误，便可随证施治而收功。

案七：糖尿病肾病

洪某，女，51岁，2006年3月1日初诊。患者半个月前查微量血糖偏高，自觉症状主要表现为多饮，发现后服用消渴丸治疗1周。刻诊：多食，无明显口干多饮，乏力，二便正常，舌质淡暗边有瘀斑，苔薄白，脉沉。实验室检查：半月前空腹血糖15mmol/L，尿蛋白0.25～1g/L。西医诊断：2型糖尿病、糖尿病肾病。中医辨证：脾肾两虚，气滞血瘀，夹杂痰湿。治则：健脾益肾，行气活血，祛利痰湿。疏方：党参20g，白术20g，云苓20g，柴胡6g，枳壳15g，赤芍15g，玉米须20g，怀山药15g，熟附子6g（先煎），桂枝6g，金钱草15g，猪苓15g，炙甘草8g。3剂，水煎服，日1剂。

二诊：今日自感前额痛，无明显口干多饮，纳眠可，二便调，舌质淡、边有瘀斑，苔薄黄，脉略涩。实验室检查：空腹血糖12.2mmol/L。正气渐长，邪气留恋，故在继续扶正的基础上加入防风、白芷、川芎、田七片以祛风活血止痛。疏方：柴胡6g，枳壳15g，赤芍15g，党参20g，白术15g，云苓15g，熟附子（先煎）6g，田七片（先煎）10g，猪苓15g，防风12g，玉米须20g，白芷12g，川芎15g，炙甘草8g。7剂。

三诊：前症均好转，乏力减轻，口干多饮不明显，舌质暗，苔白，脉略细。继续攻补兼施。疏方：党参20g，白术20g，云苓20g，柴胡6g，枳壳15g，赤芍15g，田七片10g（先煎），香附15g，玉米须20g，怀山药20g，防风12g，白芷12g，熟附子6g（先煎），桂枝6g，炙甘草8g。7剂。

四诊：症状同前，无前额痛。实验室检查：尿蛋白0.25g/L。加强壮肾以固摄精微。疏方：太子参15g，白术15g，云苓20g，柴胡6g，枳壳15g，赤芍15g，玉米须20g，田七片10g（先煎），香附15g，熟附子8g（先煎），猪苓15g，菟丝子15g，炙甘草8g。7剂。

五诊：口干，舌质淡，苔薄黄，脉细略涩。近期实验室检查：尿蛋白阴性，空腹血糖6.5～9.4mmol/L。疏方：党参20g，白术20g，云苓20g，柴胡6g，枳壳15g，赤芍15g，玉米须15g，怀山药15g，田七片10g（先煎），丹参15g，熟附子6g（先煎），炙甘草8g。7剂。

服完后，患者症状大大减轻，之后坚持复诊数次，精神日佳，无特殊不适。血糖一般在6～7mmol/L，血压也在正常范围内。予服用糖肾方（真武汤合方）颗粒Ⅰ号善后，现各方面已基本无异常。

按：本糖尿病肾病病例自觉症状不是很明显，从其多食、无明显口干多饮、乏力的表现来看，像糖尿病早期的气阴两虚型。但实验室检查表明其已处于糖尿病肾病的中期，且诉其存在家族糖尿病肾病聚集现象。患者的舌脉象也说明其肾阳虚已现。糖尿病肾病属于正虚邪实、虚实夹杂的内伤病证，病机复杂，治疗上应标本兼治，分期论治。从六经辨证而论，病在太阴、少阴，而以少阴为主，宜救急固本兼治标。肾气不充，致尿中蛋白及尿糖等精微物质下泄，遂投以真武汤温肾化气行水，元阳长，阴翳消，则肾气调和，开阖有度，清气上升，浊气下降。方中去白芍易赤芍，加强活血通瘀之功；去发散水气之生姜，而加入五苓散类似方药，一以桂枝、白术、茯苓健脾利水，二以猪苓、车前草侧重利水湿，兼以玉米须利湿降糖。方中更寓含四君子汤以补中健脾养胃，四逆散以疏肝行气活血。以上经方之数方合并加减应用，正符合复杂的糖尿病肾病的用方用药特点，故可获得较佳的疗效。

案八：糖尿病肾病

陈某，男，30岁。2型糖尿病史3年，糖尿病肾病史1年。初诊日期2005年3月8日。症状：精神疲倦乏力，口干不多饮，恶风寒，无发热，咳嗽无痰，怕冷，胃纳一般，无恶心呕吐，小便量少，腰部酸痛，面虚浮，双下肢无浮肿，大便可，舌质淡暗，苔白厚腻，脉沉细略涩。查尿蛋白1.25g/L，尿蛋白定量1.75g/24h，肌酐128μmol/L，尿素氮8.28mmol/L。处方：熟附子8g（先煎），茯苓15g，白术12g，党参15g，生姜8g，白芍15g，猪苓12g，炙麻黄6g，北杏仁15g，苡米15g，田七片10g（先煎），炙甘草6g。水煎服，日1剂。

1周后复诊，患者精神疲乏明显好转，咳嗽、口干等症减轻，胃纳有所改善，腰酸痛减轻，尿量逐渐增多，大便正常。舌淡暗，苔白稍厚，脉沉细。再以前方治疗2周，患者精神好转，无咳嗽、口干等症；胃纳可，二便调。舌淡稍暗，苔薄白，脉沉略细不涩。复查尿蛋白0.25g/L，尿蛋白定量0.35g/24h，肌酐115μmol/L，尿素氮7.2mmol/L。继以上方为主，加减调治。

2周后复查尿蛋白已转为阴性，尿蛋白定量0.15g/24h。自觉精神好，已无腰酸痛等症。

按：彭教授善于应用经方的合方治疗糖尿病及其并发症。本案患者神疲乏力、怕冷、腰部酸痛、脉沉细，显然是脾肾阳虚之征。

所需注目者，恶风寒、咳嗽、面虚浮、苔白厚腻，为肺卫风湿在表。因此，在温补脾肾的基础上合入麻杏苡甘汤以求标本同治，同时也内含了太少两感之麻黄附子甘草汤法。就面虚浮、小便少而言，从肺论治亦体现出《内经》"开鬼门"的临床价值。诚《医门法律》所言："经谓之二阳结谓之消，三阴结谓之水……三阴者，手足太阴脾肺二脏也。胃为水谷之海，水病莫不本之于胃，经乃以属之脾肺者，何耶？使足太阴脾足以转输水精于上，手太阴肺足以通调水道于下，海不扬波矣。惟脾肺二脏之气，结而不行，后乃胃中之水日蓄，浸灌表里，无所不到也；是则脾肺之权，可不伸耶。然其权尤重于肾，肾者，胃之关也。肾司开阖，肾气从阳则开，阳太盛则关门大开，水直下而为消；肾气从阴则阖，阴太盛则关门常阖，水不通为肿。经又以肾本肺标，相输俱受为言，然则水病，以脾肺肾为三纲矣。"

案九：糖尿病肾病

陈某，男，51岁。主诉：口干、多饮多食多尿、消瘦3个月余。患者于深圳市龙岗区中医院检查，诊断为2型糖尿病、糖尿病肾病。曾口服阿卡波糖（50mg，每天2次）、皮下注射胰岛素（34U/d；早16U，午8U，晚10U）约半年，期间空腹血糖波动较大，为5.5～9.2mmol/L，自我感觉较差，故于2017年6月22日至彭教授处就诊。就诊时主要症状：视力模糊，口干，体重减轻，背部发麻，足跗部微有水肿，大小便正常，舌红苔薄黄，脉沉弱。实验室检查：尿蛋白（+），空腹血糖8.2mmol/L。西医诊断为2型糖尿病、糖尿病肾病；中医诊断为消渴病肾病（证属脾肾两虚，寒热错杂，气虚血瘀）。治宜温阳补脾，行气活血利水。方药：党参 15g，白术 15g，茯苓 15g，柴胡 8g，枳壳 15g，赤芍 15g，熟附子 10g（先煎），丹参 15g，怀山药 15g，三七片 10g（先煎），猪苓 15g，玉米须 15g，炙甘草 8g。12 剂，水煎，早晚温服。嘱减少阿卡波糖的服用（50mg，每 2 天口服 3 次）。

2017 年 7 月 5 日二诊时，下肢浮肿明显减退，视力模糊减轻，空腹血糖波动减缓。上方去枳壳、赤芍，加黄芩、桔梗、菟丝子、鸡血藤、杜仲各 15g。15 剂，水煎，早晚温服。

2017 年 8 月 1 日三诊时，已停用阿卡波糖，空腹血糖降至 5.5～6.8mmol/L，无其他明显不适。遂上方去猪苓，加枸杞子 15g，调养半年后停用胰岛素。随访半年，血糖水平稳定无复发。

按：本例患者见糖尿病典型"三多一少"的症状，采用西医常规治疗手段（注射胰岛素加口服降糖药）效果却不甚理想，血糖波动较大。观其舌脉，有阳气不足、脾肾两虚之象，以四君子汤、怀山药等补脾益气，奠定基础，脾气健则四季旺。气血失和则气滞血瘀，津不上承，口干目涩，故用四逆散调和肝脾、调理气血，以赤芍代替白芍，佐以三七加强其养血活血之力，是彭教授活用经方的体现。背属阳，背部发麻提示阳气受损，血脉不通，附子既可以助肾气温元阳，又可助三七行气活血通络。加上猪苓、玉米须降糖利尿。诸药合用，补脾为主，攻补兼施，正气得助而邪有出路，故诸症减退，收效明显。中药有一定的双向调节作用，如三七具有和营止血、通脉行瘀、行瘀血而敛新血的双向调节功效，玉米须的多种有效单体共同作用可以起到稳定血糖、调节代谢的效果，故对控制血糖的稳定性是其他药物无法替代的。方中合用四君子汤、四逆散、小柴胡汤、附子汤等经方，巧用药对，灵活搭配，利用经方治疗的灵活性和多样性，起到了增效减毒的效果。

案十：糖尿病合并妊娠

陈某，女，33岁。因糖尿病合并多囊卵巢综合征，婚后试孕4年无效，经彭教授调治半年，成功备孕。2017年5月21日，怀孕6周，在当地妇幼保健院胎检时，由于空腹血糖11.07mmol/L，被医生要求住院进行胰岛素治疗。患者担心西药治疗对胎儿不利，遂拒绝住院，于2017年6月20日至彭教授处就诊。就诊时主要症状：纳呆，腹胀，便溏，嗜睡，舌体胖大、有齿痕、色暗红，苔薄黄，脉弦。实验室检查结果：尿糖（++++），酮体（+）。西医诊断：2型糖尿病合并妊娠；中医辨证属脾肾两虚，气血郁滞。彭教授建议不使用胰岛素或降糖药，采用健脾补肾、行气开郁调理，处方如下：柴胡6g，黄芩15g，桔梗15g，党参15g，白术15g，茯苓15g，枸杞子15g，杜仲15g，怀山药15g，山萸肉15g，炙甘草8g，黄芪15g。共7剂，水煎，早晚温服。

2017年8月1日二诊时，尿糖降至（+++）。在前方基础之上加蒸陈皮6g，熟附子（先煎）8g，菟丝子15g，巴戟天15g，鸡血藤15g，玉米须15g，益母草15g等中药，继续调养，于2017年9月22日检查尿糖转阴，空腹血糖7.0mmol/L。最后成功分娩，母女平安。随访半年，血糖水平稳定，无复发。

按： 糖尿病患者妊娠期间的血糖易波动，往往以升高为主，主要因妊娠期间胎盘分泌的生殖激素与皮质醇的升高而造成胰岛素的抵抗。本例患者素体偏虚，妊娠期间负荷较重，故反应更为明显。

诊治中，彭教授对该例患者不建议用胰岛素或降糖药，认为胰岛素和降糖药容易产生依赖性，不能从根本上调整患者的正常脏腑功能。根据患者之舌脉，彭教授辨证为脾肾两虚，且以脾虚为主（因有纳呆、腹胀、便溏等典型症状）。所处方药着力于健脾、行气、化湿，再兼顾温肾阳、滋阴血、调枢机、养胎元。患者体质偏胖，舌胖大有齿印，为脾虚湿困、痰湿郁遏之象。故治疗以四君子汤健脾气护胃气为基础，蒸陈皮健脾化痰湿为辅；再以小柴胡汤、四逆散等调理三焦，通畅气机，舒缓肝胆，协调五脏；以熟附子、菟丝子、杜仲、巴戟天温肾阳，补元气，固胎元；枸杞子、鸡血藤、山茱萸滋阴养肝，补血填精；玉米须既能稳定血糖，又能助茯苓与白术祛湿排浊；黄芪能补气升阳，祛风运毒，其有效成分黄芪甲苷对高血糖患者具有抑制血糖升高的作用；益母草入胞宫。诸药合用，共奏健脾行气、温肾化痰、滋补阴血、调畅枢机、固养胎元之效，使正气复苏，胎元得充，邪有出路，病机扭转。

● 瘿病

案一：甲状腺功能亢进症

黄某，男，21岁，学生，2009年7月21日初诊。主诉：颈前肿物，反复心悸、怕热、多汗1月余。既往有"乙肝小三阳"史7年余。平素嗜食冷饮之品。患者1个多月前无明显原因下，出现心悸、怕热、多汗、乏力、手抖等症，无恶寒发热、咳嗽咽痛。2009年7月9日，在当地医院测甲状腺功能：TT_3 6.42nmol/L，TT_4 230.87nmol/L，FT_3 19.36pmol/L，FT_4 41.75pmol/L，TSH 0.01mIU/L。诊断甲状腺功能亢进症，予他巴唑片每次10mg，每日3次口服，因症状改善不著，来我院要求中药治疗。查体：神清，精神不佳，形体偏瘦，气管居中；甲状腺Ⅱ度肿大，质软，无压痛，未触及结节，可随吞咽上下活动。刻诊：颈前肿物，心悸心烦，怕热，口干喜温饮，多汗乏力，畏寒肢冷，轻微手抖，饮食一般，睡眠差，大便溏烂，日二三行，进食稍冷物加重，小便色清，夜尿3～4次，舌淡胖边有齿痕，苔薄略黄腻，脉沉弦细、重按无力。中医辨证为寒热错杂，上热下寒。治则：寒温补泻，清热祛寒，益气补血。方拟乌梅丸加减：乌梅20g，山茱萸10g，黄连6g，黄柏8g，制附子10g（先煎），干姜10g，细辛5g，当归10g，桂枝10g，茯苓15g，党参20g，蜀椒5g，炙甘草8g。7剂，每日1剂，水煎服。

二诊：药后诉汗出乏力、心悸心烦均较前明显减轻，不怕热，下肢冷感有减轻，但仍有口干，睡眠有好转，大便一日一行、尚成形，夜尿1～2次。舌淡胖稍红、边仍有齿痕，苔薄略腻，脉沉弦细。处方：守前方基础上，改黄连3g，黄柏6g，去蜀椒、桂枝，加肉桂6g（后下），知母9g。7剂。

三诊：诸症均有明显减轻，舌淡胖略红，舌苔薄白，脉沉弦。继予守方7剂，药后诸症均愈。

此后予培补脾肾固本，早服附子理中丸，晚服金匮肾气丸。随访2个月，未见复发。

按：本案西医明确诊断为甲状腺功能亢进症，中医辨证属于"瘿病"范围。一般认为气滞、痰凝、血瘀是其基本病机，主要病变在肝、脾、肾，与心有关。中医认为，厥阴肝为阴中之阳，肝为风木之脏，体阴而用阳，萌生于肾水，阳气始升发。张锡纯《医学衷中参西录·医方》云："人之元气根基于肾，而萌芽于肝。"肝为生发之本，肝气左路升阳，上浮化生心气。然其疏泄有权，有赖于脾肾之气。《四圣心源》也说："盖厥阴肝木生于肾水而长于脾土，水土温和，则肝木发荣。"火土俱败，元气亦伤损。若脾肾亏虚不足，则升发乏源，阴不制阳，虚阳浮越于上，形成寒热夹杂证。结合舌脉分析：本病表现为心悸心烦，口干怕热，多汗眠差等阳虚燥热之象；而畏寒肢冷乏力，喜温饮，大便溏烂、次数增多，小便色清、夜尿频多，则为阳虚下寒之象。患者平素嗜食冷饮之品，日久益损阳气，病至厥阴之时，易作寒热错杂，表现为上热下寒之证。故以乌梅丸寒温并用，气血合补，以期"阴平阳秘"之效。《顾氏医镜》言："升降者，病机之要也。"乌梅、山茱萸酸涩敛降浮上之气，滋肝木而助厥阴之气生；附子、干姜、当归、细辛、蜀椒、桂枝、肉桂补助肝脾肾之阳，温扶阳气以生升，且迎阳归舍；黄连、黄柏苦寒下降使心火归藏于肾水，清解虚热以坚阴；人参助益元气，为大补之品。如此寒热配伍，升降相协，阳气得复，不使升发太过而致上热下寒。《素问·生气通天论》云："凡阴阳之要，阳密乃固。"后续以培补脾肾先后天之本，元气日益充足则气血阴阳畅达，以杜绝湿、痰、瘀等有形之邪生成之源，病邪亦得祛除，从而能取得如此捷效。

案二：甲状腺功能亢进症

余某，女性，45岁。诉1年前体检时发现甲亢（未见报告），未服用任何西药。患者长期疲倦乏力，腰膝酸软，怕风，冬季畏寒明显，口干喜温饮，睡眠较差，易惊，心悸、胸闷与活动量无关，月经常推迟、血块紫暗，大便经常稀烂，小便尚调。舌淡暗有瘀斑，苔薄白，脉弱涩。处方：党参15g，白术15g，茯苓15g，柴胡8g，郁金15g，枳壳15g，杜仲15g，菟丝子15g，煅龙骨20g（先煎），煅牡蛎20g（先煎），三七10g（先煎），炙甘草8g，桂枝6g。共7剂，日1剂，水煎至200mL，早、午饭后温服。

复诊时，患者自述：睡眠较前明显改善，心悸、胸闷好转，怕风、大便状况好转，余症同前，舌淡改善，瘀斑减少，苔薄白，脉弱。处方：党参15g，白术15g，茯苓15g，熟附子8g（先煎），丹参15g，三七10g（先煎），杜仲15g，菟丝子15g，煅龙骨20g（先煎），煅牡蛎20g（先煎），炙甘草8g，黄芪15g。共7剂，日1剂，水煎至200mL，早、午饭后温服。再诊时，患者诉睡眠已基本正常，无心悸，诸症减轻。

按：该患者发现甲亢 1 年，但却表现为脾肾阳虚、心阳不足、心神失养、气血不畅等病机。脾肾阳虚，则大便常稀烂、腰膝酸软；心阳不足，心神失养，则睡眠较差、易惊、心悸、胸闷。舌淡有瘀斑，苔薄黄，脉弱涩皆为辅证。治疗上以温补脾肾，温通心阳，收敛心神，畅气活血为法。以四君子汤补益脾气，杜仲、菟丝子温补肾元，桂枝甘草龙骨牡蛎汤温通心阳、收敛心神，四逆散行气解郁，三七活血化瘀。第一次复诊时，患者睡眠较前明显改善，心悸、胸闷好转，怕风减轻，继续予以前法治疗。再次复诊后诸症基本消除，反映心阳、心神的指标已显著改善，而脾肾阳气也恢复明显。舌边瘀斑减少，薄黄苔已减轻，表明患者气血津液运行正在恢复正常。

案三：甲状腺功能亢进症

梁某，女，33 岁，2006 年 11 月 29 日初诊。患者 3 个月前检查发现甲状腺功能异常。诊见：颈肿，多食易饥，体重减轻，手抖，视朦，夜半口干甚，二便调，舌尖偏红，苔根黄，脉细数。查体：咽红Ⅲ度。实验室检查：T_3 4.06μg/L，T_4 202μg/L，TSH 0.001mu/L。西医诊断为甲状腺功能亢进症，中医诊断为瘿病。证属脾肾不足，阴虚火旺，气滞血瘀。治以健脾补肾，滋阴清热，行气活血。处方：山药、太子参、白术、茯苓各 20g，五味子、柴胡各 6g，香附、枳壳、赤芍各 15g，三七片 10g（先煎），麦冬、黄芩、山茱萸各 12g，炙甘草 8g。每天 1 剂，水煎服。

服 7 剂后，诸症同前。稍做改动，处方：党参、白术、茯苓各

20g, 熟附子（先煎）、柴胡各6g, 荔枝核、香附、黄芩、桔梗、郁金、山药各15g, 三七片10g（先煎），炙甘草8g。每天1剂，水煎服。

再服7剂后，前症有所好转，无口干，舌淡红、苔白，脉细。燥热已除，加强温补之力。处方：山药、党参、白术、薏苡仁、茯苓各20g, 干姜、柴胡各6g, 枳壳、赤芍、香附各15g, 炙甘草、熟附子（先煎）各8g, 三七片10g（先煎），山茱萸12g。每天1剂，水煎服。

继用此方调理半年余，偶有加减：腰酸痛时，加菟丝子、杜仲、鸡血藤；大便里急不畅时，加黄连、木香；心慌、汗多时，加用煅龙骨、煅牡蛎。

2007年9月17日来诊，甲状腺功能基本恢复正常，无多食易饥、手抖等症，颈肿不显，视朦消失，无明显不适。

按： 本案初期虽夹杂多食易饥、口干、舌红、苔黄、脉细数等阴虚燥热之象，但经清热养阴佐治后，舌转淡红、苔白、脉细，反映出疾病正虚不足的本质日渐显露，遂转方从培益脾肾二脏入手，并注重调畅人体气血，扶正与祛邪兼顾，收到了满意的疗效。彭教授极其重视阳气对人身之重要，认为患病时首先阳气受损，故治病应时刻顾护阳气，几乎方方不离附子，但用量不大。他临证特别强调治病求本，谨守病机，主张温补脾肾也应守法守方，久用取效。许多慢性疾病，非一日之寒，当用小火慢慢温化，使身体逐步调整，从而建立自身健康的平衡状态，恢复自身的调节能力。同时，彭教授非常推崇活用四逆散，以舒畅气机，防脏腑经络阻滞。如此，则气血生化动力源源不断，运行道路畅通无阻，腐去新生，生机奕奕。

● 水肿

案一：糖尿病肾病

苏某，女，73岁，2005年5月17日初诊。有2型糖尿病病史8年，3年前无明显诱因出现双下肢浮肿，遂到医院就诊，诊断为糖尿病肾病。近1年来，反复出现双下肢浮肿。曾多方求治，屡治无效。阅其病历，曾服过黄芪防己茯苓汤，初服见效，而后效罔。症见：神疲乏力，面色萎黄，体型偏胖，口干欲饮，怕冷，手足麻木，腰酸软，双下肢浮肿，纳呆寐安，二便调畅。舌暗淡，边有瘀斑、齿印，苔白腻，脉沉而细。中医诊为消渴、水肿。证属脾肾阳虚，水邪泛滥。治宜健脾温肾，行气活血利水。方用真武汤加减。处方：熟附子（先煎）6g，白术20g，茯苓、丹参、枳壳、赤芍、沙参、猪苓各15g，党参、山药、玉米须各20g，田七片10g（先煎），干姜6g，炙甘草8g。嘱服7剂，每天1剂，水煎分2次服。

二诊：患者双下肢浮肿明显消退，口干及手足麻木减轻，小便增多，唯纳食不多。上方去沙参、山药，加麦芽、谷芽各30g，附子增至8g，继服7剂。

三诊：见水肿基本消退，精神好转，食纳增加，脉虽沉但已有力。去猪苓、玉米须，加大附子用量为10g。服药7剂后见水肿消退，精神倍增，四肢温和。续以真武汤加菟丝子、山茱萸各15g，山药20g，三七片10g（先煎），玉米须20g，调治巩固。嘱其注意劳逸，控制饮食，随访6个月，病情稳定，无复发。

按：水肿应归于肺、脾、肾三脏。肺居上焦，通调水道；脾主中焦，运化水湿；肾处下焦，蒸化水液；三焦又有决渎之权，使膀胱气化畅行，共同完成水液吸收、运行、输布、排泄的全过程。归于肺者，多为急性兼表，肺气不宣，其病在表。而脾肾所致水肿，多为慢性属里，即脾肾阳虚。本病患者虽初用黄芪防己茯苓汤有效，但继之无效。究其原因，则为忽略阳虚的病机，只知解表祛风除湿，治疗肺脾，根本病机未除，则水肿复来。选用真武汤，正切合阳虚水肿之本，脾肾阳气振奋，水邪退却，浮肿自然消退。彭教授强调，糖尿病肾病为本虚标实之证，本责之于脾肾，标则为痰水瘀毒之邪，故在治疗中，当重视培补先天这一关键，并重视活血化瘀、利水消肿。在临床用药中应谨守病机，辨证论治，因人而异，未病先防、已病防变，则能达到治病求本之目的。

案二：糖尿病肾病

张某，男，65岁。2型糖尿病史16年，糖尿病肾病史6年，冠心病史5年，高血压病史8年，服络活喜后血压波动在（156～165）/（88～105）mmHg。初诊日期2005年1月20日。症状：神疲乏力，颜面及双下肢重度凹陷性浮肿，口干不欲饮，时有胸闷痛，服用救心丹、活心丸等可缓和一时，而胸闷痛的发作频率和程度却逐渐加重；纳食较差，恶心欲呕，嗳气，夜尿2～3次，头晕伴腰膝酸痛，大便尚可，舌质胖、淡暗，边有齿印，苔白稍厚腻，脉沉细弱。查尿蛋白5.25g/L，尿蛋白定量5.75g/24h，肌酐 230μmol/L，尿素氮 12.8mmol/L。处方：熟附子 10g（先煎），茯苓 20g，白术 12g，党参 15g，生姜 8g，白芍 15g，猪苓 20g，泽泻 12g，玉米须 20g，柴胡 10g，枳壳 15g，田七片 10g（先煎）。水煎服，日 1 剂。

1 周后复诊，患者颜面及双下肢浮肿明显减轻，头晕、神疲乏力等症好转，胸闷痛减轻，发作减少，胃纳有改善，腰膝酸痛减轻，小便量增多、夜尿 2 次，大便调，舌淡暗、体胖、齿印减少，苔白，厚腻苔减少，脉沉细弱。

继以前方治疗 3 周，患者浮肿基本消退，精神好转，仍时有胸闷痛发作。上方减玉米须，加瓜蒌皮 15g，薤白 15g，法半夏 12g。

治疗 4 周后患者浮肿消退，无胸闷，精神、胃纳可，二便调，舌淡暗，齿印少，苔白不腻，脉沉细较前有力。复查尿蛋白 1.0g/L，尿蛋白定量降至 2.25g/24h，肌酐 150μmol/L，尿素氮 7.8mmol/L。上方去猪苓和泽泻，3 周后尿蛋白降至 0.25g/L，尿蛋白定量 1.25g/24h，肌酐降至 113μmol/L，尿素氮 5.86mmo/L。已无明显胸闷、腰痛等症。

按：该患者年龄偏大，糖尿病病程长达 16 年，已有明显的糖尿病肾病及心脏病并发症。初诊时有神疲乏力、颜面及双下肢重度凹陷性浮肿、口干不欲饮、纳食较差、恶心欲呕、嗳气、夜尿 2～3 次、头晕伴腰膝酸痛、舌质胖淡暗、边有齿印、苔白稍厚腻、脉沉细弱等症状，脾肾阳虚非常明显。脾阳不足，内失温煦，则纳食较差；阴寒内盛，胃气上逆，则有恶心欲呕、嗳气；肾阳不足，摄津无力，则见夜尿频多、颜面及双下肢浮肿；腰为肾之府，肾阳虚损，患者会出现腰膝酸痛的症状。舌质、舌苔、脉象的特点也证实了脾肾阳虚为病变的根本。在此基础上，水湿痰饮的症状亦非常明显。该患者已属于消渴肾病晚期，脾肾阴阳两虚重证，且湿瘀交阻，具有少阴病阳衰阴盛的主要特征。据此，彭教授在临床治疗时常以真武汤为基本方，并据患者的不同症状进行加减用药。辨型分期准确，自然效果显著。

案三：糖尿病肾病

郑某，女，84 岁，2008 年 11 月 12 日初诊。主诉：双下肢水肿 4 周，加重 1 天。既往有糖尿病史 7 年余。一直服用降糖药（格列奇特、消渴丸等）治疗，血糖监测波动大。2006 年 2 月始使用胰岛素治疗，血糖控制尚可；12 月份出现双下肢浮肿，活动后气短，查尿蛋白（+++）。刻诊：双下肢浮肿，自觉时有气自小腹上冲咽喉部；活动后气短明显，自汗乏力，头痛；偶有咳嗽，痰清少；饮食一般，睡眠差；大便干结量少，呈羊屎状；小便色清，夜尿 3～4次；舌淡暗，边有齿痕，苔薄白，脉弦细沉、重按无力。西医诊断：糖尿病肾病；中医辨证：脾肾两虚，阴邪上犯，兼寒邪内侵。治则：温补脾肾，祛寒利水。方拟苓桂术甘汤合麻黄附子细辛汤加减：茯苓 25g，桂枝 10g，白术 20g，党参 20g，北黄芪 30g，熟附子 15g（先煎），泽泻 10g，麻黄 8g，细辛 6g，北杏仁 10g，炙甘草 8g。7 剂，每日 1 剂，水煎服。

二诊：咳嗽咳痰、头痛消失；仍觉疲倦，双下肢轻微水肿，气上冲咽喉发作症状明显减轻，稍有汗出，睡眠稍差；大便干硬，夜尿 2～3 次；舌淡偏暗，边有齿痕，苔薄白，脉沉细涩尺弱无力。外邪已除，脾肾阳虚，水瘀互阻。以苓桂术甘汤合真武汤加减：茯苓 25g，桂枝 10g，白术 20g，党参 20g，北黄芪 30g，熟附子 20g（先煎），泽泻 10g，大腹皮 15g，丹参 10g，田七片 6g（先煎），炙甘草 8g，生姜 6g。7 剂。

三诊：精神明显好转，双下肢水肿已基本消退，已无小腹上冲之气，睡眠尚可；大便偏硬，夜尿 1 次；舌质淡偏白，边有齿痕，苔薄白，脉沉细尺弱。予前方加减：茯苓 20g，白术 20g，党参 20g，北黄芪 30g，熟附子 15g（先煎），泽泻 10g，杜仲 15g，补骨脂 15g，菟丝子 15g，丹参 10g，炙甘草 8g。7 剂。

此后继续培补脾肾固本，早服附子理中丸，晚服金匮肾气丸。随访数月，未见复发。

按：本案患者年事已高，脾肾亏虚，为少阴之病，病位主要在心肾；辨证为脾肾皆虚，阳虚寒凝，阴邪上犯。少阴阳虚，无以化气行水，水液代谢异常。水为阴邪，易犯阴位，故发下肢水肿；阴寒盛于内，邪气逆冲犯上，则觉气自小腹上冲咽喉；少阴阳气虚衰，脏腑功能衰退，则见精神疲倦、气短、形体肥胖、言语低微、睡眠差；少阴亏虚，津液输布失常，水液偏渗于膀胱，故见小便色清、夜尿多、大便干结、量少。《伤寒论》载："伤寒若吐若下后，心下逆满，气上冲胸，起则头眩，脉沉紧，发汗则动经，身为振振摇者，茯苓桂枝白术甘草汤主之。"本案小腹气上冲之表现与茯苓桂枝白术甘草汤证的病机和症状相符合，故用之以和经温阳、化气利水。患者初期偶有咳嗽，痰清少，头痛，表现为少阴太阳合病。表里同病，里病本虚明显，治予麻黄附子细辛汤温阳解表。其中附子大辛大热，力专通行十二经脉，温阳祛寒；同时予参、芪以培补后天之本，加强温阳健脾，益气化湿；大腹皮、泽泻助行气利水；

丹参、田七活血养血而不伤正；杜仲、补骨脂、菟丝子助固补后天之本。本案表里兼顾，治本而不忘治标，通过温阳化气，使阴寒邪去，气机畅行，阳得入阴，津液输布正常，故取捷效。

案四：糖尿病肾病

　　范某，男，70岁，2005年4月3日初诊。患2型糖尿病史20年，糖尿病肾病史5年，高血压病史10年，冠心病史8年。症状：神疲乏力，颜面及双下肢重度浮肿，口干，胸闷，胃纳差，小便量少，腰酸腰痛，大便调，舌淡暗、体胖有齿痕，苔白稍厚，脉沉细弱。查尿蛋白5g/L，尿蛋白定量6.05g/24h，肌酐220μmol/L，尿素氮12.78mmol/L。处方：熟附子6g（先煎），茯苓15g，白术12g，党参15g，生姜8g，白芍15g，猪苓20g，泽泻12g，玉米须20g，枳壳15g，三七10g（先煎），灵芝15g。水煎服，每日1剂。

　　1周后复诊，患者颜面及双下肢浮肿减轻，神疲乏力减轻，胸闷减轻，胃纳有改善，腰酸痛减轻，大便调。舌淡暗、体胖、齿痕减少，白、厚苔减少，脉沉细弱。继以前方治疗。

　　2周后，患者浮肿基本消退，精神好转，仍时有胸闷。继以上方加丹参15g，薤白15g。

　　治疗4周后，患者浮肿消退，无胸闷，精神胃纳可，二便调，舌淡暗，苔白，脉沉细较前有力。复查尿蛋白1.5g/L，尿蛋白定量2.05g/24h，肌酐150μmol/L，尿素氮7.8mmol/L。上方去猪苓、泽泻。

　　3周后，尿蛋白降至0.5g/L，尿蛋白定量1.25g/24h，肌酐122μmol/L，尿素氮6.89mmol/L。

按：本案同时罹患糖尿病肾病及心脏病。初诊及二诊以肢体浮肿为重要证候，故以温阳利水为大法，迅速改善患者的症状，增强其治疗的信心。后胸闷体现出痰瘀痹阻之机，即效法真武汤合瓜蒌薤白半夏汤处方，治疗少阴阳虚兼有痰浊内停合并胸痛者，心肾同治，效果奇佳。现代医学近年治疗糖尿病肾病，也开始注意心肾的联防联治。由于瘀血贯穿糖尿病肾病始终，故在治疗过程中常加田七、丹参等活血通络药物以增强疗效。这是辨证论治的原则性与灵活性相统一的范例，值得认真学习和推广。

案五：糖尿病肾病

陈某，女，75岁。2型糖尿病史15年，糖尿病肾病史5年，高血压病史12年。初诊日期：2004年2月12日。症见：精神疲倦，乏力，颜面及双下肢中度凹陷性浮肿，浮肿以夜间明显，纳差，恶心欲呕，怕冷，腰膝酸软；白天小便量少，夜尿较多，5次/晚；大便烂，舌淡暗，瘀斑明显，舌苔白腻，脉沉细无力而涩。血压170/95mmHg，曾服波依定5mg/d，并用过速尿等药，血压及浮肿等改善不明显。查尿蛋白3.5g/L，尿蛋白定量3.75g/24h，肌酐180μmol/L，尿素氮10.16mmol/L。辨证：少阴寒化证，水饮内停，瘀血内阻。处方：熟附子10g（先煎），茯苓30g，白术12g，党参15g，生姜8g，白芍15g，猪苓20g，泽泻12g，玉米须20g，灵芝15g，枳壳15g，田七片10g（先煎），干姜5g。西药：波依定5mg/d；其他西药停用。

1周后复诊：血压150/85mmHg，神疲乏力等症减轻，颜面浮肿明显减退，胃纳改善；小便量增多，夜尿减至1～2次；腰酸怕冷已转轻；舌淡稍暗，苔薄白，脉沉略涩。

继续以上方加减治疗2周，患者精神好，四肢略觉乏力；颜面浮肿消退，胃纳可，小便量转常；腰酸减轻，舌淡暗，瘀斑减少，苔薄白，脉略沉细。守上方去泽泻，减猪苓至15g；加杜仲15g，丹参15g，怀山药20g。水煎服。1个月后测尿蛋白0.5g/L，尿蛋白定量1.0g/24h，肌酐120μmol/L，尿素氮6.12mmol/L。血压在（120～130）/（80～85）mmHg。继续以上方加减治疗2周，复查尿蛋白0.25g/L，尿蛋白定量降至0.75g/24h，肌酐和尿素氮等检测指标恢复正常。

按：本例阳虚水泛征象明显，选方以真武汤为主，合用四逆汤加强温补肾阳之力；泽泻、猪苓加强健脾利水之功，利水而不伤阴，并使邪有出路；三七活血化瘀，能较好地改善血瘀症状；枳壳行气，既可加强活血，又可加强利水作用；玉米须和灵芝具有降血糖的作用，灵芝还有调节免疫、提高抵抗力的功效，更加增强和扩大了真武汤全方的作用。此案患者并发高血压，西医药物控制不佳，案中未用钩藤、石决明等平肝药物而使血压有效下降，何也？缘于高血压虽多风火之证，但临床上因虚、因痰、因暑、因湿、因瘀者所致者亦不少见。故《医学从众录·眩晕》云："究之肾为肝母，肾主藏精，精虚则脑海空而头重，故《内经》以肾虚及髓海不足立论也。其言虚者，言其病退；其言实者，言其病象，理本一贯。"

案六：糖尿病肾病

吴某，女，35岁，2006年3月10日初诊。患者于2个月前因发热入当地医院治疗，输液过程中突发昏迷，查血糖达 32mmol/L，酮体阳性，经对症抢救苏醒后，遗有双下肢瘫软，不能行走，一直使用胰岛素控制血糖，但不稳定。诊见：担架抬入，神疲乏力，面色萎黄，体型中等，口干欲饮，饮水不多，口臭甚，怕冷，手足麻木，腰膝酸软，面浮肢肿，纳呆，寐安，小便频，大便秘结，舌暗淡边有瘀斑齿印，苔白浊腻微黄，脉沉细涩。实验室检查：空腹血糖 9.6mmol/L，餐后 2 小时血糖 12.41mmol/L，糖化血红蛋白 8.0%，尿蛋白定量 2.1g/24h，血尿素氮 8.8mmol/L，血清肌酐 289μmol/L。中医诊断为消渴、水肿。证属脾肾两虚，水邪泛滥，夹湿夹瘀。治宜健脾温肾，行气活血利水。处方：熟附子（先煎）、干姜、炙甘草各 6g，白术、党参、玉米须、山药各 20g，茯苓、白芍、猪苓、丹参、枳壳、沙参各 15g，三七片 10g（先煎）。每天 1 剂，水煎服。

服 4 剂后，双下肢浮肿明显减轻，手足麻木减轻。上方去沙参、山药，加柴胡 10g，山茱萸 12g，熟附子增至 8g。每天 1 剂，水煎服。

再服 7 剂后，水肿基本消退，双下肢瘫软逐渐恢复，余症均减。再次加大熟附子用量至 10g。

又服 7 剂后，水肿消退，纳增，精神转振，诸症不显。续以四君子汤合四逆散加菟丝子、山茱萸各 15g，玉米须、山药各 20g，三七片 10g（先煎），调治巩固。

3 个月后复查空腹血糖 7.8mmol/L，尿蛋白定量 0.5g/24h，血尿素氮 5.1mmol/L，血清肌酐 175μmol/L，并自诉全身症状显著改善。治疗半年后，患者已可自行来诊。嘱其注意劳逸结合，控制饮食，一直坚持门诊治疗 1 年，随访 6 个月，状态平稳。

按：糖尿病肾病为本虚标实之证，真武汤温补脾肾之阳气、化浊利水，适合糖尿病肾病脾肾阳气衰败、水湿内聚之正虚邪实、虚实夹杂的主要病机。方中附子补水中之火，温肾中之阳，振奋阳气，使水有所主，流转正常；白术燥湿健脾，使水有所制；生姜宣散助附子温阳，是于主水中有散水之意；茯苓淡渗，助白术健脾，于制水中有利水之用；白芍既可敛阴和营，又可制附子刚烈之性。又本病病程较长，肾阳虚衰，气化乏权，水液潴留而泛溢肌肤；水为阴邪，易伤阳气，故在温肾助阳的基础上，加用利水消肿之品，效果更佳，如猪苓、泽泻等。糖尿病肾病之血瘀乃久治不愈、久病入络的病变，正如《血证论》云："凡物有根，逢时必发……瘀血即其根也。"瘀血不去，血流瘀滞，则肾失血养，故活血化瘀，促使血脉通畅，以加强利水消肿之功，如丹参、三七片之活血祛瘀，大黄之通腑泻浊、化瘀解毒。如此诸药合用，补肾祛邪相兼，化瘀行水并用，共奏温肾扶阳、活血利水之功，而邪去正安。

案七：糖尿病肾病

黄某，女，69岁，退休工人。主诉：发现血糖升高10年，反复双下肢水肿半年。现病史：患者于10年前无明显诱因出现多饮、多尿、消瘦，检查血糖偏高（空腹血糖为9.5mmol/L），即诊断为糖尿病，服用美迪康和拜糖平降糖。3年前，患者自行服药不规则，血糖反复波动，到医院检查发现尿蛋白（+++），改为胰岛素治疗，血糖时有增高。近半年来，反复出现双下肢浮肿。经友人介绍，遂到我院就诊。刻症见：神疲乏力，面色萎黄，体型偏胖，口干欲饮，饮水不多，怕冷，手足麻木，腰酸软，双下肢浮肿，纳呆寐安，夜尿频，大便秘结。舌质暗淡，边有瘀斑、齿印，苔白腻，脉沉细无力。实验室检查：空腹血糖 10.8mmol/L，餐后 2 小时血糖 12.41mmol/L，糖化血红蛋白 8.0%，尿蛋白定量 2.1g/24h，血尿素氮 8.8mmol/L，血肌酐 289μmol/L。西医诊断：2 型糖尿病、糖尿病肾病（Ⅳ期）、糖尿病性周围神经病变。中医诊断：肾消、水肿。治用健脾温肾，行气活血利水法：熟附子 6g（先煎），白术 20g，云苓 15g，干姜 6g，赤芍 15g，猪苓 15g，丹参 15g，枳壳 15g，党参 20g，玉米须 20g，田七片 10g（先煎），怀山药 20g，沙参 15g，炙甘草 6g。4 剂，水煎服。

二诊：患者双下肢浮肿明显减退，诉口干及手足麻木减轻，但畏寒、腰酸软，夜尿减至 1 次，大便稍硬，舌脉同前。上方去沙参、怀山药，加柴胡 10g，山萸肉 12g，附子增至 8g。7 剂，水煎服。

三诊：水肿基本消退，诸症均减，大小便转常。加大熟附子用量为 10g。

四诊：服药 7 剂后见水肿消退，纳增，精神转振，诸症不显。续以真武汤合四君子汤加怀山药 20g，田七片 10g（先煎），玉米须 20g 等调治巩固。嘱其注意劳逸，控制饮食。

3 个月后复查空腹血糖 7.8mmol/L，尿蛋白定量 0.5g/24h，血尿素氮 6.51mmol/L，血肌酐 175μmol/L。患者诉全身症状显著改善。随访 6 个月，病情平稳，未见复发。

按：消渴病迁延日久，加之饮食不节，多发展至脾肾阳虚，脾虚则运化失司，水湿潴留，精微下泄，肾虚则封藏失职，不能化气行水，则水湿内停见肢肿。正如《诸病源候论·水肿病诸候》言：

"水病者，由肾脾俱虚故也。肾虚不能宣通水气，脾虚又不能制水，故水气盈溢，渗泄皮肤，流遍四肢，所以通身肿也。"双下肢浮肿是水湿停聚于内之征；舌脉象再合患者畏寒肢冷，则全身一派虚寒之象可见。阳虚不能化水，水湿留于下肢则下肢肿甚；阳气虚不能温煦四肢，故见四肢不温；膀胱气化失职，故见多尿夜频。因此，辨证为水肿，水邪泛滥，夹湿夹瘀。选仲景之真武汤以温补脾肾、化浊利水，适合此患者脾肾阳气衰败、水湿内聚之虚实夹杂的病机。同时加用活血利水之品如猪苓、丹参、玉米须、田七等，化瘀行水并用，两者相得益彰，效果更佳。

案八：糖尿病肾病

麦某，女，74 岁。患 2 型糖尿病 8 年，1 年前又诊断为糖尿病肾病。就诊时双下肢高度浮肿，神疲乏力，但欲寐，视物昏朦，无明显口干、多食；夜尿频，3～4 次。舌质淡红，苔黄白，脉沉细涩。中医证属脾肾亏虚，气滞血瘀，水湿泛滥。治宜健脾温肾，活血利水。药用党参 15g，白术 15g，云苓 15g，柴胡 6g，枳壳 15g，赤芍 15g，丹参 15g，田七片 10g（先煎），黄芪 20g，熟附子 6g（先煎），桂枝 6g，山萸肉 12g，炙甘草 6g。

4 剂后水肿减轻，夜尿仍多。上方去山萸肉，加夏枯草 20g，车前草 12g，泽泻 12g。

再服 20 剂，水肿消退，小便减为夜间 1 次，舌苔薄白，脉较前有力。复予四君子汤合四逆散加山萸肉、菟丝子、玉米须等药继续调治。追访 1 年，未见复发。

按：患者双下肢浮肿经常反复发作，属中医"水肿"。在《类经·脏腑诸胀》篇中言："水虽制于脾，而实主于肾，盖肾本水脏，而元阳生气所由出。若肾中阳虚，则命门火衰，既不能自制阴寒，又不能温养脾土，阴阳不得其正，则化而为邪。夫气即火也，精即水也，气之与水，本为同类，但在于化与不化耳。故阳旺则化，而精能为气；阳衰则不化，而水即为邪……故火不能化，则阴不从阳，而精气皆化为水，所以水肿之证多属阳虚。"说明了本病属脾肾阳虚，水湿运化失常所致。其症但欲寐、脉沉细为阳虚阴盛，阴阳失调表现。《伤寒论》云："少阴之为病，脉微细，但欲寐也。"真武汤主治肾阳衰微，水气内停之证。故以之温中有散，利中有化，脾肾双补，使阴水得制。众多伤寒大家提出使用经方的重要思路之一是"抓主症"，本案"但欲寐"即是纲目，不可不察。

案九：糖尿病肾病

贾某，女，67岁，2003年10月25日初诊。患2型糖尿病8年，2年前发展为糖尿病肾病，合并有视网膜病变。长期服用降糖药物，控制不理想。近半年来，反复出现双下肢浮肿。就诊时症见：体型稍胖，面色萎黄，口干，多食，视物昏朦，腰酸软，神疲乏力，颜面及双下肢浮肿，小便尚可，大便调。舌淡暗，有瘀斑、齿印，苔白腻，脉沉细。查空腹血糖11.5mmol/L，尿蛋白定量1.46g/24h，血尿素氮9.4mmol/L，血肌酐275μmol/L。中医诊为消渴病、水肿。证属脾肾亏虚，水邪泛滥。治宜健脾温肾，活血利水。处方：熟附子6g（先煎），党参15g，白术15g，云苓15g，柴胡6g，枳壳15g，赤芍15g，玉米须20g，田七片10g（先煎），细辛5g，桂枝5g，车前草15g，炙甘草6g。

服药7剂，颜面水肿消失，双下肢浮肿明显减退，小便转畅。上方去桂枝、细辛，加丹参15g，猪苓15g，附子增至8g，继服2周。

复诊时未见水肿，神疲及腰酸诸症悉除。继以基本方加减调治巩固3个月。后复测空腹血糖7.3mmol/L，尿蛋白定量0.52g/24h，血尿素氮6.18mmol/L，血肌酐115μmol/L。

按：糖尿病肾病的病因主要是禀赋不足、五脏虚损、饮食不节、劳逸失度、感受外邪、七情内伤及失治误治等。糖尿病肾病是由糖尿病发展而来，故其病机主要是阴津亏耗，肾元受损，肾阴不足，肝木失养，肝肾阴虚；日久气阴两伤，阴损及阳，阴阳两虚，脾肾衰败；加之痰浊瘀血阻滞而成。糖尿病肾病患者进入临床期后，由于阴损及阳，阳虚则不能化气行水，易致水湿内停，复合贯穿糖尿病肾病始终的瘀血，出现阳虚兼有血瘀的少阴阳虚证，故采用以温阳活血利水法为代表的真武汤加味治疗取得良效。本案因患者神疲、腰酸、浮肿较甚、脉沉细，因此选用温补肾阳之基础大法。从我们前期的动物实验来看，真武汤能在一定程度上防治大鼠急、慢性肾衰，表现为降低血清肌酐、尿素氮，改善肾功能，并能减轻肾小球萎缩、缺血，以及肾小管浊肿、囊性扩张、间质增生、炎性细胞浸润等肾脏病理改变。这也为应用本方治疗糖尿病肾病提供了科学依据。

案十：糖尿病肾病

邓某，男，69岁，退休干部。患者10余年前发现糖尿病、高血压，平时口服美迪康、达美康、拜新同等治疗，空腹血糖控制在 5.7 ～ 10.3mmol/L，血压波动于（140 ～ 210）/（85 ～ 105）mmHg。2 个月前因双下肢浮肿入某西医院诊疗，其间查尿蛋白0.75g/L，肌酐 144μmol/L，尿素氮 9.24mmol/L，诊为糖尿病肾病。因视物昏蒙，经眼科检查诊断有糖尿病视网膜病变。经改用皮下注射胰岛素、降压、利尿、补充蛋白等治疗，水肿虽有减退，然小腿下 1/3 段仍按之凹陷，尿蛋白始终未消，血压控制不良。就诊时，除见水肿外，视力下降明显，神疲乏力，手足稍冷，下肢麻木，腰部酸痛，口略干而不喜饮，夜尿频数，大便偏硬。舌质淡红边有齿印，苔薄黄，脉弦涩，重按不足。中医证属脾肾亏虚，水瘀痹阻。方以健脾益肾，活血利水为法。处方：菊花 15g，枸杞子 15g，党参 15g，白术 15g，茯苓 15g，熟附子 6g（先煎），赤芍 15g，怀山药 20g，田七片 10g（先煎），薏苡仁 30g，玉米须 20g，炙甘草 8g。7 剂，日 1 剂，水煎服。

复诊时，水肿退至踝面以下，腰痛明显改善，大便顺畅；仍有视昏、肢端冷、下肢麻木、夜尿频等症。以上方出入，去赤芍、薏苡仁，加香附 15g，猪苓 15g，丹参 15g，鸡血藤 30g。

再服 14 剂，双足水肿消失，精神好转，肢体麻木减轻，视物较前清晰，未发腰痛，夜尿次数减少，纳眠均可，二便调。病证显著缓解，继续守法调治。

1 个月后复查，尿蛋白阴性，肌酐 102μmol/L，尿素氮6.14mmol/L。患者空腹血糖在 6.5mmol/L 左右小幅度波动，血压平稳于 130/80mmHg 上下，诸症稳定，精神亦振。

按： 彭教授根据糖尿病肾病脾肾亏虚、水湿浊毒瘀阻的病机，制定出以温阳补肾为主，佐以祛瘀解毒、活血利水的治法。他强调，临床用药应谨守病机，辨证论治，因人而异，努力达到治病求本，为患者解除痛苦。本案中，患者除水肿证候外，视物昏朦及下肢麻木提示并发糖尿病视网膜病变和周围神经病变。故在以真武汤主治的基础上，选用菊花、枸杞养肝明目，三七、鸡血藤活血通络。薏苡仁、玉米须、猪苓的使用皆为治标之法。因辨证、用药得当，不仅可以较好地改善临床症状，亦使患者的肾功能有明显好转，延缓了病情发展与恶化，显示出中医药在本病治疗中的优势。

案十一：糖尿病肾病

田某，男，53岁，2004年10月29日初诊。患者有糖尿病史9年，2年前发展为糖尿病肾病。5个月前，因到外地出差，路途劳累外加饮食不节，回来后不久即感午后双下肢浮肿明显，住某医院治疗后，水肿暂消。出院后因感冒或劳累，病情复发，经治水肿时消时起，缠绵不愈，用西药利尿剂治疗不效，经友人介绍求治于中医。就诊时见神疲乏力，四肢浮肿，口渴喜饮，时有眩晕心悸，极少出汗，腰背酸冷，纳呆，小便短少，大便稍干。观其舌淡胖而润、苔白滑，其脉沉迟。综合症状及舌脉，中医诊断为水肿。辨证为脾肾阳虚，水气内停。治以温阳健脾、利水消肿为主，方用苓桂术甘汤加味。处方：云苓20g，桂枝6g，白术15g，炙甘草6g，党参15g，熟附子6g（先煎），干姜8g，车前子15g（包），猪苓15g，薏苡仁20g，柴胡6g，枳壳15g。7剂，水煎服，日1剂。

二诊：小便增多，水肿亦渐消退，腰背酸冷减少，但不欲纳谷，口干多饮。口渴多饮为脾肾阳虚，气不化水，津液不能上乘而饮水自救之故。故上方附子用量增至8g，党参加至20g，并加玄参

15g，桔梗 12g 以宣上导下，肺气宣而膀胱启，使水走小便。6 剂。

三诊：小便通利，浮肿消失，饮食渐增，腰部时有酸痛。上方去枳壳，加杜仲 15g，菟丝子 15g。嘱继服健脾养荣片，随访 1 年未有复发。

按：水肿中医多责之以肾为本，以肺为标，而以脾为制，三焦失于通利则其病缠绵难愈。脾肾阳虚为致病之本，脾阳虚则水饮运化无力，肾阳虚则水饮之气化失司，因而水邪停蓄而泛滥。脾肾阳虚者，有真武汤、苓桂术甘汤等方可选。本例以脾虚为主，故选苓桂术甘汤，兼以温肾，可谓方证合拍，切中病机。方中茯苓健脾祛湿以利水；桂枝通阳化气，温化水饮；白术健脾燥湿，以绝生痰之源；甘草补脾益气，调和诸药。正如《高注金匮要略》所说："以淡渗去饮之茯苓为君，佐以辛甘之桂枝以行阳，甘温之白术以培土，然后用甘浮平缓之甘草为使。所以高托诸药，而令其徐徐下渗之意。此苓桂术甘，为诸饮之要剂也。"茯苓、桂枝一利一温，对于偏寒水饮滞留者，可起温化淡渗之力。加附子、干姜，既助中焦之阳，又固下焦之肾，使阳气宣通，水饮亦随之通泄，则水肿自除。

案十二：糖尿病肾病

梁某，女，71 岁，2002 年 10 月 25 日初诊。患者自诉有 2 型糖尿病 12 年，6 年前因出现下肢水肿、血糖控制欠佳到某医院求诊，当时诊断为糖尿病肾病合并糖尿病视网膜病变。近半年来，反复出现口渴，并有双下肢浮肿。查空腹血糖 10.4mmol/L，尿蛋白定量 1.32g/24h，血尿素氮 8.9mmol/L，血肌酐 253μmol/L。患者曾到多家医院求治，服过大量滋阴清热之品和西药，均未获效。诊见：神疲乏力，口渴喜饮，饮后仍渴而不解，腹胀不舒，视物昏朦，小便短少不利，大便尚调。观其面色萎黄，体型稍胖，双下肢水肿、按之凹陷；切其脉沉而缓；视其舌胖大，苔白而滑，边有瘀斑、齿印。中医证属水湿困脾，脾阳不振，水邪泛滥。治以健脾益气、通阳化气利水，方用五苓散为宜。疏方：云苓20g，猪苓15g，泽泻15g，白术15g，桂枝12g，熟附子6g（先煎），党参15g，玉米须20g，田七片10g（先煎），车前草15g，大腹皮15g，炙甘草6g。7剂，日1剂，水煎服。

二诊：口渴、小便不利、腹胀等症状减轻，下肢浮肿明显减退，白滑舌苔已退。上方去大腹皮，继服1周。

三诊：未见水肿，多年口渴症状大减，小便不利亦好转。舌边尖红，苔薄白，脉转为弦细。参以脉症，似有水去阴伤之象，故上方去车前草、党参、桂枝，加柴胡6g，黄芩15g，太子参15g。7剂。

后以四君子汤合四逆散加玉米须、田七片、怀山药等调理善后。3个月后复查空腹血糖7.0mmol/L，尿蛋白定量0.43g/24h，血尿素氮6.36mmol/L，血肌酐122μmol/L。患者诉全身症状显著改善，随访半年，未曾复发。

按：本案以口渴为主要症状，虽有口渴，但摄入很少，且用滋阴之剂罔效，可见口渴非热邪伤津所致。究其因为饮入之水不能化生津液，偏渗于下。正如仲景《伤寒论》244条所述："渴者，宜五苓散。"74条亦云："渴欲饮水，水入则吐者，名曰水逆，五苓散主之。"舌苔白滑是辨识水气内停的一个主要特征。五苓散方中桂枝辛温，解太阳肌表而化膀胱之气，温通心阳；白术苦温，健脾胜湿；泽泻、茯苓、猪苓甘淡渗湿。五苓散除了利小便以外，还可健脾助运、布散津液，具有润燥之力，此喻嘉言《尚论篇》所言："导湿、滋干、清热，惟五苓有全功耳。"本案例说明，临床中见口渴之症，不能只知热邪伤阴，给予滋阴清热药，更要区别口渴属热还是属饮。五苓散证之口渴是渴非饮水所能缓解，须当明辨。案中桂枝用量较大，并加用附子、党参等药，明显增强了益气健脾、温阳化气之功，取效更捷。

案十三：肾病综合征

谢某，女，5 岁。肾病综合征合并支气管炎病史，曾在多家大医院诊治，应用激素、抗生素等系列药物，久治不效，病情不断加重。其至亲已失去信心，后经人介绍来彭教授处求诊。主要症状及体征有：面色无华，神疲乏力，满月脸，水牛背，皮肤多毛，面肿腹胀，眼睑及手足重度浮肿；咳嗽，少痰，咽部黏膜充血，口干不欲饮；纳食差，时腹痛，嗳气，小便短、泡沫多；舌质胖、质暗，苔剥，脉沉细弱。查每天尿量 450～600mL，尿蛋白（++++），尿蛋白定量 2558.0mg/24h，大便常规潜血（+），血肌酐 10.0μmol/L，尿素氮 2.54mmol/L；胸片示：双肺炎症。处方：党参 10g，白术 10g，云苓 10g，柴胡 5g，黄芩 8g，桔梗 10g，熟附子 5g（先煎），山萸肉 10g，田七片 5g（先煎），炙甘草 8g，车前草 8g，炙麻黄 2g，细辛 1.5g。共 7 剂，日 1 剂，水煎至 100mL，早、午饭后温服。

7 日后复诊，咳嗽止，患者颜面及双下肢浮肿明显减轻，腹胀等症好转，尿量增多，体重减轻，睡眠略改善，体力渐增。舌淡红体胖，苔剥好转，脉沉细弱。

上方加减治疗4周后，患者浮肿消退，精神、胃纳可，脉较前有力，舌淡红，苔薄白。复查尿蛋白（±），大便潜血（−）。余症愈。追访年余未复发。

按：彭教授认为，小儿体质主要为稚嫩娇孺，治之必先识之，并常据典引经，如《灵枢·顺逆肥瘦》谓："婴儿者，其肉脆、血少、气弱。"巢元方《诸病源候论》亦云："小儿娇嫩之气软弱。"北宋钱乙有"纯阳学说"与"稚阴稚阳论"，其《小儿药证直诀》云："五脏六腑，成而未全，全而未壮。"南宋陈文中《小儿病源方论》将小儿比喻为"草木茸芽之状，未经寒暑，娇嫩软弱"，故对小儿应重视存津液、护胃气，未可强攻而令病情转急。该患者年龄5岁，肾病综合征病程长达1年，已有明显的神疲乏力、满月面容、水牛背、皮肤多毛、眼睑及手足重度浮肿等严重症状。咳久伤肺，肺气亏虚，久伤及脾，子盗母气，脾阳不足，则纳食较差，嗳气；久病及肾，且长期用激素类药物，导致阴阳两虚，水液潴留，而见尿少、颜面及四肢浮肿。舌质、舌苔、脉象等属肺脾肾阴阳俱虚，为病伤根本。应以四君子、四逆汤合麻黄附子细辛汤加减。本案敢于应用麻附细辛，做到太少同调，表里同治，是病愈关键。彭教授用附子乃温阳益阴之首选，既可温肾健脾以扶阳气，又可阳中益阴以存津液，是一药两用之寓。方中炙甘草兼可制约附子的毒性。这是活用仲景经方、继承和发扬经方优势的精准案例，对儿科此类重症足资借鉴。

案十四：心力衰竭

黄某，男，67岁，2010年5月21日初诊。反复双下肢浮肿2年；伴有心悸，胸闷，腹胀，尿少。每服西药利尿剂后，水肿即消，因服药后极度疲倦，难以坚持，停则又发，病情反复。亦曾服温阳补肾等中药而无效。半月前，水肿再发，伴有咳嗽咳痰，服利尿剂效果不显。刻下：下肢浮肿，按之如泥；腹胀，纳差，神疲乏力，畏寒，面色无华，口干不欲饮；轻咳，咯少许白痰；尿少，舌暗有瘀斑，苔白，脉沉细涩。查心脏彩超示：全心增大、二、三尖瓣中重度关闭不全，EF值尚正常。胸片示：双侧胸水，肺炎。腹部B超示：肝脾大，腹水。西医诊断为：冠心病，右心衰竭。中医诊断：水肿病（阴水）。治以温阳育阴、活血利水为法，方选茯苓四逆汤加味：茯苓50g，丹参20g，制附子15g（先煎），太子参25g，干姜12g，炙甘草20g，山药30g。同时予西药消炎、强心、利尿剂等治疗。服药2剂，诸症减轻，减少西药利尿剂用量。

上方继服10余剂，患者稍觉腹胀，余无不适，复查胸片、B超示胸腹水吸收，肝脾正常。

停用利尿剂，上方加减调理2个月余，患者无不适。

间断服中药4个月，随访半年，患者偶有心悸胸闷，水肿未复发。

按：《伤寒论》第69条"发汗，若下之，病仍不解，烦躁者，茯苓四逆汤主之"。原方治疗汗、下后阴阳两虚，而以阳虚为主、水饮内停病证。传统以来，心衰水肿多治以温阳利水为法，近期疗效或佳，但久必伤阴，远期不免流弊。彭教授指出，物质属阴为体，功能属阳为用；阴阳互根，体用相依。心衰虽以气阳不足为本，但由于阴阳互根，日久阳损及阴，必然出现阴阳两虚证候。故治疗当以温阳育阴，活血利水为其大法。彭教授多以茯苓四逆汤加味治疗，往往取得理想疗效。方中四逆汤益气回阳，扶助正气，益火消阴；重用茯苓健脾益气，化气利水，兼以安神除烦；太子参救阴补津以敛阳；"血不利则为水"，加用丹参以活血化瘀利水；山药健脾、除湿、补气、固肾、益精，为平补之品。诸药合用，不仅能补心脏阳气虚损、阴津亏耗，而且能除瘀血、水饮等阴邪，标本兼顾，攻补兼施，使邪去而正复。

案十五：不明原因

　　患者，男，66岁，退休干部。主诉：反复双下肢水肿、腹胀2年余，加重20天。患者2年前无明显诱因出现双下肢水肿、腹水，肿势逐渐加重，并见胸水，呼吸困难，曾在数家医院诊治，抽胸、腹水化验均未发现明确病因。肝功12项：GGT 168U/L，ALP 187U/L，TBIL 23.7μmol/L，DBIL 13.6μmol/L；肿瘤4项：CA125 205.86U/mL；胸腹部CT增强扫描：肝左右叶多发性肝囊肿，腹水征，右侧胸水。腹腔镜探查：未发现肿瘤、结核等病变。在某院住院治疗近2个月，出院诊断为：胸腹水病因未明。服用速尿、吗丁啉、复方维生素B等效果欠佳，水肿、腹胀日益加重。现症：双下肢高度水肿，腹胀如鼓、拒按，尿少（300～500mL/d），气短懒言，畏寒肢冷，口干不欲饮，纳差，大便干、量少，舌淡暗，苔黄厚、剥苔，脉沉弦细。查体：面色萎黄，巩膜黄染，蛙状腹，移动性浊音（＋），双下肢肿胀（＋＋＋），呈凹陷性。西医诊断：①多发性肝囊肿；②胸腹水病因待查。中医诊断：水肿、鼓胀（脾肾阳虚，气血瘀滞，水湿内停）。治以温脾补肾，利水消肿，行气活血。方用真武汤、五苓散合四逆散加味：熟附子10g（先煎），白术、白芍、枳壳、猪苓、大腹皮、香附各15g，柴胡、桂枝、干姜各6g，泽泻12g，车前草、茯苓各20g。每日1剂。

4剂后，双下肢水肿消退明显，腹胀、气短减轻，黄厚苔略化，脉转缓，尿量增至1700～2100mL/d，大便转软、1次/日。

原方续进4剂，患者双下肢水肿继续消退，无明显腹胀、气短，尿量增至2500～2800mL/d，无口干，但仍有畏寒肢冷，纳欠佳。于上方加党参20g，田七片10g（先煎）。

续服4剂后，诸症明显好转，黄厚苔已化，舌苔分布均匀。后以健脾补肾调理善后。

按： 本案为原因不明胸腹水。CT扫描提示：肝左右叶多发性肝囊肿。症见：双下肢水肿，腹胀如鼓，尿少，气短懒言，畏寒肢冷。系因湿热久羁，侵害肝脾，气机不畅，瘀血阻络，日久致脾肾阳虚，气化不利，水液内停而成，为虚实夹杂之证。脾阳不能运化传输水液，肾阳不能温煦蒸化津液，加之气血瘀滞，津液不布，则水湿壅滞，积于胸腹腔则为胸腹水，泛溢肌肤则为水肿。一般认为，苔剥是水湿壅滞、日久化热伤阴所致。其实不然，乃肾阳虚不能蒸化水液、津不上承而致，故用真武汤、五苓散合四逆散加味。方中真武汤温肾化气利水，合五苓散加强通阳化气之力，阳气充实，则气化水行；加车前草、大腹皮以攻逐水饮、利水通便。《金匮要略》云："血不利则为水。"故合四逆散、香附、田七片以行气活血，气行则血行，血行则水行。值得一提的是，当便通、尿畅，胸腹水水肿势减后，仍当培补脾肾、行气活血，但不可攻伐太过，徒伤正气。

案十六：不明原因

尹某，女，62岁。主诉：双下肢浮肿2个月余。患者2个月前无明显诱因出现双下肢浮肿，于外院未明确诊断，治疗后无明显改善。现症：双下肢浮肿较甚，恶寒，时头晕，头痛，双足及肩背麻木疼痛，右足尤甚，胸闷，腰酸痛，纳寐可，二便调，舌淡苔薄白，脉涩弱。中医辨证：心肾两虚，血行不畅，水湿内停。治以补益心肾，祛瘀利湿，温阳通络。疏用薏苡附子散合白术附子汤、瓜蒌薤白半夏汤加减：熟附子8g（先煎），茯苓20g，薏苡仁20g，党参20g，白术15g，田七片10g（先煎），薤白15g，法半夏12g，瓜蒌皮15g，香附15g，猪苓15g，炙甘草8g，干姜6g。嘱另加生姜3片同煎。每日1剂，水煎服，共7剂。

服后水肿消失，其余症状明显好转。继以原方加减调理。随访数月，未见复发。

按： 本例患者无明显诱因出现双下肢浮肿，缘年事已高，脏腑虚弱，肾阳虚衰，不能化气行水，故双下肢浮肿；阳虚阴盛，寒湿凝滞血脉、经络、肌肤及脏腑等，可见头痛、双足及肩背麻木疼痛、腰酸痛、胸闷；阳虚失于温养，故恶寒、时头晕；舌淡苔薄白、脉涩弱亦是阳虚不能化气行水的表现。薏苡附子散首见于《金匮要略》："胸痹缓急者，薏苡附子散主之。"仲景用其温阳除湿，止痹痛，主治胸痹急重证。彭教授善用薏苡附子散灵活变通，治疗各种胸痹；合瓜蒌薤白半夏汤加强通阳散结、祛痰宽胸的功效。白术附子汤见于《金匮要略·痉湿暍病脉证》："伤寒八九日，风湿相搏，身体疼烦，不能自转侧，不呕不渴，脉浮虚而涩者，桂枝附子汤主之；若大便坚，小便自利者，去桂加白术汤主之。"其描述与本例症状相似，可用于阳虚身痹者。酌加猪苓利水消肿，香附调畅气机，田七活血养血，二姜温中散寒。本案组方不仅以上述经方为主，而且内含了茯苓四逆汤、真武汤、四逆汤等药味，可谓集温阳治法之大成，用药精当，因得佳效。

● 关格

案：慢性肾功能衰竭

邓某，男，73 岁，2008 年 6 月 2 日初诊。患者既往 2 型糖尿病史 20 余年，后发展至慢性肾功能衰竭、尿毒症，曾接受透析多次，并有心脏早搏史。现症：面色㿠白，神疲，嗜睡，反应迟钝，眩晕，心悸，恶心欲吐，喉中痰鸣，双手抽搐，双下肢浮肿，双足麻木，纳差，大便秘结，小便少，舌淡暗，苔白腻，脉沉细弦。西医诊断为糖尿病肾病、慢性肾功能衰竭、糖尿病心脏病。中医证属心肾虚衰，阳虚水泛，水饮凌心。治用真武汤合苓桂术甘汤加减：党参 20g，白术 20g，云苓 20g，熟附子 10g（先煎），赤芍 15g，干姜 6g，桂枝 6g，丹参 15g，田七片 10g（先煎），菟丝子 15g，猪苓 15g，车前草 15g，泽泻 15g，炙甘草 8g。每日 1 剂，水煎服，共 7 剂。

二诊：恶心欲吐症状缓解，余症同前。此因正虚已久，病难速效，继以温阳补肾、化气行水施治：上方干姜增至 8g 以加强温中散寒、通心助阳之力，并加枳壳 15g 兼以理气宽胸、行气利水。7 剂。

三诊：眩晕、心悸发作次数减少，余症均有减轻，舌淡暗，苔薄白，脉沉细弦。拟方：熟附子 10g（先煎），党参 20g，白术 20g，云苓 20g，巴戟天 15g，柴胡 6g，枳壳 15g，赤芍 15g，桂枝 6g，猪苓 15g，怀山药 20g，炙甘草 8g，山萸肉 15g。

服药 7 剂，无明显头晕、心悸，下肢浮肿减轻，大小便通畅。患者随后坚持门诊治疗，精神不断好转，病情稳定。

按： 关格是指以脾肾虚衰，气化不利，浊邪壅塞三焦而致小便不通与呕吐并见为临床特征的危重病证。消渴病后期常伴有多种并发症的出现，诸多脏腑受损，气血阴阳俱虚，形成以心肾阳衰为主的危重阶段。心阳虚衰，可见心悸、乏力、气短；肾阳虚衰，不能制水，水气泛滥，可见肢体浮肿、小便量少；脾虚湿阻，可见纳差、恶心；水气凌心则悸；清阳不升，故眩晕。诸症皆由阳虚水泛所致，故主以真武汤温阳利水，兼加干姜急救回阳。干姜有通心助阳、回阳通脉之效，与附子合用，可助附子回阳救逆。苓桂术甘汤中茯苓渗湿健脾，祛痰化饮，使水饮从小便而出；白术健脾燥湿，助中焦运化，以杜绝痰饮生成之源；桂枝温运中阳。全方有温化痰饮，健脾利湿之功。仲景云："病痰饮者，当以温药和之。"脾肾阴阳衰惫，治本应长期调理，缓缓补之；标是湿浊邪毒，可采用芳香化浊、辛开苦泄、淡渗利湿、通腑泻浊等法。治疗宜攻补兼施，标本兼顾，方始奏效。

● 遗尿

案：原发性遗尿症

李某，女，7岁，2010年1月11日初诊。遗尿2个月余，伴有食欲减少、眠差，大便正常，舌红苔少，脉细数。处方：党参10g，白术10g，云苓10g，柴胡5g，谷芽15g，麦芽15g，熟附子6g（先煎），怀山药15g，菟丝子15g，山萸肉10g，炙甘草6g，陈皮5g，桑螵蛸15g。水煎服，日1剂，共7剂。

1周后复诊，遗尿次数减少，食欲改善，二便调，舌红苔薄白，脉细数。处方：党参10g，白术10g，云苓10g，柴胡6g，枳壳10g，赤芍10g，熟附子6g（先煎），菟丝子10g，怀山药15g，桑螵蛸15g，陈皮5g，谷芽15g，炙甘草6g。水煎服，日1剂，共7剂。

1周后复诊，无遗尿，纳佳，眠可。继以上方加减巩固疗效。

按：中医惯性思维会把遗尿等同于肾气亏虚，肾阳不足，肾关门不利。以脾气虚弱为主的遗尿症常被忽略，而其在临床上并不少见。本案临床辨证为心脾亏虚，肾气不足证。心脾受伤，则中气不足，脾虚气陷，气不摄水，则可发生遗尿。长期的遗尿亦会导致肾气受损，肾不固摄。尿液虽然是人体内的废物，但排泄过多可以引起津液不足。该患者是一位7岁的女孩，发育正常，形体均匀，营养状态良好，由先天性的因素导致遗尿的可能性小。而脾胃的相关症状表现明显，如食欲差、舌红苔少等。舌、脉表现虽有轻微的热象，但其实是假象，是由脾阴亏虚所致。源自患者尿液遗漏而引起的津液受损，津液不足，阴虚内热。所以处方以党参、白术、云苓、柴胡、熟附子、陈皮为基础，菟丝子、山萸肉肾药为辅，添加谷芽、麦芽改善其纳差的症状，桑螵蛸收涩止遗，起到标本兼治的作用。而后继续培补脾肾，调畅气机，养人体生生之气，从而使津液得到正常的输布。

● **精浊**

案：慢性前列腺炎

　　林某，男，26 岁，2008 年 10 月 6 日初诊。主诉：会阴睾丸坠胀疼痛 2 个月，加重 20 天。患者有手淫史 6 年。既往有慢性前列腺炎病史 2 年。2 个月前出现会阴睾丸坠胀疼痛，前列腺液检查白细胞（++），卵磷脂（++），红细胞（+）。经用抗生素及清热解毒、活血利尿等中药，症状未见缓解。近来严重影响夫妻生活。刻诊：神靡倦卧，性情郁闷；尿频，夜尿 2 ～ 3 次，尿末时出白浊，尿无力；会阴胀痛，睾丸坠胀及腹，腰骶酸胀不适，阳痿，头晕，失眠，手足不温，大便难、偏干硬。舌淡胖润，苔黄白相间，舌边略赤有齿痕，脉沉弦尺细涩。西医诊断：慢性前列腺炎；中医辨证：少阴阳虚，阳郁湿盛，夹瘀滞热。治则：温阳补肾，宣畅阳气，兼活血化湿热。方用四逆汤与四逆散加味：制附子 15g（先煎），干姜 10g，柴胡 8g，枳实 10g，肉桂 8g（后下），小茴香 10g，乌药 10g，制半夏 10g，败酱草 15g，橘核 15g，赤芍 10g，田七片 8g（先煎），炙甘草 8g。7 剂，水煎服，每日 1 剂。

　　二诊：会阴、睾丸坠胀疼痛及腰骶酸胀不适减轻，尿次数减少，小便色白转清，尿无力改善，头晕失眠、疲乏好转。舌淡胖稍红润、边有齿痕，苔黄白稍去，脉沉弦细。继温补肾阳为主。原方基础上加党参 20g，白术 15g，薏仁 20g，茯苓 15g，以健脾除湿。7 剂。

三诊：头晕、失眠、疲乏大有改善，余症均有减轻。继续温补脾肾，方以四逆汤加味：制附子 15g（先煎），干姜 10g，肉桂 8g（后下），党参 20g，白术 15g，茯苓 15g，杜仲 15g，菟丝子 15g，续断 15g，炙甘草 8g。7 剂。

守方加减调理 2 个月，诸症状基本痊愈。

按： 本案为慢性前列腺炎，本虚标实、虚实夹杂相互影响，病程缠绵难愈。彭教授认为，肾阳虚损始终占主导，常夹瘀血、寒湿、郁热之邪。会阴腰骶酸胀，阳痿，头晕，失眠，手足不温，尿频，舌淡胖润苔白，脉沉弦尺细，据此辨为少阴阳虚，故以四逆汤温阳祛寒。《灵枢·经脉》曰："肝足厥阴之脉……上腘内廉，循股阴入毛中，过阴器，抵小腹，夹胃属肝络胆……"前列腺疾病与足厥阴肝经有密切关系。此患者表现会阴睾丸坠胀、胀痛，性情郁闷，故以四逆散疏肝解郁，宣畅气机。两方合用，阳气温运健行，气血运行通畅，利于瘀血、寒湿去除。方中薏仁、附子、败酱草温阳祛湿清热，为化尿浊而设。全案辨证抓住主症病机，治以温补肾阳、疏肝健脾，佐活血、利湿、清热，均谨守病机，经方活用而获捷效。

● 头痛

案：神经性头痛

张某，女，63岁，2008年10月10日初诊。患者头顶部疼痛，晨起眼睑浮肿，无双下肢浮肿，四肢末端偶有麻木感；夜尿2～3次，小便有泡沫；无胸闷痛，腰部怕冷，纳可，眠一般，大便日1次、质硬，舌淡苔白腻，脉弦细。处方：党参20g，白术15g，云苓15g，熟附子10g（先煎），柴胡6g，枳壳15g，川芎15g，川木瓜20g，炙甘草8g。水煎服，日1剂，12剂。

2周后复诊，头痛消失，大便烂，四肢末端偶有麻木感；小便有泡沫，夜尿2～3次；腰部怕冷，纳寐可，舌淡暗、边有齿印，苔黄腻，脉沉细。处方：熟附子10g（先煎），党参20g，白术20g，云苓20g，柴胡6g，黄芩15g，桔梗15g，川芎15g，川木瓜20g，丹参15g，猪苓15g，香附15g，炙甘草8g。水煎服，日1剂，共12剂。药后头痛未发，诸症改善。

按：中医的思维历来是人体整体调节和症状靶点处理的有机结合。单纯的整体调节而忽视靶点处理是不正确的，而简单地采用靶点处理而未采用整体辨证论治更不符合中医思维的特点，只有二者有机结合，才能提高患者长短期的治疗效果。本例患者初诊时，舌淡苔白腻、脉弦细，属脾气亏虚，脾阳不足，寒湿困脾的证候。因脾气亏虚则无力升提，精微物质不能上达脑髓，不荣则痛。脾阳不足无法运化其产生的水湿，易外感寒湿，这进一步降低了脾气散精的功能，使头痛症状更严重。当前应温补脾气，化湿祛寒。所以处方以党参、白术、云苓、熟附子、炙甘草等为基础，意在增提脾阳，祛除寒湿，解除头痛的根源。患者复诊时，头痛消失、舌淡暗、边有齿印、苔黄腻，属脾气亏虚，脾阳不足，寒湿化热，体现为寒热错杂的证候特征，应在温补脾气的同时，祛除湿热，故在基础方上加入黄芩、猪苓等清热利湿。针对靶点症状即头痛的治疗，常用的特效药物有川芎、白芷、防风、羌活、细辛等。中医对头痛的治疗特点体现在辨经论治中，如头痛部位在厥阴则选用川芎、阳明经则是白芷、太阳经一般为羌活等。几味药物配合起来效果会更好。患者主要为颠顶头痛，定位在厥阴，首选药物为川芎，木瓜、丹参、枳壳、香附等药物则增进行气活血功效。如此标本同求，虚实兼顾，方收速效。

● 腰痛

案：腰肌纤维织炎

唐某，男，44岁。主诉：腰部冷痛10年，加重1年余。既往有2型糖尿病史。患者10年前出现两侧腰部酸痛，继则出现冷痛，曾在广东省中医院诊治，症状好转，近1年上症加重。现症见腰部酸痛不适，晚上入睡困难，易汗出，疲倦，无口干，尿不多，大便调，舌淡暗，苔白，脉沉细涩。实验室检查：空腹血糖：7.28mmol/L，甘油三酯：3.91mmol/L。中医辨证属脾肾两虚，瘀血阻络。处方：党参20g，白术20g，云苓20g，柴胡6g，枳壳15g，赤芍15g，玉米须15g，怀山药20g，丹参15g，熟附子8g（先煎），三七10g（先煎），炙甘草8g。水煎服，日1剂。

1周后复诊：患者腰酸症状缓解，晨起腰酸痛，遇阴雨天加重，纳寐可，二便调，舌淡暗，苔薄白，脉沉弱。续以上方加山萸肉15g，鸡血藤20g，北黄芪15g，熟附子增至10g，继服7剂。

再诊时，患者诸症减轻，神佳，守原方巩固治疗而愈。

按：腰痛以腰部一侧或两侧疼痛为主要症状，是临床常见病证。《丹溪心法》指出："腰痛主湿热、肾虚、瘀血、挫闪、有痰积。"病因虽广，可以虚实责之。本案患者病史长达10年，久病多虚，而见冷痛、疲倦、汗出、脉沉确是明证。痛则不通，反映在舌暗、脉细涩上面，提示血脉不畅。《证治汇补·腰痛》曰："治惟补肾为先，而后随邪之所见者以施治，标急则治标，本急则治本。初痛宜疏邪滞、理经隧，久痛宜补真元、养血气。"治疗上选用四君子汤、四逆散健脾益气，舒畅气机；另加玉米须、怀山药、丹参、熟附子、三七等有助温阳补肾，祛湿通络。初见成效后，加山萸肉、鸡血藤、北黄芪固养肝肾，补气活血，以达气血生成有源而运化无阻之效。

● 痹证

案一：颈椎病

于某，男，58岁，2011年3月16日初诊。主诉：反复颈背疼痛、头重头晕1年余，再发加重1周。既往有双侧膝关节增生、肝内胆管结石病史。诉1年余前，因晨起受凉始觉颈背疼痛不适，局部活动不便，伴头重头晕，无头痛呕吐，无目眩耳鸣等，在当地医院诊为颈椎病，予推拿按摩治疗后症状有好转。此后稍遇天冷或阴雨天变化时，自觉颈背疼痛、头重头晕发作或加重。1周前因较长时间使用电脑后，症状复发且加重，自买用膏药外贴，并曾经服用祛风除寒、利湿活血药，症状未见缓解。刻诊：颈背酸疼不适，两肩及背酸乏无力，觉手、颈活动不利，头重头晕，稍动则汗出多，口苦稍干渴，腰膝酸软，两膝夜间觉冷感，站立行走时疼痛，夜尿1～2次、尿色清，纳食可，夜寐欠佳，大便尚调。舌质淡暗，苔略厚黄，左脉沉弦细，右脉沉细弱，两尺脉重按无力。西医诊断：颈椎病；中医辨证为太阳少阳合病，兼少阴亏虚。治予太阳少阳并治，佐温补少阴之气。方拟柴胡桂枝汤、麻黄附子甘草汤加减：柴胡10g，黄芩10g，法半夏10g，桂枝10g，白芍10g，熟附子10g（先煎），麻黄5g，菟丝子10g，仙灵脾10g，生姜8g，炙甘草6g。7剂，每日1剂，水煎服。

二诊：服前方药后，上症均较前有大的减轻，动则出汗多，口苦干渴不明显，舌质淡，苔薄白不黄，左脉弦细，右脉沉细，两尺脉乏力。处方：柴胡10g，法半夏10g，桂枝10g，白芍15g，山萸肉10g，党参15g，熟附子8g（先煎），补骨脂15g，枸杞15g，菟丝子15g，干姜8g，炙甘草6g。7剂，每日1剂，水煎服。

药后上症均有明显减轻，继予守前方7剂。服完药后，诸症基本痊愈。而后均以补益脾肾为法调治，随访数月未复发。

按：颈椎病当属中医"痹证"之范畴。《内经》曰："邪之所凑，其气必虚。"因机体阳气虚弱，复外感风寒湿邪，气血阴阳痹阻不通为病。据《灵枢·经脉》所云，经脉循行之过，患者病变部位恰好是太阳、少阳之病。太阳、少阳为六经气化之升发过程。太阳为阳中之阳，"太阳主开"，阳气升极达于上，因邪受困阻，碍于元气升浮外上，经脉气血不畅则病太阳；"少阳主枢"，是调节阳气左路升发之枢机，通畅一身之气化。《内经》曰："正气存内，邪不可干。"肾气为人体脏腑阴阳之本，人体正气尚盛，邪阻阳郁则化热，故三阳病多实热证。阳气不足，稍有阻滞，则百病立生。太阳与少阴为表里，实则太阳，虚则少阴。患者腰膝酸软、两膝夜间觉冷感、夜尿色清、脉沉细、两尺脉无力等阳气亏虚之表现，证实病在少阴。阳气一旦虚损则生化乏源，清阳不升，浊阴不降，蒙阻于清窍则头重头晕。少阳疏泄无力，太阳升开失衡，见动则出汗多，右脉沉细；口苦稍干渴、左脉弦细，为营卫不和，枢机不利之证。小柴胡汤条达少阳，清解郁热，舒畅枢机；桂枝汤调和阴阳升降，宣畅营卫气血；麻黄附子甘草汤温补少阴，助阳祛邪。方中柴胡轻清升阳；桂枝、麻黄温助少阳、太阳升浮之气，通阳以除阴邪；白芍、山萸肉酸敛降藏阳气，以防阳气散越之虞，使升浮有度；附子、干姜、人参、甘草甘温补益脾肾之生化本源；补骨脂、枸杞、菟丝子、仙灵脾加强温补肾气。如此火土俱得生，阳气复盛则阴邪尽自消，故能获此疗效。

案二：类风湿关节炎

黄某，女，52岁，2009年3月17日初诊。自诉双手指关节肿胀疼痛，屈伸不利，遇寒湿天气尤甚，反复发作多年。近日肿胀疼痛加剧，两手指肿胀，如裹水状，但皮色不变，按之不热，关节形状如常，晨起僵硬，肩、膝关节稍疼痛不利；时胸闷心慌，头昏目眩，乏力，口干不欲饮，纳眠可，食后嗳气，腹中时时肠鸣，大便偏稀，小便清长，舌淡暗边有齿印，苔白滑，脉弦细滑。西医诊断为类风湿关节炎；中医诊断为痹证。证属脾肾阳虚，水湿内盛，经脉痹阻。治以温补脾肾，化湿利水，温经止痛。方用真武汤合附子汤加味：熟附子8g（先煎），白术20g，云苓20g，赤芍15g，党参20g，炙甘草8g，柴胡8g，枳壳15g，川木瓜20g，田七片10g（先煎），丹参15g，鸡血藤20g。嘱其自放生姜3片。每天1剂，水煎服。

服7剂后，诉手指关节肿胀、疼痛、僵硬等症状有所减轻，偶有胸闷心慌。治疗上继续加强温阳利水，行气宽胸。继用上方7剂，熟附子由8g增加至10g；加薤白15g，法半夏15g，怀山药20g。

再次复诊，手指关节疼痛已基本缓解，稍肿胀不适，余症均减；因复感外邪，鼻塞，流清涕，稍稍干咳，舌淡暗苔薄白，脉弦细。治以温阳解表，用方如下：熟附子8g（先煎），苏叶15g（后下），防风15g，白芷15g，柴胡8g，枳壳15g，赤芍15g，丹参15g，怀山药15g，薄荷6g（后下），炙甘草8g，木蝴蝶15g。

7剂后，外感已愈，手指疼痛已基本消失，稍有肿胀。仍予温补脾肾、通经活络加以祛风湿巩固治疗，在真武汤基础上加防风、白芷、独活、川木瓜、鸡血藤。继续治疗2个月后，双手手指如常，活动自如。

按：本例痹证患者由于脾肾阳虚，水湿内生，水气不化，泛滥为患，水气浸渍四肢关节，渐至关节肿胀；痹阻经络，血气不行，引起关节疼痛、僵硬、屈伸不利；水气凌心，胸阳不振，则胸闷心慌；清阳不升，则头昏目眩；肾阳虚弱，温煦失职，水气不化，津不上承，则口干；水气犯胃，胃气上逆，则食后嗳气；水邪浸渍肠腑，则时时肠鸣、大便稀烂；肾主二便，肾阳亏虚，不能制水，则小便清长。彭教授指出，诸症归根结底乃肾气亏虚，阳气不足，温煦失司。治疗上以温补肾阳为主，加以宣散水气，水气一去，经络则通，痹证则除。方用真武汤合附子汤加味。《伤寒论》曰："少阴病，二三日不已，至四五日，腹痛，小便不利，四肢沉重疼痛，自下利者，此为有水气。其人或咳，或小便利，或下利，或呕者，真武汤主之。"又曰："少阴病，身体痛，手足寒，骨节痛，脉沉者，附子汤主之。"真武汤与附子汤药味大部分相同，皆用附、术、苓、芍。熟附子为君药，补火助阳，温经散寒，祛湿止痛；白术补气健脾，燥湿利水；茯苓利水渗湿，宁心安神，治水气凌心之心慌；赤芍活血通络止痛；原方人参用党参替代，温中焦之脾阳，补中焦之脾气；更佐生姜重在宣散水气；再佐木瓜、鸡血藤等舒筋活络之品。同时兼以活血化瘀、调节气机，则疗效堪佳。

案三：糖尿病周围神经病变

张某，女，75 岁，退休护师。2010 年 3 月 10 日首诊。患糖尿病史 10 余年，尿蛋白呈阳性，现胰岛素治疗中。3 年前出现双下肢麻木，瘙痒有蚁行感；继之出现踝关节肿痛，足小趾疼痛如针刺，行走不利。先后服维生素 B_1 片，反复注射维生素 B_{12} 针，痛甚时服芬必得，但上述症状未见明显改善。就诊时，下肢彩色多普勒示：下肢血管异常。体征：跟腱反射减弱，痛温触觉减弱，下肢震动觉消失。查：空腹血糖 9.2mmol/L。中医四诊：左足颜色发暗，伴四肢酸软无力，时口干欲饮，自觉发热以夜间为甚，大便调，舌质暗，苔薄，脉细微。西医诊断为 2 型糖尿病，糖尿病周围神经病变。继续注射胰岛素控制血糖。中药治当以益气养血，活血通络。方药：黄芪桂枝五物汤合当归四逆汤加减。处方：黄芪 50g，白芍 15g，桂枝 15g，当归 15g，细辛 3g，通草 8g，大枣 6 枚，鸡血藤 30g，制川乌 10g（先煎），牛膝 10g，蜈蚣 2 条，川木瓜 10g，白术 15g，茯苓 30g，泽泻 15g。用水 600mL，煎为 200mL，温服，每日 1 剂。

二诊：上方服 6 剂，患者自觉双下肢麻木感较前明显减轻，踝关节肿痛明显好转，精神转佳，二便调，时口干欲饮。效不更方，上方去制川乌、牛膝、蜈蚣、茯苓、泽泻，加花粉 15g，麦冬 30g，葛根 20g，继服 6 剂。

三诊：患者病情持续改善，自觉肢体瘙痒蚁行感消失，仍有麻木感，夜间睡眠可。原方加减调整为：黄芪 30g，白芍 15g，桂枝

15g，当归 15g，细辛 3g，大枣 6 枚，鸡血藤 25g，牛膝 10g，白术 15g，茯苓 30g，桃仁 10g，红花 10g，地龙 10g，桑寄生 30g，桑枝 15g，炙甘草 10g。6 剂。

四诊：患者自觉肢体轻便，精神、睡眠佳，二便调，偶有轻微麻木感。续以益气温阳活血巩固疗效而愈。

按： 糖尿病周围神经病变临床症状与"麻木""痹证"颇相似，其发病与气、血、风、湿密切相关。气虚失运，无力推动血液运行，四肢、肌肤、经脉得不到濡养，故见肢体麻木；气滞血行不畅，血脉瘀阻，不通则痛，故见肢体疼痛；血虚不荣，经脉空虚，皮毛肌肉失养，因而出现蚁行感。就外因言，"风为百病之长"，性善行而数变，易耗伤人体气血，风邪夹湿，湿性重着，易影响气血的流通，风湿痹阻肢体，则见麻木、疼痛呈游走性、虫爬感、发无定处；湿聚生痰，痰瘀阻滞，交结一处，留于经遂，达于四末，阻遏气血畅通，而见麻木，久之则不知痛痒；肝主筋、肾主骨，消渴日久伤精耗血，气虚失运，血虚失荣，不能濡养肢体肌肉筋骨，致肢体软弱无力、麻木不仁。故治疗当以补气养血，祛风活络为原则。现代医学治疗糖尿病周围神经病变至今尚无特异性方法，常辅以神经营养药如 B 族维生素、维生素 C、烟酸等；对症处理如卡马西平、芬必得等以缓解肢体、关节疼痛，但均未能使症状消除。而彭教授采用经方治疗，临床疗效好，方法简便易行，见效快，无毒副作用，医疗费用低，患者乐于接受，值得临床推广运用。

案四：糖尿病周围神经病变

张某，女，60 岁，2010 年 9 月 2 日初诊。主诉：左侧肢体不适伴多饮、口干4个月。患者于2010年5月开始自觉左侧肢体麻木不适，发凉尤甚，有时严重有如冰敷，尤其以左上肢、左背部显著，同时伴失眠、胸闷、多饮、口舌干燥、多尿、多食，经医院实验室检查血糖、尿糖，诊断为糖尿病，给予服用降糖药物（具体不详），疗效欠佳。近日以来，患者自觉症状逐渐加重，夜间常常由于肢体寒冷、疼痛难以入眠。入院以后给予CT检查，除外脑梗死等疾病。患者既往体健，无其他明显不适。查舌淡，苔薄白，脉沉细弱。中医诊断：消渴，血痹（气阴两虚、血虚寒凝型）；给予益气养阴、活血通脉，以黄芪桂枝五物汤合当归四逆汤加减。处方：太子参30g，当归15g，桂枝12g，通草10g，黄芪30g，炙麻黄10g，独活15g，羌活15g，鸡血藤30g，桑寄生30g，炙甘草10g，桑枝15g，生姜9g，赤芍30g，大枣3枚。水煎服，日1剂，分早晚温服。

二诊：上方服3剂，患者自觉左侧肢体凉感以及麻木感较前明显减轻，精神也明显好转，二便调。效不更方，继服上方3剂。

三诊：药后患者肢体仅有轻微的凉感、麻木感，睡眠安，胸闷明显改善，精神佳。自述平日常自汗，最易感冒。舌淡，苔薄白，脉细弱。调整前方加附子以及玉屏风散，以温经散寒，固表止汗。处方：太子参30g，当归15g，肉桂10g（后下），通草10g，黄芪30g，炙麻黄10g，独活15g，羌活15g，鸡血藤30g，桑寄生30g，炙甘草10g，桑枝15g，防风10g，赤芍30g，制附子15g（先煎），白术15g，大枣3枚，生姜9g。水煎服。

继服上方6剂，患者自觉肢体凉感、麻木感已基本消失，眠佳，无胸闷不适，精神好，自汗减少。院外继以益气活血巩固疗效。

按：糖尿病周围神经病变现代临床多见，常见肢体发凉，更有甚者如卧冰窖，当属《伤寒杂病论》血痹、厥逆的范畴。分析病因病机多因患病日久，肌体虚弱，寒邪更易于入侵，寒邪性凝滞，加之机体气血运行不畅，四肢失于机体阳气温养，故肢体出现寒冷、疼痛，甚或脉细欲绝。如若寒邪进而凝滞于心胸，则可导致患者胸阳不振，出现胸闷不适。中医治当黄芪桂枝五物汤合当归四逆汤以温阳行痹，疏通血脉，则多收良效，正如《灵枢·邪气脏腑病形》所云"阴阳形气俱不足，勿取以针，而调以甘药"之意。

案五：糖尿病周围神经病变

程某，男，61岁。双下肢麻木、发凉甚至疼痛近5年，症状呈逐渐加重，逢天气变化以及冬天尤其明显；伴见失眠，口干喜饮，多食易饥，神疲乏力，体重减轻，小便频数，大便秘结。舌红少津，薄苔，脉细而无力。患者既往有糖尿病史多年，口服降糖药物治疗。中医诊断为消渴、寒痹（本虚标实、肾虚血瘀证型）。治予补肾活血，化瘀通络。方药以金匮肾气丸加减。处方：熟附子10g（先煎），肉桂10g（后下），茯苓15g，生地黄10g，山药15g，牡丹皮10g，山茱萸10g，泽泻10g，桃仁10g，红花10g，当归15g。7剂，水煎服，日1剂，分早晚温服。

二诊：诉上方效果明显，肢体麻木、发凉大减，疼痛未再发作，饮食、睡眠均较前明显好转，二便可，舌红。效不更方，仍以上方为主，加川芎10g，白附子10g，天麻10g。7剂。

三诊：患者病情基本痊愈，偶有轻微麻木感，睡眠、精神佳，二便调。继以温阳益气活血巩固调治。

按： 糖尿病周围神经病变是糖尿病常见的慢性并发症和主要致残因素之一，临床多表现为肢端的感觉和运动障碍，尤以下肢为甚，呈对称性麻木、疼痛、下肢痉挛等症。本病病位在四肢经络，病机当属于本虚标实之证候，本虚则为肾虚，而标实则为瘀血停滞四肢经络。机体正气不足，气血亏损，继而脏腑功能失调，导致邪滞经络，气血不濡养筋骨而发病。脾脏为四肢之本，肝脏主筋，肾脏主骨，病机涉及肝、脾、肾三脏，尤以肾为主。肾为人身体之根本，消渴病日久迁延不愈，必使肾气愈亏，症状逐渐加重，在治疗上不能只是一味地单用和重用大量的通痹活络药，以致犯舍本逐末之流弊。该病案以肾气丸滋补肝肾，治其病本，配以活血通经之品，以治其标。诸药合用，有阴阳双补、补肾活血、化瘀通络之功。

● 鼻鼽

案：过敏性鼻炎

邓某，女，30 岁，2012 年 2 月 12 日初诊。患者诉有过敏性鼻炎病史 2 年，鼻痒，打喷嚏；常伴有流清涕，晨起为重，与季节变化无关。平素易感冒、怕冷，疲倦、乏力，纳谷不香，眠尚可，二便尚调，舌质淡，苔薄白，脉沉迟。药用：党参 15g，白术 15g，茯苓 15g，柴胡 10g，枳壳 15g，赤芍 15g，苏叶 15g（后下），杜仲 15g，炙麻黄 6g，熟附子 10g（先煎），细辛 5g，炙甘草 8g。

服药 7 剂后复诊：鼻痒、打喷嚏明显好转，疲倦、乏力感减轻，纳可，舌淡苔薄白，脉沉。药用：柴胡 8g，黄芩 15g，桔梗 15g，党参 15g，白术 15g，茯苓 15g，熟附子 8g（先煎），辛夷花 15g，丹参 15g，三七 10g（先煎），炙甘草 8g。

7 剂后诉已 2 日无鼻痒、打嚏，仍有疲倦、乏力感，纳可，眠一般，二便尚调，舌淡暗，苔薄白。继续门诊复诊，按时服用中药，症状消除未复发。

按： 过敏性鼻炎属于中医学的"鼻鼽"病。过敏性鼻炎有两个基本原因：①遗传性过敏体质；②反复吸入环境过敏原。吸入尘螨、屋尘、动物皮屑、各种树木和草类的风媒花粉等均可以成为发病的诱因。而过敏性鼻炎患者多具过敏体质。它的症状突出表现在

肺系，如流涕、鼻塞、鼻痒、打喷嚏等。这也导致很多医者犯了
"头痛医头，脚痛医脚"的毛病，把鼻鼽病的治疗仅仅局限于肺系。
实际上肺系的症状往往只是全身疾病的一部分，根本原因在于患者
肾阳不足。这与过敏性鼻炎患者主要集中在青、少年，且有家庭遗
传性的特点是一致的。肾阳不足，则无力以祛邪，邪气凝聚鼻络，
发而为病，则患者有鼻痒、打喷嚏、流清涕的表现。彭教授在强调
肾阳不足是鼻鼽发病的根本原因基础上，更注意脾与肾的关系。肾
为先天之本，脾为后天之本。肾阳不足，则火不暖土，不能温煦脾
阳；而脾阳久虚，也可以损及肾阳，导致脾肾阳虚。而脾肾阳虚是
无力抗邪的基础。该患者平素易感冒、怕冷，疲倦，乏力，纳谷不
香，舌淡，苔薄白，脉沉迟，皆为脾肾阳虚的表现。治疗上当以温
补肾脾，外散寒邪为主。辨证处方得当，自然有效。

● 脱疽

案一：糖尿病足

胡某，男，45岁，农民。2型糖尿病病史2年。患者于上周因不注意卫生清洁而诱发右下肢感染，先是小面积散发瘙痒，患者用手抓破皮肤后出现局部溃烂，周围组织红肿；继之右下肢漫肿，溃烂逐渐增大。刻诊见右下肢溃烂面积达二分之一强，红肿明显，肢体疼痛，口干，夜尿频，大便尚可。舌质略暗，苔黄厚腻，脉沉弦数，尺部无力。查空腹血糖9mmol/L。嘱注意保持创面洁净，饮食忌肥甘厚味。内服汤药：党参15g，白术15g，茯苓15g，玉米须20g，柴胡6g，枳壳15g，赤芍15g，田七片10g（先煎），香附15g，丹皮12g，防风12g，白芷12g，熟附子5g（先煎），甘草6g。

二诊：服药7剂后，已见皮损部分结痂，无明显渗液现象，肢体疼痛消失，红肿减退，患者小便亦转正常，但有口干口苦，大便烂。苔化白腻。方疏：太子参15g，沙参15g，五味子6g，熟附子6g（先煎），田七片10g（先煎），玉米须30g，防风12g，白芷12g，丹皮12g，赤芍15g，知母12g，猪苓15g，炙甘草6g。

上方再服2周，肢体溃疡完全消退，创面愈合干净，无红肿热痛，口干苦亦除，二便如常。复测空腹血糖3.6mmol/L。继续予四君子汤合四逆散加玉米须、三七、熟附子、菟丝子、山萸肉、怀山药等加减巩固善后。

　　按：糖尿病足是糖尿病并发神经、血管病变引起的下肢病变，当病变严重或合并感染时，容易出现肢端坏疽，治疗不及时，甚至导致患者截肢，严重影响糖尿病患者的生存质量。彭教授认为，本病起因多与正气不足、外感六淫或擦伤、烫伤等因素相关。此一类患者，饮食常喜膏粱厚味，致使脾气虚损，不能润养肌肤；或脾虚健运失司，聚湿生痰，蕴久化热成毒，热毒结聚成疽；或气阴不足，日久伤及脾肾之阳，阳气不能温养四肢和推动营血在脉络中循行，气血凝滞，经络阻遏，则皮肉枯槁不荣，复感湿热之邪，腐肉成脓。治疗上应明分寒热虚实，对于热毒壅盛者，可以施用清热解毒法；瘀血阻滞者，重视理气活血；气血亏虚者，则健脾养血、托里生肌；后期阴阳虚损者，要补益肝肾、温阳通络。彭教授强调，临证切记中医学是整体思维，不可一见局部的肿痛炎症，而忽略全身虚弱的事实，妄行攻伐，延误病情的发展。如本案初看，肢体溃烂、红肿，苔黄厚腻，脉沉弦数，似乎湿热瘀毒明显；其实坏疽仅由患者抓破下肢小面积皮肤而来，审其夜尿频而尺部无力，证虽热毒外盛，实属正气亏损，不足抗邪而然，故仍以"清""补"二法取胜。此外，本案第二处巧妙在于，以风药胜湿。《素问·阴阳应象大论》云："湿伤肉，风胜湿。"明代李中梓指出："湿为土病，风为木气，木可胜土，风亦胜湿。"风药辛散宣通，升清降浊，不仅长于发散祛邪，而且善于调畅气机，开发郁结。防风、白芷用之除湿止痛，即是一例。

案二：糖尿病足

梁某，女，60岁，2007年1月20日初诊。患者2005年曾因糖尿病足，手术截除左足中趾。诊见：面色晦暗虚浮，头晕，胃纳尚可，眠欠佳，平素怕冷，大便烂、每天2～3次，每晚夜尿2～3次，偶有口干但不欲多饮；右侧足大趾暗红，疼痛麻胀，自诉上次截肢的足趾也曾出现此种表现；舌淡暗胖无华、边有齿印，苔黄白浊腻，脉沉细涩。西医诊断为糖尿病坏疽；中医证属脾肾阳虚，气滞血瘀，痰瘀阻滞。治以温补脾肾，理气血，化痰瘀，通经络。处方：熟附子12g（先煎），党参、白术、茯苓、木瓜各30g，柴胡、肉桂末（冲服）各6g，丹参、枳壳各15g，三七10g（先煎），干姜、炙甘草各8g。每天1剂，水煎服，迭进30剂。

二诊：患趾红肿疼痛明显好转，并已坏死脱落，趾甲也开始重生。随症稍作加减，主方不变，或加细辛、白芷等止痛，或加巴戟天、菟丝子、肉苁蓉等益肾。

又进20剂后，患趾颜色已正常，肾功能也有所好转，他恙均有起色。

按：此患者患病日久，脏腑经络阳气大虚，气血运行不畅，体内病理产物堆积，而病患丛生。故治疗必先以真武汤振奋肾阳，温化久积之寒痰冰水；以肉桂温命门之火，并使被阴邪阻隔各处之火归隐命门，则阳气生化而能司其职，推动气血的运行；更合用四逆散疏通三焦经络，运转气机，使气血运行道路畅通，以利于阳气运行及病理产物的排出；再加丹参、三七片等活血行瘀之品，使已瘀之血得化，已生之血不瘀；加木瓜酸温入肝、脾经，取其舒筋活络、祛风除湿、活血等功效，并赖其下行之药性，使诸药力远达四末。诸药同用，则阳气得通，经络得畅，痰瘀得化，气血流畅，腐去新生，诸恙尽除。彭教授分析，现代有些中医临证时易受西医观念的影响，喜用大剂清热解毒抗炎中药，以预防控制感染。而与其如此，不如直接使用抗生素。中医学讲究的是辨证论治，在整体观念基础上建立的四诊合参、辨证论治才是中医用药的根本原则，故彭教授治疗糖尿病足数量众多，均谨守病机，而疗效卓著。

案三：糖尿病足

徐某，女，66 岁，2008 年 3 月 10 日初诊。患者有糖尿病史 10 余年，一直服用二甲双胍、阿卡波糖片治疗，空腹血糖 8.5mmol/L 左右，餐后血糖 16mmol/L 左右。3 年前出现下肢麻木灼痛，夜间尤甚；近半年加重，出现间歇性跛行，右下肢冷痛，腰痛，乏力；1 周前出现双下肢轻度浮肿，右第二足趾皮肤颜色变暗、破溃、渗液，下肢发冷。刻下：口干不欲饮，纳寐欠佳，小便量少，大便烂；需人搀扶行走，面色无华，言语低微，双下肢轻度浮肿、冰冷，右第二趾色暗红发黑，皮损处较多渗液；舌淡暗胖大、边有齿痕，苔黄滑，脉沉细涩。西医诊断：2 型糖尿病，糖尿病足 I 期，糖尿病肾病。中医诊断：消渴，脱疽。辨证属脾肾两虚，兼气滞血瘀，痰浊内阻。治以健脾补肾，行气祛瘀除湿。处方：熟附子、三七各 10g（均先煎），党参、白术、云苓、怀山药各 20g，丹参、枳壳、玉米须各 15g，鸡血藤 30g，肉桂末 6g（冲服），柴胡、炙甘草各 8g。用法：每日 1 剂，水煎分 2 次服。同时予聚维酮碘消毒，外敷阿莫西林药粉，棉纱包扎。

二诊：服用 7 剂后，皮损处渗液减少，肤色变淡，下肢冷痛、腰痛减轻，纳寐改善，小便量增多，浮肿减轻，精神好转。前方熟附子增至 15g，党参增至 30g，续服 7 剂。

三诊：皮损处开始结痂，下肢浮肿完全消退，能自行缓慢行走，时有呃逆。前方加海螵蛸 20g，续服 7 剂。

四诊：皮损已完全结痂，皮色暗红，稍觉肢端发冷，余症好转。查空腹血糖 6.8mmol/L，餐后血糖 11.2mmol/L。上方加减调理 2 个月余，诸症缓解，行走有力；复查血糖空腹 7.3mmol/L，餐后血糖 10.7mmol/L。继服中药半年后，患者无明显不适，于 2008 年 10 月 10 日复查肝肾功能、血脂均正常，空腹血糖 6.5mmol/L，餐后血糖 9.5mmol/L。

按：人体以阳气为本，"阳气者，卫外而为固也"。人体抵抗力即卫气，乃拒邪之藩篱，其源于阳气，阳气充盛，则内能养五脏六腑，外可抗虚邪贼风入侵。若卫阳一虚，则外邪容易内侵脏腑，阻滞经络，气血凝聚，使机体产生疼痛、肿胀、溃烂等缺血坏死性改变。《医宗必读》提出："治外者，散邪为急；治脏者，养正为先。"糖尿病足部坏疽根源在先后天两脏亏虚，故治疗必以扶固正气为本，以养正除积、温阳通络为大法。案中附子、党参、白术、云苓、怀山药、肉桂、炙甘草等补益脾肾，丹参、枳壳、鸡血藤、柴胡等流通气血；外治法则直接作用于局部，加快表面炎症吸收。如此，内外结合，标本兼顾，不仅有效改善了肢体经络病变，而且能够降糖止消，对实验室化验指标也有明确效果。此处需要补充的是，彭教授治疗糖尿病足也常用粗盐、粗砂糖、胡椒粉等分混合外敷，能够较快修复创面，临证不妨一试。

● 狐惑病

案：白塞病

金某，男，40岁，2006年7月21日初诊。患者于1997年起出现口腔溃疡并面部多发性红斑块，经中山医科大学诊为白塞病，治疗后好转，今年4月再次复发，入中山医治疗好转。3天前又发口腔溃疡并面部多发性红斑块，无痒痛，纳呆，口黏腻，痰多色白质稀，睡眠尚可，无头晕胸闷，尿多色黄、夜尿2～3次，大便正常，时有腰酸乏力怕冷，舌质老有裂纹，苔黄浊腻，脉弦滑。中医辨证为脾肾亏虚，湿热内蕴。治予健脾益肾，清热利湿：党参30g，白术20g，云苓30g，柴胡6g，枳壳15g，赤芍20g，熟附子10g（先煎），干姜10g，丹皮15g，连翘15g，怀山药20g，菟丝子15g，炙甘草8g，田七片10g（先煎）。

二诊：服药1周后，口腔溃疡明显减轻，面疮红肿顶有脓头，大便水样，3～4次/天，咽中有痰、色白质稀，无咳嗽咽痒，纳眠可，舌尖红，苔黄厚浊腻，脉弦。处方：熟附子10g（先煎），连翘15g，柴胡10g，黄芩15g，紫苏叶12g（后下），枳壳12g，赤芍15g，菟丝子15g，怀山药20g，五味子6g，细辛6g，炙甘草8g。7剂。

三诊：未见口腔溃疡，面疮缩小，颜色转淡，近见脐下溃脓，面积约 2cm×1cm，无疼痛瘙痒感，舌稍淡暗，苔黄腻，脉涩细弦。处方：党参 20g，白术 20g，云苓 20g，柴胡 6g，枳壳 15g，赤芍 20g，香附 15g，怀山药 20g，苡仁 30g，熟附子 5g（先煎），连翘 15g，炙甘草 8g，熟地 15g。10 剂。

四诊：药后面疮不显，脐部溃烂明显消退，舌暗，苔白腻，脉略沉。方用：太子参 20g，白术 20g，云苓 20g，熟附子 6g（先煎），连翘 15g，苡仁 30g，柴胡 6g，枳壳 15g，川红花 10g，田七片 10g（先煎），香附 15g，炙甘草 8g。

守上方，随症加减，防止复发。1 年间患者偶因感风寒来诊，诉一直以来未发面疮及口腔溃疡，无特殊不适。

按： 彭教授强调，辨证时要善于抓主症，明病机，透过表象去发现疾病的本质。此患者纳呆、口黏腻、痰多色白质稀、夜尿 2～3 次、时有腰酸乏力怕冷均显示脾肾两虚，温运气化无力，痰湿之邪内生，日久阴霾邪聚而逼阳上浮，并发口腔溃疡并面部多发性红斑块。舌脉均示痰湿内蕴，气机阻滞之象。痰湿本为阴邪，必当健脾气，温脾阳，方可化之。此时不可因见化热之邪立用清热苦寒之品伐伤阳气。此患者职业是律师，工作压力大，习于熬夜，阳气耗伤日久，变生此病。治当温运中焦、健脾益肾为主，并辅以调畅气机，经络气血枢机运转恢复，则痰湿内郁之邪既无化源，又自可被温化后排出体外。故彭教授在此思路的指导下以附子理中、四君辈等健脾温中，起到振奋推动作用。上海姜春华先生认为，许多慢性疑难杂病，特别是许多慢性炎症用常法清热解毒不效，原因即在于久病体虚而湿热火毒病邪不解。例如常见复发性口腔溃疡，凉药不效者，多为阴盛阳浮，可用姜附剂破阴返阳，只有打破常规，温清并用，补泻兼施，标本同治，才使阴霾去而火安其位。患者一诊用药后大便3～4次/天、水样便，而无腹痛之苦，告知患者不必止泻，此是导邪外出，犹如大地水陌交错纵横，必须通畅流动，一旦失去流动能力，则污浊淤积，诸毒滋生，此时当振奋推动，并畅通沟渠，而单纯的解毒于本无益。因此，彭教授在治该类疾病时，多先予温阳益气、和解枢机，而后在此基础上配伍各种祛邪之药，或活血行瘀，或利湿化痰等。本案宗此法调治，最终面疮消退，诸症尽失。

● 粉刺

案一：寻常痤疮

刘某，女，27岁。面部痤疮反复发作 5 年余。就诊时见额头、面颊、下颌、三角区等处散在红肿皮损，色暗。患者自觉身体疲乏，纳尚可，大便硬，月经调。舌质红，苔薄白，脉细滑数。证属肝郁脾虚，湿毒内蕴。治宜疏肝健脾，祛湿解毒。嘱禁食煎炒油炸、海鲜腥发等物。同时予：太子参 15g，白术 15g，云苓 15g，柴胡 10g，枳壳 15g，赤芍 15g，连翘 15g，怀山药 15g，金银花 15g，田七片 10g（先煎），泽泻 15g，瓜蒌仁 10g，炙甘草 6g。水煎服，日 1 剂。

7 剂后皮损显著减少，大便畅通。上方去怀山药、田七片、瓜蒌仁，太子参改为党参，随症加入菊花、沙参、猪苓、山萸肉等品，再调治 3 周，暗疮全部消退。随访数月，一直如常。

按：彭教授在长期的临证中发现，痤疮患者除饮食不节外，常多由紧张抑郁所致，疏肝理气药不仅可缓解患者紧张情绪，还可条达郁结的气机，达到促其升散，使热有出路的效果。痤疮好发病位在面部，亦为阳明经所过，阳明为多气多血之经，易生热化火，灼伤血络。现代医学也认为，人体内雄性激素过度刺激靶器官皮脂腺，使之增生及分泌过盛、皮脂溢出率增加，形成寻常痤疮的始动因素。结合肝郁化火、胃肠蕴热的基本病机，治以疏肝解郁、清热解毒之法，故用到四逆散及金银花、连翘等药物。但该患者病情反复发作5年余，经久而不愈，缘何？因其人身体疲乏、大便硬是脾运不健，邪无出路，不应忽略。药后大便通畅，往往能减少痤疮的发生及面部色素斑的形成。彭教授临证重视脾胃学说，常从肝脾调治疑难杂病，于此可窥一斑。

案二：寻常痤疮

谢某，女，41岁，于2010年11月19日就诊。患者面部散在痤疮，高出皮面，未见脓液，色暗，主要分布于额头及面颊，面色晦暗，伴有失眠、多梦、怕冷；痛经，月经后期，经色紫暗，夹有血块，痤疮在月经来潮前较明显，月经后消散。舌淡暗，脉沉细。辨证属于肝脾不调，寒热错杂；治则为疏肝健脾，化瘀解毒。方药：党参15g，白术15g，茯苓15g，熟附子8g（先煎），柴胡8g，枳壳15g，赤芍15g，丹参15g，山药15g，田七10g（先煎），黄芩15g，炙甘草8g，玄参15g。7剂，水煎服，日1剂。

复诊见面部痤疮明显吸收，睡眠改善，仍有怕冷，伴有口苦、口干。舌淡暗，脉沉细。方药如下：党参15g，白术15g，茯苓15g，柴胡10g，枳壳15g，赤芍15g，熟附子10g（先煎），丹参15g，山药15g，山茱萸15g，连翘15g，炙甘草8g。7剂，水煎服。药后无不适，临床痊愈。

按：痤疮病机与肝主疏泄关系较密切。女子以肝为主，以血为用。经前期属阳长阴消阶段，若阳长过盛，抑或阳长有余，则阳热亢盛，此时如情志不畅，忧思恼怒，气机失调，更易郁热生火，炎上于面，则为痤疮。治疗予理气化瘀、清热解毒，人所共识。然本患者皮损无脓液、面色晦暗、怕冷、痛经、舌淡暗、脉沉细等细节，处处呈现出阳虚寒凝的征象，所以温阳通络也是必用之法。故用药以黄芩、玄参、连翘清解，同时予人参、附子温脏，而调气活血方药贯穿始终。若一味降火解毒，犯"虚虚实实"之戒，则不免偾事。

● 崩漏

案一：子宫腺肌瘤

江某，女，38岁。患者5年前发现子宫腺肌瘤，开始表现为月经先期、经期延长，但不甚严重，故未予重视。1年前剖宫产下一女后症状加重，月经先期、延长，且经血量多有血块，伴有痛经；同时出现轻度贫血，血红蛋白在90g/L以上，当时未系统诊治。1个月前出现头晕，动则气喘，面色㿠白，在门诊查血红蛋白为50g/L。请妇科会诊，建议输血后立即手术治疗，但患者拒绝手术及输血，要求保守治疗。经住院诊查，排除血液系统疾病及其他原因引起的出血，考虑为子宫腺肌症引起月经过多，日久造成失血性贫血合并缺铁性贫血。该患者分三个阶段治疗。

第一阶段：患者2010年10月6日就诊，症见头晕、气喘、面色㿠白、乏力、失眠多梦、舌淡苔少、脉沉细无力。辨证属于心脾气血两虚；治法：益气养血。选用八珍汤加味：党参20g，茯苓15g，白术10g，炙甘草8g，当归10g，赤芍10g，川芎10g，熟地20g，熟附子10g（先煎），黄芪30g。10天后患者血红蛋白升至70g/L以上，诸症缓解。

第二阶段：10月17日患者月经来潮，出现少腹部胀痛，经色紫暗夹有血块，舌淡暗苔少，脉弦涩。此冲任充盛，血行不畅；宜活血化瘀为先，予桃红四物汤合胶艾汤化裁：当归 10g，川芎 15g，熟地 20g，赤芍 15g，阿胶 10g（烊化），红花 10g，桃仁 10g，炮姜 10g，艾叶 15g。4 剂，1 日 1 剂，水煎服。患者月经量多，夹有血块，仅两日即净。

第三阶段：经后调护，建议患者适当加强食疗，嘱其炖当归生姜羊肉汤，坚持服用补铁制剂。

11 月初复诊，患者的血红蛋白已经升到 87g/L。

按： 崩漏，又名"崩中漏下"，指不在经期，忽然阴道大量出血，或持续淋漓不断出血。一般以来势急、血量多者为"崩"，来势缓而淋漓不断者为"漏"。崩和漏在临床上相互影响，机理相同，可以相互转化，故统称为"崩漏"。《素问·阴阳别论》云："阴虚阳搏谓之崩。"在《金匮要略·妇人妊娠病脉证并治》曰："妇人有漏下者，有半产后因续下血都不绝者，有妊娠下血者。"彭教授临证论治崩漏，推崇固本止血的方法，注重辨虚实之机。如本例患者，初期因大失血，出现气虚血亏之证。脾主统血，脾为后天之本，气血生化之源，大量失血，造成气随血脱，固本无源，生血无力。此时以温补气血为主，加附子扶助阳气，使气血有源生化，贫血得到了明显改善。其后患者月经来潮之时，气血充盛于冲脉和任脉，夹有瘀血，以实为主，则以祛瘀活血为主，务使气血运行通畅，而不碍生血。平时配合食疗和补铁对症处理，有益于患者较快康复，也是临床不可或缺的环节。

案二：青春期功能性子宫出血

李某，女，13 岁。患者 1 年前月经初潮后一直不规则，表现为月经先期，经期延长，淋漓不尽。就诊时症见：乏力，头晕，学习注意力不集中，多梦，面色萎黄，怕冷，舌淡苔薄，脉沉细。血红蛋白在正常范围内，妇科检查未见异常。辨证属于肾阳不足，冲任失调；治宜温阳补肾，益精养血。方药：熟附子10g（先煎），干姜10g，白术10g，茯苓15g，炙甘草8g，党参15g，女贞子15g，旱莲草15g，当归8g，巴戟天10g，山茱萸15g。7剂，每日1剂，水煎服。

二诊：服药1周后，以上症状明显减轻，患者自诉有咖啡色分泌物从阴道排除，舌淡苔少，脉弦。辨证属血虚夹瘀，脾肾亏虚；治宜活血养血，温补脾肾。方药：当归8g，赤芍10g，川芎10g，丹参15g，熟附子10g（先煎），阿胶10g（烊化），艾叶10g，炮姜10g，炙甘草8g，大枣10g。5剂，日1剂，水煎服。

三诊：诉月经已经停止，但偶有稍许咖啡色分泌物。考虑为脾肾亏虚、气不摄血引起，给予归脾汤加减善后，随访得愈。

按：崩漏出血之际宜用澄源塞流法，旨在澄清本源，辨证求因，审因论治，此为针对病因而立的止血方法，有别于西药单纯止血，是发挥中医优势的个体化治疗措施。论崩漏成因，有脾阳亏虚者，有肾气不足者，有血热妄行者，有瘀血内阻者，若单一盲目止血，可使塞而不止，或止辄复发。《蒲辅周医案》有载："若一见血崩，即用止涩之品，虽取效一时，恐随止随发。"本例青春少女，表现为乏力、头晕、面色萎黄、怕冷、舌淡苔薄、脉沉细，提示气血虚弱，法当温补。因肾为先天之本，肾虚则封藏失司，而造成冲任不固；脾为后天之本，如脾气旺盛，运化正常，方能统血摄血，同时生化有源，对肾虚也有所补救。因此，首诊从补肾健脾出发，以益精养血。当经行见咖啡色分泌物，为防止留瘀而导致病情缠绵难愈，选方用胶艾汤合生化汤养血和血。临证收效后，则继续益气补血巩固。纵观全局，扶正补虚贯穿始终，活血行瘀随证为法，体现了彭教授高超的辨治水平。

案三：青春期功能性子宫出血

蔡某，女，12岁。患者于2009年7月月经初潮，8日干净，周期基本规则，偶有两月一潮。2010年初开始经期延长，10～20天一潮，一般需服药血方止。3月底开始服补佳乐调月经周期，但调周期期间口服12片/天仍会出血。在2010年4月13日因不规则阴道流血2个月，于广州医学院第二附属医院治疗，诊断为：①青春期功能性子宫出血；②中度贫血。予以达力新、泰方抗炎，生血宁、力蜚能补血，补佳乐补充雌激素治疗。患者于2010年5月17日来门诊求治，诉：月经延长，经血点滴不止，乏力；口唇苍白，舌淡红，脉细。处方：党参15g，白术15g，云苓15g，柴胡8g，郁金15g，怀山药15g，山萸肉10g，益母草10g，阿胶10g（烊化），枸杞子15g，炙甘草8g。7剂，每天1剂，水煎服，日2次。

二诊：患者诉服药后，经量较前减少、色鲜红、少量血块，无痛经，纳寐可，二便调。舌淡胖苔白，左脉沉涩，右脉沉滑。处方：党参20g，白术20g，云苓20g，柴胡8g，枳壳15g，赤芍15g，熟附子8g（先煎），丹皮15g，益母草15g，怀山药15g，黄精15g，阿胶10g（烊化），炙甘草8g。7剂，服法同上。

三诊：月经量一般，少量血块，无痛经，色鲜红。舌淡苔白黄腻，脉微弦。处方：党参15g，白术15g，云苓15g，柴胡6g，枳壳 15g，赤芍 15g，熟附子 8g（先煎），枸杞子 15g，菟丝子 15g，桑椹子 15g，北黄芪 15g，山萸肉 15g，炙甘草 8g。7 剂。

服药后症状好转，月经停止，诉无明显不适，纳可，睡眠一般，二便调。舌淡胖红，苔薄白，脉细。复予四君子汤合四逆散加附子、北黄芪、枸杞子、桑椹子、田七片等药巩固。

按：崩漏之治，临床多遵"塞流、澄源、复旧"三法。妇科名家庞泮池教授指出："这个复旧不但包括补气血，养肝肾或养脾肾，还应包括平衡气血阴阳，解郁清热等治法在内。患者阴阳平衡，气血调和，促使恢复正常，都应称为复旧。"少女肾气稚弱，先天肾气不足，或命门火衰，封藏失职，冲任不约，以致经血非时而下。此外，肝主疏泄，肝气郁结，血不藏于肝，加之脾肾亏损，水不涵木，土亦不制，则肝阴暗耗，胞宫藏泻失常，引发崩漏。治疗上不仅要补益气血、健养脾肾，同时要疏肝解郁、调畅气机。方中党参、白术、云苓、北黄芪、怀山药治脾；山萸肉、枸杞子、黄精、菟丝子、桑椹子治肾；柴胡、枳壳、郁金治肝。三脏同调，使一身气血周流通畅，从而能较快地帮助患者建立起稳定的月经周期。

● 附：医案研究

　　彭万年教授学尚仲景，从事医疗、教学和科研一线工作 40 余年，在中医药治疗急危重症、糖尿病及其并发症等多种疑难杂症方面积累了丰富的诊疗经验，对复方应用、经方合用有着非常深刻的理解，临床运用有毒中药更具有独到的心得体会。为系统总结其经验，我们在不同时期对其医案进行了统计处理，以期全面了解和探讨彭教授的临证思路与用药特点。

一、从医案探讨彭万年教授临证学术思想

　　2012 年 3 月至 2013 年 11 月，我们共收集彭教授临床医案 3000 多份。为便于分析，最后纳入 646 例医案进行统计。对医案进行定性的数据录入后，通过 SPSS17.0 进行了频次、频率的统计。

　　我们排除了 646 例医案中药性上存在争议且使用频次不高的药味，剩下 102 味中药。102 味药物中党参、炙甘草、白术、茯苓出现频率居前四位，分为 99.5%、99.2%、98.3%、98.1%（表 1），而温阳药物如熟附子、菟丝子、山萸肉、杜仲出现的频次、频率也较高。这体现出彭教授善用温阳药味的特点，也是彭教授扶阳气、保胃气思想的体现。

　　在表 1 中，三棱、莪术、知母、石膏出现的频次皆为 1，频率皆为 0.15%，这体现出彭教授辨病情、病性用药的思维。三棱、莪

术是破血力强的药物，石膏、知母是大寒性的药味，一定要在严格的应用指征下才能使用。而这些药味频率的不同，恰恰说明了彭教授临证时以辨证为主，从不刻板地生搬原方，辨证用药极为准确。一面是扶阳气、保胃气的温阳药味与四君子汤的大手笔应用，另一面是破血力强的三棱、莪术和大寒性的石膏、知母的小心谨慎地使用，这是彭教授用药中非常重要的一面。如果只从高频率地应用四君子汤、温阳药味，就武断地推导出彭教授只有保胃气、扶阳气一端，是对彭教授学术思想及临床经验的片面解读。

表1　102味药药性、用药频次、频率表

药味	药性	例数	频次	频率 / %
党参	平	646	643	99.5
炙甘草	温	646	641	99.2
白术	温	646	635	98.3
茯苓	平	646	634	98.1
柴胡	微寒	646	539	83.4
熟附子	大热，有毒	646	530	82.0
三七	温	646	432	66.9
丹参	微寒	646	394	61.0
山药	平	646	294	45.5
郁金	寒	646	264	40.9
菟丝子	温	646	262	40.6
山萸肉	温	646	225	34.9
杜仲	温	646	185	28.6
鸡血藤	温	646	160	24.8

药味	药性	例数	频次	频率／%
枳壳	微寒	646	155	24.0
赤芍	微寒	646	149	23.1
黄芩	寒	646	146	22.6
桔梗	平	646	117	18.1
玉米须	平	646	116	18.0
猪苓	平	646	107	16.6
枸杞子	平	646	78	12.1
防风	微温	646	72	11.1
黄芪	微温	646	54	8.5
白芷	温	646	47	7.3
木瓜	温	646	46	7.1
骨碎补	温	646	35	5.4
紫苏叶	温	646	35	5.4
香附	平	646	34	5.3
厚朴	温	646	29	4.5
干姜	热	646	27	4.2
益母草	微寒	646	26	4.0
川芎	温	646	26	4.0
菊花	微寒	646	24	3.7
丹皮	微寒	646	23	3.6
石菖蒲	温	646	21	3.1
巴戟天	微温	646	21	3.1
藿香	微温	646	20	3.1

药味	药性	例数	频次	频率 / %
木香	温	646	18	2.8
桂枝	温	646	18	2.8
陈皮	温	646	18	2.6
麻黄	温	646	17	2.6
海螵蛸	温	646	17	2.6
葛根	凉	646	15	2.3
当归	温	646	15	2.3
煅龙骨	平	646	14	2.2
荔枝核	温	646	13	2.0
黄连	寒	646	13	2.0
细辛	温，有小毒	646	12	1.9
煅牡蛎	微寒	646	11	1.7
白鲜皮	寒	646	11	1.7
远志	微温	646	10	1.5
玄参	寒	646	10	1.5
大枣	温	646	10	1.5
杏仁	微温，有小毒	646	9	1.4
太子参	平	646	8	1.2
沙参	微寒	646	8	1.2
牛膝	平	646	8	1.2
金银花	寒	646	8	1.2
桑椹	寒	646	7	1.1
麦芽	平	646	7	1.1

药味	药性	例数	频次	频率 / %
谷芽	平	646	7	1.1
鱼腥草	微寒	646	6	0.9
黄精	平	646	6	0.9
茵陈	寒	646	5	0.7
薤白	温	646	5	0.7
神曲	温	646	5	0.7
桑螵蛸	平	646	5	0.7
龙眼肉	温	646	5	0.7
连翘	微寒	646	5	0.7
法半夏	温，有毒	646	5	0.7
大黄	寒	646	5	0.7
夏枯草	寒	646	4	0.6
木蝴蝶	凉	646	4	0.6
苡仁	微寒	646	3	0.5
熟地黄	微温	646	3	0.5
肉苁蓉	温	646	3	0.5
莲子	平	646	3	0.5
瓜蒌皮	寒	646	3	0.5
地龙	寒	646	3	0.5
百合	微寒	646	3	0.5
泽泻	寒	646	2	0.3
五味子	温	646	2	0.3
火麻仁	平	646	2	0.3

续表

药味	药性	例数	频次	频率 / %
车前草	寒	646	2	0.3
草决明	微寒	646	2	0.3
阿胶	平	646	2	0.3
知母	寒	646	1	0.15
淫羊藿	温	646	1	0.15
辛夷	温	646	1	0.15
酸枣仁	平	646	1	0.15
石决明	寒	646	1	0.15
石膏	大寒	646	1	0.15
桑叶	寒	646	1	0.15
桑寄生	平	646	1	0.15
三棱	平	646	1	0.15
肉桂	热	646	1	0.15
何首乌	微温	646	1	0.15
女贞子	凉	646	1	0.15
莪术	平	646	1	0.15
独活	温	646	1	0.15
丁香	温	646	1	0.15
灯心草	微寒	646	1	0.15

以下将分别对彭教授学术思想进行阐述，并附统计数据说明。

1. 善用四君保胃气

彭教授认为，仲景实现保胃气的方法多种多样，对于胃气、胃阴、胃阳的平衡处理甚为关键。对于三阳证，更多的是平补胃气、胃阴、胃阳；对于三阴证，更多的是补阳气，如太阴、少阴病篇都强调脾阳的意义，且有脾肾双补的特点，常用药物为附子与干姜的配伍；少阳、少阴病篇则通过调枢机来实现护胃气。彭教授指出，从东汉到现代、从南阳到岭南，人们所处的时代、地域，拥有的生活方式都发生了很大的改变。一方面由于居住环境、卫生条件、出行方式的改变减少了外邪入侵的机会，另一方面由于气候潮湿、易饮凉茶、偏食油腻、久坐少行的特点又增加了正气不足的可能，所以正虚与邪存往往兼而有之。治疗的侧重点就应该有所变化，应是补胃气与祛水湿的平衡处理。彭教授常以四君子汤为基础进行加减化裁来实现这种平衡。

四君子汤见于《太平惠民和剂局方》，由人参、白术、茯苓、甘草构成。虽未出自《伤寒论》，却与仲景保胃气、祛水湿的用药思路非常相似。人参补胃气、益胃阴，白术健脾燥湿，茯苓健脾利湿，甘草益气和中。它既可保胃气又可祛水湿，是补利兼备的经典方，是仲景保胃气、祛水湿常用药物的灵活组合。彭教授认为，四君子汤既有仲景保胃气的特点，又符合岭南地域特色，可作为保胃气的首选方。在灵活加减方面，如脾胃气虚严重，可增加党参的用量或加黄芪；水湿较盛时，可增加白术、茯苓的用量或加猪苓；胃阳虚有水饮停滞时，可加入生姜，以达到温胃散水的目的；脾阳不足，下利明显时，可加干姜、附子等。

彭教授常以四君子汤为基础进行加减化裁。在我们收集到的646例医案中，有625例使用了四君子汤原方，使用频率为96.7%。具体结果见表2。

表 2 党参、白术、茯苓、炙甘草、四君子汤频次、频率表

药味或方剂	例数	频次	频率 / %
党参	646	634	98.1
白术	646	635	98.3
茯苓	646	634	98.1
炙甘草	646	639	99.2
四君子汤	646	625	96.7

仲景保胃气以补、利为主，还有畅枢之法。彭教授保胃气也不唯四君子一方。在五行中脾胃属土，脾土虚则肝木乘之，肝乘脾土，脾胃升降失序，则运化失职，气血生化无源。所以调畅肝胆气机，使木土调和，则有益土运，这是中医不唯局部而整体调治的体现。彭教授在临床工作中常应用小柴胡汤、四逆散，达到清疏胆郁、疏肝理气、调畅枢机的目的。在脾胃气虚证的基础上，如有口苦、咽干、目眩、胸胁苦满等胆火内郁的症状，可选用柴胡和黄芩的配伍实现疏利胆气；如兼有手足不温，或腹痛，或泄利下重，或胁肋胀闷等阳郁、肝脾不调的症状，可选用四逆散来调畅枢机、疏肝理脾。

在我们收集的 646 例医案中，四君子汤与柴胡、黄芩的并用多达 140 次，频率为 21.7%；与柴胡、郁金的配合达 253 次，频率为 39.2%；四君子汤与四逆散配合频次为 139 次，频率为 21.5%，具体数据见表 3。这体现出彭教授对保胃气思想的独特见解，是对调枢机、护胃气理念的诠释，是中医天地人三才一体观、脏腑整体观的实践，是对仲景保胃气思想的坚定而有效的落实。

表3 四君子汤或与三方药合用频次、频率表

药味或方剂	例数	频次	频率/%
四君子汤	646	625	96.7
四君子汤 + 柴胡 + 黄芩	646	140	21.7
四君子汤 + 柴胡 + 郁金	646	253	39.2
四君子汤 + 四逆散	646	139	21.5

2. 温肾健脾扶阳气

仲景非常重视脾肾阳气的意义，脾肾双补主要采用的是四逆汤。该方由附子、干姜、炙甘草组成。无论是太阴虚寒的腹满而吐、自利、腹痛，少阴寒化的四肢厥冷、欲吐不吐、下利清谷，还是阴盛格阳的不恶寒反发热、面色赤，都反映出病势急，病情重，所以仲景采用附子与干姜的配伍达到急温脾肾阳气的目的。彭教授继承仲景的扶阳气思想，在临床工作中经常应用温补药味。在诸多温补药味中高频次地应用熟附子是彭教授非常重要的特色。

表4、表5的统计中，寒凉性中药使用了32味，1834频次。温热性质的中药共使用了43味，3548频次。温热与寒凉药味在数量、频次、频率之间有不小的差距，这是彭教授重阳气、扶阳气的体现。而表6更是简洁、集中地体现了这样的特色。

表4 寒凉性药味用药频次、频率表

药味	药性	例数	频次	频率/%
柴胡	微寒	646	539	83.4
丹参	微寒	646	394	61.0

续表

药味	药性	例数	频次	频率 /%
郁金	寒	646	264	40.9
枳壳	微寒	646	155	24.0
赤芍	微寒	646	149	23.1
黄芩	寒	646	146	22.6
益母草	微寒	646	26	4.0
菊花	微寒	646	24	3.7
丹皮	微寒	646	23	3.6
黄连	寒	646	13	2.0
煅牡蛎	微寒	646	11	1.7
白鲜皮	寒	646	11	1.7
玄参	寒	646	10	1.5
金银花	寒	646	8	1.2
沙参	微寒	646	8	1.2
桑椹	寒	646	7	1.1
鱼腥草	微寒	646	6	0.9
连翘	微寒	646	5	0.7
大黄	寒	646	5	0.7
夏枯草	寒	646	4	0.6
地龙	寒	646	3	0.5
瓜蒌皮	寒	646	3	0.5

药味	药性	例数	频次	频率 /%
苡仁	微寒	646	3	0.5
百合	微寒	646	3	0.5
草决明	微寒	646	2	0.3
泽泻	寒	646	2	0.3
车前草	寒	646	2	0.3
灯心草	微寒	646	1	0.15
石决明	寒	646	1	0.15
桑叶	寒	646	1	0.15
石膏	大寒	646	1	0.15
知母	寒	646	1	0.15

表5　温热性药味频次、频率表

药味	药性	例数	频次	频率 /%
炙甘草	温	646	641	99.2
白术	温	646	635	98.3
熟附子	大热	646	530	82.0
三七	温	646	432	66.9
菟丝子	温	646	262	40.6
山萸肉	温	646	225	34.9
杜仲	温	646	185	28.6
鸡血藤	温	646	160	24.8

续表

药味	药性	例数	频次	频率/%
防风	微温	646	72	11.1
黄芪	微温	646	54	8.5
白芷	温	646	47	7.3
木瓜	温	646	46	7.1
骨碎补	温	646	35	5.4
紫苏叶	温	646	35	5.4
厚朴	温	646	29	4.5
干姜	热	646	27	4.2
川芎	温	646	26	4.0
石菖蒲	温	646	21	3.1
巴戟天	微温	646	21	3.1
木香	温	646	18	2.8
桂枝	温	646	18	2.8
陈皮	温	646	18	2.8
麻黄	温	646	17	2.6
海螵蛸	温	646	17	2.6
当归	温	646	15	2.3
荔枝核	温	646	13	2.0
细辛	温	646	12	1.9
大枣	温	646	10	1.5
远志	微温	646	10	1.5

续表

药味	药性	例数	频次	频率 /%
杏仁	微温	646	9	1.4
薤白	温	646	5	0.7
神曲	温	646	5	0.7
龙眼肉	温	646	5	0.7
法半夏	温	646	5	0.7
肉苁蓉	温	646	3	0.5
熟地黄	微温	646	3	0.5
五味子	温	646	2	0.3
肉桂	热	646	1	0.15
何首乌	微温	646	1	0.15
淫羊藿	温	646	1	0.15
辛夷	温	646	1	0.15
独活	温	646	1	0.15
丁香	温	646	1	0.15

表6 大热大寒药味使用频次、频率表

药味	药性	例数	频次	频率 /%
熟附子	大热	646	530	82.0
干姜	热	646	27	4.2
石膏	大寒	646	1	0.15
知母	寒	646	1	0.15

我们可以用"冰火两重"来形容表6的特点，火极多，冰极少。熟附子的频次为530，频率为82.0%；干姜的频次为27，频率为4.2%。而大寒性的石膏、寒性的知母频次皆为1，频率皆为0.15%。大热熟附子的频次是大寒石膏的530倍，热性干姜的频次是寒性知母的27倍，而石膏与知母仅各有1例。这说明了一点：敢用、常用熟附子是彭教授主要的扶阳特色。但我们必须说明，扶阳并非彭教授治疗的全部内容，石膏、知母也在表中就说明了这一点。

最初跟师学习时会产生这样的疑问：高频率应用大热且有毒的熟附子会不会矫枉过正？随着跟诊次数的增多，亲历的显效医案也在增多，这样的疑问已消除。我们从以下四点来解答这个疑问：

第一点，有是证用是方。中医强调辨证论治，如患者表现为脾肾阳虚的证型，熟附子的应用自然无可非议。所以彭教授在临证时遇脾肾阳虚的证型往往提笔即书熟附子。

第二点，有是症用是药。需要特别强调的是此"症"非彼"证"。其实这点也不难理解，中医虽然以辨证论治为主，但历来都不排斥"对症治疗"。熟附子应用频次、频率如此之高，并不是因为530例医案都属于百分之百的脾肾阳虚证型，而是530例医案中都或多或少地存在着某些脾、肾阳虚的症状。如脾阳虚表现为食少，腹胀，腹冷腹，喜温喜按，畏寒怕冷，四肢不温，面白少华，口不渴，大便稀溏，甚至完谷不化，肢体浮肿，小便短少，白带清稀量多，舌淡胖有齿痕，舌苔白滑，脉沉迟无力等症；肾阳虚常有腰膝酸冷痛，面白，畏寒肢冷，下肢尤甚，精神萎靡，性欲减退，男子不育，女子宫寒不孕，久泄不止，五更泄泻，小便频数清长，夜尿频多，舌淡苔白，脉沉细无力等症。脾、肾阳虚证型中共有的症状为：畏寒，肢冷。中医教科书中常常以这两个症状为金标准来判断阳虚证型，但临床医案并非都像教科书那样的典型。例如：患者腹部轻微冷痛，并无畏寒、肢冷的症状，根据教科书该医案的辨证也许不包括脾阳虚的内容，但其脾阳虚的一面却不能忽视。再如：患者小便频多尿清，无明显的畏寒肢冷，根据教科书该医案的辨证也许不包括肾阳虚的内容，但其肾阳虚的一面却潜藏。这是临床常见的现象，某些阳虚症状并不是现有证型能够完全包括的，但它们却实实在在地存在。这微小的阳虚症状也许不能反映疾病现有的矛盾，却映射出人体阳气消耗的趋势，暗示着疾病的发展与转归。所以即使阳虚症状现在不占主要地位，医者也应急护阳气。彭教授对这些微小的阳虚症状十分警惕，强调应及时顾护。李时珍在《本草纲目》中对附子这样描述："乌、附毒药，非危病不用，而补药中少加引导，其功甚捷。"其实熟附子是温补脾肾的最高效的药品，故彭教授常使用熟附子来温补脾肾阳气，以达到见微知著、治病于未然的目的。

第三点，巧用熟附子。有是证、是症就应该应用熟附子。彭教授在应用熟附子方面有很多特色。有是证时，强调要"敢用"熟附子，必要时配合干姜，增强温补脾肾之力，可加大炙甘草的用量，在解附子毒性的同时增强温养功效；有是症时，强调用量、服用时间与配伍，熟附子要量少、久服，并与山萸肉等相配，可减少熟附子的燥性。从表 7 中可以看出，熟附子与山药配伍的频率最高为37.3%，熟附子与山萸肉的配伍达 28.2%，这也证明了上述的观点。

表7	熟附子、山药、山萸肉频次、频率表

药味	例数	频次	频率/%
熟附子	646	530	82.0
熟附子＋山药	646	241	37.3
熟附子＋山萸肉	646	183	28.2

第四点，有效性的评价。诊疗期间有部分患者反映，服药后虽症状明显好转，但却出现如眩晕、目眵增多、面赤、口咽干燥等"上火"的表现。彭教授认为，上述不适症状的出现如已表明病性发生改变，熟附子自然要停用。但大部分患者都以轻微眩晕、面赤、口咽干燥等症状为主，这是熟附子有效性的一种表现方式，与所谓的"副作用"不是一个概念。继续治疗后，这些症状会慢慢消退，患者整体状况较前明显改善。彭教授这种对熟附子有效性的独特评价并不是空穴来风。仲景在《金匮要略·痉湿暍病脉证治》白术附子汤方中云："一服觉身痹，半日许再服，三服都尽，其人如冒状，勿怪！"在《金匮要略·腹满寒疝宿食病脉证治》乌头桂枝汤方中云："其知者如醉状，得吐者为中病。"这里的"冒状""醉状"都是服用附子、乌头后引起的，仲景以"勿怪""知者"来说明这是治疗后的正常反应，而非副作用。"上火"的表现可以说明治疗的有效性，但不出现不代表治疗无效。其实出现与否与患者的体质、病情、病性、病势、耐受情况、气候、情志、饮食都有或多或少的关系，并不是单一因素作用的结果。彭教授认为，在临床工作中既不能把所谓的"上火"都毫无原则地归为副作用，也不能把

"上火"作为评价熟附子有效性的唯一指标，这只是熟附子有效的一种表现方式。

以上阐述的是彭教授在温补药味选择上的特点，即善用熟附子。在复方的选择上，彭教授善用八味肾气丸。

八味肾气丸见于《金匮要略·血痹虚劳病脉证并治》："虚劳腰痛，少腹拘急，小便不利者，八味肾气丸主之。"八味肾气丸由地黄、山药、山萸肉、泽泻、牡丹皮、茯苓、桂枝、附子组成。原方中地黄为八两，是用量最大的药味；山药、山萸肉用量其次，均为四两；牡丹皮、茯苓、泽泻为三两；桂枝、附子用量为一两，其中附子要求用炮制过的。方义以附子大辛大热之品，配桂枝辛温通阳之药，二药相伍，温肾益阳；地黄滋阴补肾，山萸黄、山药补肝脾而益精血。益阳与滋阴相合，补肾填精，温肾助阳，可借阴中求阳而增补阳之力，而阳药利于阴药之柔润则温而不燥，阴药利于阳药之温通则滋而不腻，二者相得益彰。泽泻、茯苓有利水之功，丹皮有活血化瘀的功效，三药寓泻于补中，达到祛邪扶正的作用。从方药组成及用量看，滋阴之力明显大于扶阳之功。但从主症来看，肾阳虚却是病机的主要方面。方药组成与病机之间似乎存在矛盾，很多医家都对其进行了解释。《医宗金鉴·删补名医方论》曰："此肾气纳桂、附于滋阴剂中十倍之一，意不在补火，而在微微生火，即生肾气也。"阳药用量少而阴药用量多，恰恰非为峻补元阴而设，只为微微生肾之火，鼓舞肾气，即"少火生气"之义。

彭教授认为，八味肾气丸虽无四逆汤扶阳救逆之能，却有微微生火之性，可作为非急救状态下扶温脾肾的首选方。在八味肾气丸中，彭教授最常用的是熟附子与茯苓，在收集的病例中，二味药使用频率分别为 82%、98.1%。这是因为岭南地区多湿，应用八味肾气丸需灵活变通。茯苓既可健脾又可祛湿，对于岭南地区多脾虚湿阻的证型很适用。而"泻于补中"的泽泻、茯苓则应根据水饮湿邪的轻重随证加减，应减少或不用滋腻的熟地。彭教授在 646 例医案中，只有 3 例使用熟地。具体统计结果见表 8。

表 8　八味肾气丸药味用药频次、频率表

药味	例数	频次	频率 /%
熟附子	646	530	82.0
桂枝	646	18	2.8
熟地黄	646	3	0.5
山药	646	294	45.5
山萸肉	646	225	34.9
茯苓	646	634	98.1
牡丹皮	646	23	3.6
泽泻	646	2	0.3

3. 阳中益阴存津液

仲景在《伤寒论》中示人很多存津液的方式，如：太阳病篇的汗法是通过益胃阴、控汗量、防止津液受损实现的，桂枝加附子汤则以扶阳固表的方式实现存津液；阳明病篇，在清热、下实的过程中通过直接补益胃阴、中病即止的手段来实现存津液，猪苓汤中清利与滋阴并用、阳明急下三证都体现了仲景对于津液的重视；少阳病篇有通过调枢机使津液和的方式；对于三阴证篇，虽然少阴病篇也有黄连阿胶汤、猪苓汤的清利、滋阴并行法，承气类汤的急下存阴法，但四逆汤的温肾健脾法才是存津液的重要方式。津液的生成需脾阳的运化，津液的上潮依赖肾阳的蒸发，津液的输布需三焦的通畅、肺的宣降。脾失健运、肾失蒸化可导致津液生成、上潮不足，三焦、肺脏失畅可影响津液输布，形成津液局部、整体的绝对或相对不足。所以，脾肾阳气、三焦、肺对于人体津液有非常重要的作用。

彭教授认为，岭南虽多湿，但过度地采用祛除水饮痰湿之法，不仅不能使湿化饮去，反会徒伤脾肾阳气、津液。对于此类津伤，仲景使用扶阳益阴、调畅枢机法给后学很大启发。因此，临证时彭教授扶阳益阴多予四君子汤与八味肾气丸加减，四君子、八味肾气丸的应用可使津液生化有源，这更适合于津液绝对不足的情况。由于三焦失畅、肺失宣降引起的津液相对不足，小柴胡汤可畅通气道、水道，实现"上焦得通，津液得下"的效果。

4. 三脏同调治水湿

岭南多湿，对于湿邪的治疗是医者必修的功课。彭教授认为，仲景在祛湿方面强调肺、脾、肾三脏同调。

肺通过散敛肃降，使卫携营阴之气散布津液于内外之间，从而濡养滋润全身。在《伤寒论》中肺气的散敛肃降，可通过细辛、五味子、杏仁等药物来实现。中焦重脾气、脾阳，脾胃阳气充足，中焦之湿得化，可依据阳气与水湿之邪的比例来调整补气健脾和燥湿利湿药物的比例，苓桂剂群、理中丸所示的方与方之间的变化就是最好的教材。肾脏重阳气，它是人体津液生成、输布最重要的动力，通过温补肾阳、化气利湿可达到阳气转运、下焦寒湿自去的目的。当然无论强调肺、脾、肾哪一脏器的功能，都不可能忽略相互之间的关系。仲景更多的是指整体功能的调节，如肾阳不足、水气泛溢的真武汤也有健脾燥湿之药白术的应用。

彭教授在临床治疗湿邪为患的疾病过程中，常根据证型的特点决定调理的重点脏腑，且兼顾其他二脏在治疗水湿方面的作用，达到整体调节的目的。如水湿的病机因于肺气功能失调，在舒畅肺气方面，彭教授常使用杏仁、桔梗来宣降肺气。同时合以四君子汤，使脾气得健，则水湿无源。而桔梗载药上行的作用常可使四君子不唯健脾，在补益肺气上也有不逊之力。肺脾双补，标本兼治，可见一斑。如兼外感，可适当参入细辛等辛温之品，既可祛散外邪，又可调理肺气。对于脾虚蕴湿的证型，加大四君子汤中茯苓、白术的用量，能增强健脾燥湿之效。在此基础上注重肾脏对脾阳生成、肝胆对脾胃升降、三焦对水液运行的影响。在脾失健运的同时如伴有怕冷、腰膝酸软、小便清长、大便溏的症状，可增温补肾阳之品；如有肝胆气郁犯脾，伴有神情默默、胸胁苦满等症状时，可加入疏利肝胆、行气解郁之品，如小柴胡汤。所以四君子汤与小柴胡汤常合方使用。

对于肾阳不足的证型，如出现诸身关节疼痛、麻木等寒湿痹时，可选用附子汤加减；如水湿泛溢，可选用真武汤。根据肾阳不足，水湿泛溢的轻重程度适当温阳、祛湿。也可应用健运中州、调畅少阳枢机的药物。因脾属土，肾属水，土克水，适当健运脾气，可以运化水湿，畅行枢机，三焦水道通畅，则脾土与肾水相互协调，下焦肾阳温化，水饮痰湿自可祛除。所以，真武汤与四君子汤、四逆散常同时应用。

彭教授治水湿以三脏为中心合方应用，是对肺脾肾生理功能相关联系的应用，是对仲景学术思想深谙的结果，是活用经方的体现。

5. 气血双治化瘀血

彭教授认为，辨病情、病势是仲景处理瘀血的重要原则。对于血未瘀滞的状态，仲景常选用调理枢机法，因血、气、火、枢机之间的关系非常密切，气畅则血行；对于血瘀轻证，仲景善用活血之法，常选用桂枝通阳活血；对于瘀血重病如太阳蓄血证，常采用活血、破血、下血之法，且三者力度的把握尤为重要；对于血虚寒凝的治疗，则以当归四逆汤养血通脉、温经散寒。仲景在《伤寒论》中叙述的这四种瘀血状态及处理方式很适用于临床，即针对瘀血证要区别病情轻重、病势缓急。重、急证，自然选择水蛭、虻虫等破瘀活血之药味；轻证、缓证，则须应用较平和的活血化瘀药，如三七、丹参等。

彭教授临床工作中，常使用三七、丹参、鸡血藤这类活血药物。在收集的646例医案中，三味药物使用频次、频率如表9。其中三七应用频率最高，为66.9%。

表 9　常用活血化瘀药味频次、频率表

药味	例数	频次	频率 /%
三七	646	432	66.9
丹参	646	394	61.0
鸡血藤	646	160	24.8
三七 + 丹参	646	295	45.7
三七 + 丹参 + 鸡血藤	646	85	13.2

与此同时，彭教授非常重视水饮痰湿与瘀血阻滞之间的相互关系，对于其治疗，向来强调急证一定先急救，轻缓证则以畅阳气、调气机等扶正手段为主，祛邪手段为辅，以扶正来达祛邪的目的。彭教授认为，岭南人易有水饮痰湿之邪，水饮痰湿之邪既是气机不畅的产物，也可反过来加重气机郁滞的程度。气机不畅，血行受阻，则可出现瘀血证。病机的关键因素为气机不畅。所以彭教授对于瘀血的处理不单单从血分入手，气血双治是其主要的特色。在应用三七、丹参、鸡血藤这类活血药物的同时，调理气机以助血行是彭教授一贯的主张，调畅气机可采用小柴胡汤和四逆散。通过使用小柴胡汤，可以达到疏利肝胆、调畅三焦的目的，使脾胃气机升降有序，全身之气、火、水通路舒畅，气、水一畅，血瘀自然消散。四逆散是调节少阴枢机的方剂，可调理全身阳气的输布，阳气通畅则血行顺利。从收集到的646例医案来看，柴胡与黄芩的配伍、四逆散的应用在彭教授临床用药中占很大的比例。

6. 防重于治贯于实

饮食、起居等生活方式可以影响疾病的发生发展，反之生活方式的调节与药物一样也都可以作为防病治病的手段。临诊时，彭教授经常劝告患者尽量少吃煎、炒、油炸、寒、凉、生、冷等食品，早休息、多运动、调节情绪，并向患者不厌其烦地反复说明。其实这就是治未病，防重于治思想的落实。在药物方面，彭教授常用四君子与八味肾气丸加减，一个是健脾益气，一个是温肾固阳，一个是补先天之本，一个是补后天之本，二本坚固，百病何生？这是彭教授治未病非常重要的着眼点。对于生命重要物质气血精津液的补益更多的是强调补益间的平衡，而不是一味地偏补，均体现出了重要的防止疾病传变的思维。

二、彭万年教授处方运用有毒中药统计分析

2013年3月至2015年3月，我们收集彭教授门诊处方4000多份，随机抽取其中818份处方进行统计。将818份处方定性录入Excel表格后，通过SPSS15.0对处方中出现的有毒中药（指符合2015版《中国药典》规定的有毒中药）进行频次、频率统计分析。

818份处方中，出现《中国药典》（2015版）中的有毒中药共4味，分别为小毒中药川楝子、北（苦）杏仁，有毒中药半夏、附子。4味药物相关数据统计如表10、图1、图2所示。

表10   818份处方中有毒中药统计表

有毒中药	出现次数/次	用量/g
川楝子	1	10
北杏仁	12	10 ~ 15
半夏	5	15
附子	684	4 ~ 20

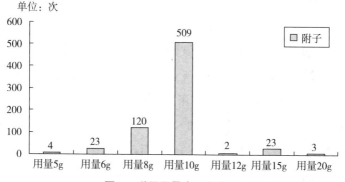

图1   附子用量出现频次图

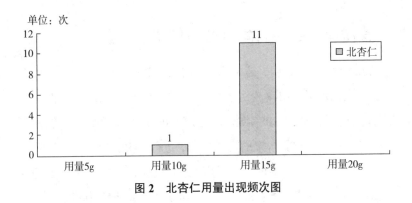

图2　北杏仁用量出现频次图

　　从表10中看出：818份处方中，出现次数最多的是附子，其次是北杏仁、半夏，川楝子出现1次；在用量上，附子使用量从4～20g不等，用量范围较大，北杏仁用量范围为10～15g，半夏用量为15g，川楝子用量为10g。

　　从图1和图2中可看出：附子使用量为5g的出现4次，用量为6g的出现23次，用量为8g的出现120次，用量为10g的出现509次，用量为12g的出现2次，用量为15g的出现23次，用量为20g的出现3次。而北杏仁用量为10g的出现1次，用量为15g的出现11次。

　　彭教授学尚仲景，临证善用、巧用经方治疗内伤杂病及各种疑难杂症，用药上注重保胃气、扶阳气、存津液、化瘀血。在具体药物的运用上，彭教授通过对患者望闻问切、辨证论治后是"有是证用是方""有是证用是药"，使用有毒中药虽少（818例处方中仅出现4种有毒中药），但非忌讳此类药物毒性而不用，且使用每每恰到好处，患者服后非但没有不适感，而且病痛能够很快缓解，达到治疗的目的。究其原因，与彭教授在处方中使用的药物及用药量、药物搭配有着很大的关系。

　　818 例处方中，明显可见附子使用次数最多，用量范围较大；余三种药物相比，北杏仁出现次数较多。因此，下面以附子、北杏仁为例，对彭教授运用有毒中药做简单分析。

　　附子性辛、甘，大热，有毒，归心、肾、脾经，有回阳救逆、补火救阳、散寒止痛的功效。附子在临床主要用于亡阳证、阳虚证、寒痹证。附子善于上助心阳、中温脾阳、下补肾阳，奏回阳救逆之功，善峻补元阳，益火消阴；虽性燥烈、有毒力猛，但能救治危难病证，故用处颇广。《中国药典》中附子的用量是 3～15g，标明先煎、久煎。

　　彭教授运用附子，首先，辨证论治，在辨明患者是阳虚有寒、寒热错杂等符合附子使用的情况下使用附子，这样达到温阳散寒的效果，而不会显现附子的毒性作用；其次，彭教授应用附子，通常是"先煎"，且给患者使用的附子，均是经过炮制。炮制过的附子毒性大大减弱，在"先煎"的基础上，根据患者体质，用量从5g到20g不等。通常 14 岁以下的小患者因年龄偏小，身体承受能力较弱，给予附子初始量为 5g，达到温阳效果且不会有燥热迹象，若能承受 5g 剂量，则可根据具体情况加量到 6g 或者维持原本剂量；一般体质偏弱的年轻女性或者年纪偏大的患者，彭教授经常予8～10g 的剂量，此类患者因平素工作压力或者生活压力过大的原因，脾肾亏虚，常感到四肢冰冷、心慌气短，加之体质偏弱、运动过少，药量过大恐过于燥热，8～10g 附子配伍其他健脾益气之品，既能达到温阳除湿有效，又能免于药量过大而燥热烦心；对于能够承受附子燥热之性、需长期服药的患者，彭教授经常给予 10g 或者更大的剂量（12g，15g），配伍适宜减燥药物，达到温补肾阳、补脾益气之功效。此外，彭教授曾给处方附子 20g，用量较大。此种情况患者阳虚甚，初始予附子 15g，诉服后没有出现燥热等异常感觉，手脚仍然冰凉、背部冷，彭教授在给予附子数次 15g 后，确定患者承受附子的能力，给予 20g，患者手脚冰凉、背部发冷的感觉逐渐减轻。

彭教授临床运用附子的数量范围之大，也正是反映了"证－效－毒"与"量－效－毒"的辩证统一。在准确辨证的基础上，根据不同的患者（儿童、老人、女子、壮年用药不同）、不同的体质（阳虚或者阴虚），甚至不同的季节（夏季少用附子，并配伍其他滋阴药物制约附子燥性，冬季适当多用以温阳），因人而异，因时用药。由此，"证－效－毒"与"量－效－毒"结合统一，在治疗过程中自然没有附子的不良反应。

在仲景运用附子时，通常配伍他药以达到治疗疾病，同时减轻附子毒性的目的。例如附子配伍甘草、蜂蜜等甘味药物，可以达到缓急制毒之效；附子辛热走散，配伍甘补扶弱之品如人参、黄芪等，可调正固本以制其毒；与干姜配伍，达到二药相互制约、协同增效的目的；而附子配以寒凉降泄之品，如大黄寒凉以制燥烈之偏，降泄以导热毒外出，可达减毒之效。彭教授对于附子的配伍，在遵循仲景配伍之法的基础上，加以健脾益气、活血化瘀等药，往往能较快解除患者的病痛。

在《中国药典》中，明确规定附子不宜与半夏、瓜蒌、瓜蒌子、瓜蒌皮、天花粉、川贝母、浙贝母、平贝母、白蔹、白及药物同用，"十八反"中亦有"半蒌贝蔹及攻乌"的说法，告诫临床用药时应避免使用上述药性相反的药物，以免增加毒性。但实际临床用药中，上述药物合用的情况亦有，尤以附子与半夏连用情况常见。曾有学者对《中医方剂大辞典》中方剂进行统计，发现半夏与乌头合用的方剂达 405 首。实际上，现代药理学实验表明附子与半夏合用并没有增加毒性作用：姜半夏与制附子的单煎混合剂与附子单煎剂相似，两药相配没有增毒作用，在常量下可以服用。仲景在《金匮要略》中的赤丸组方中就有半夏和乌头的配伍。彭教授在处方中，亦有附子与半夏合用之例，不但未见患者服用后有不适感，反而能促进疗效。彭教授认为，相反药物配伍，不是临床应用的绝对禁忌，在辨证论治的基础上谨慎使用，能够达到较好的效果。首先，"有是证用是方"，彭教授在附子与半夏的配伍中，认为治疗疾病的病机核心是"虚寒"和"痰湿"，二者不可缺一，半夏燥湿，附子温阳，一温一燥，阳复则湿可去，湿去则阳易复。其次，彭教授在两味药物的配伍中，重视炮制方法、用量比例、增效减毒药物的使用，在临床上应用的半夏为法半夏，附子为炮制后的熟附子，强调不可生用；用量方面，半夏与附子的比例约为 2：1。此外，处方中配伍适量甘草，达到增效减毒的功效。再次，彭教授强调药物服用方法上的循序渐进。

818 份处方中，北杏仁出现 12 次，出现次数虽少，但北杏仁作为有毒中药，它的使用仍然值得关注。

北杏仁主要功效是止咳平喘、润肠通便，《中国药典》（2015 版）规定苦杏仁的用量为 5 ～ 10g，入煎剂后下，不宜过量服用。在彭教授的处方中，北杏仁用量通常为 10g 或者 15g，虽与药典规定的用量有所出入，但在临床应用中，未出现患者反馈有不适感。北（苦）杏仁中的苦杏仁苷具有在水中可以溶解、能够分解的性质，苦杏仁苷在分解后可以产生毒性极强的氰氨酸，使用过多，则会中毒；苦杏仁苷在水中分解的温度是 30 ～ 40℃，温度过低，分解缓慢，温度过高，反而破坏其中蛋白酶活性，不易分解，产生毒性。彭教授开方时，通常叮嘱患者杏仁后下，患者遵医嘱在煎药后期加入北杏仁，能够在高水温的情况下抑制北杏仁毒性，从而安全服药，发挥北杏仁的正常功效。

在《伤寒论》中，杏仁的功效便体现在与不同药物的组方中。如麻杏类方，治疗咳喘、水饮病证，麻黄汤可为代表方。麻黄辛温宣肺利水，杏仁苦温降肺平喘，二药配伍，互制其偏，迅速缓解咳喘不利。再如桂枝加厚朴杏子汤，《伤寒论》第18条谓："喘家作，桂枝汤加厚朴杏子佳。"喘家用桂枝汤，必加厚朴、杏仁，两药相伍，增加降气通肠的作用。而麻子仁丸则是润肠通便的代表。彭教授在临床中，熟练活用仲景经方，对北杏仁的配伍亦有独到之处，常用其配伍麻黄、细辛，亦有配伍桔梗、陈皮，或配伍紫苏叶等。若前来就诊患者为脾肾虚弱者，因病久体虚、感受外邪，或者情绪波动，均可能引发痰饮咳嗽、气喘等症状，彭教授合以麻、辛开肺理表。麻黄、细辛组合在《伤寒论》中方见麻黄附子细辛汤，本治少阴阳虚兼太阳病，表里同治。其义麻黄解表寒，附子温肾阳，细辛佐助麻、附。患者有痰饮咳喘，加入北杏仁能降肺平喘，迅速缓解临床症状而不伤本。北杏仁配伍桔梗、陈皮，则因桔梗可开宣肺气、祛痰排脓，陈皮可理气健脾、燥湿化痰，三药相伍，能够很好地促使痰液快速排出，缓解不适。北杏仁配伍紫苏叶，可以在止咳的同时，行气宽中，更好地下气平喘。

总之，彭教授在运用有毒中药时，强调必须在准确辨证论治的基础上，结合病情，"顺用""逆用""相须合用""相反并用"，重视合理配伍，用量得当，注意理性对待及评价患者服药后出现的"效-毒"临界现象，为有毒中药临床安全运用提供了可操作、有意义、有价值的参考。

● 怀缅彭万年教授

上周一晚上，突闻彭万年教授去世，将近一周过去了，未能释怀，故提笔一记。

追　忆

彭教授原是广州中医药大学伤寒教研室的前辈，是我硕博导师李赛美教授同一教研室的同事。虽然没有直接教过我，但经常听说。

第一次接触彭教授，应该是某次研究生开题答辩会，我作为接送专家、端茶倒水的小弟，和彭教授有过联系；过程很顺利，只记得专家点评提问环节中，彭教授的发言娓娓道来，条理清晰，亲切和蔼。后来一次，是在做高脂血症的课题时，需要咨询彭教授在相关疾病上的见解，可能因一时事急，我直接打了电话给彭教授，电话很快接通，我心中一瞬惊喜，彭教授说他正在开着车；我赶紧长话短说，约了见面的时间、地点。从此，彭教授谦和、耐心的师德，给我留下深刻印象。

硕士毕业时，我对当时中医药环境中的诸多不良氛围产生不满，抱着曲线救国的思想，放弃进医院和高校，去了杰出校友朱拉伊先生创办的新南方集团做首届管理培训生。新南方是以中医药产业为主、多产业为辅的集团公司，其中青蒿药业、养和医药连锁已在新三板上市。当然，学了七年中医，基本功不能丢，我把执业医师注册在养和连锁旗下的紫和堂幸和中医门诊部，并在此出诊。而该诊所的馆长，即是朱总78级的同学：彭万年教授。

事实上，彼时的彭教授已经很忙碌。2013年校友刘良教授在澳门科技大学任校长后，曾让李赛美教授推荐伤寒教研室的教师来澳门任教，李老师在取得本人同意后，推荐了德才兼备的彭万年教授过去。彭教授在澳门讲课，但他从医几十年来积攒的那么多患者，不可能跟着他去澳门，于是彭教授在广州的门诊仍然继续，甚至有增无减。每到周一晚上和周六上午，紫和堂幸和中医馆门庭若市，前来就诊的患者挤到了大街上。而我作为半个内部员工，也经常被人委托帮忙挂彭教授的号。

作为刚刚毕业、坐冷板凳的年轻中医，当自己的出诊时间遇上彭教授出诊时，我们就去协助问诊。我也在那时开始间接地跟师了。门诊上，彭教授的患者绝非只有糖尿病、甲亢等内分泌疾病（我校伤寒教研室对应一附院的内分泌科），各种疑难杂症都有；而且，彭教授远比我们想象的出名，全国、甚至世界各地的患者纷至沓来。彭教授的处方，一般都是手写，然后助理再打到电脑上。因此，几十份过我手的处方，就成了我对彭教授学术经验初步的印象来源。我和李老师谈起此事时，她鼓励我道，彭教授临床经验丰富，多和彭教授学习。直到我博士毕业，将自己在紫和堂的门诊缩为每周一次，见彭教授的机会就少了。

学　术

彭教授的学生们写导师经验论文时，都会以师尊仲景、扶阳气、保胃气开头。纵然，仲景《伤寒论》中，即便是桂枝汤、柴胡汤，也确实是甘草、姜、枣、参等益气健脾配伍。但只要看看彭教授处方中首要三味的"党参、白术、云苓"和后面加的甘草，这就是最直接的宋代《太平惠民和剂局方》的四君子汤啊。当然，接下来可能出现的柴胡、白芍、枳壳、附子、干姜、甘草，作为经方中的四逆散、四逆汤，也是彭教授常用的配伍。但，时方的加减，或自拟方的加减，也至少占了处方一半的方药比例。因此，不能因为彭教授是《伤寒论》老师，就非要把他的处方往经方上套用；我反而觉得彭教授属于兼容并收的一派，这也体现了学院派中医应有的态度。

事实上，彭教授后期的处方，四逆散已经很少用的。相比枳壳，他更喜欢用桔梗宣通；也更喜欢用小柴胡汤的两味主药柴胡、黄芩来配伍，和解理气。当然，这三味药一用，有伤阳致虚之嫌，那么温补肾阳的附子、菟丝子、杜仲、山萸肉等就可选择用上了。而潜移默化之中，彭教授的治病思路也或多或少被我学习了，因为同出仲景，经方的底子我是比较熟的，学起来也相对容易一些。而现实中又确实很多肝郁脾虚的患者，于是，四君、四逆信手拈来，而类似的用方思路，我在李赛美老师那里也学到过……

常常听闻跟诊过彭教授的师弟师妹抱怨，说彭教授的方都是疏肝健脾的，跟诊两次就不想去了。类似这样的抱怨，可能中医界不同的老中医那里都会有不同的版本。比如温阳派都是用四逆汤，经方派都在开柴胡剂，补土派都是补中益气汤等。看起来简单是吧，那你去开开试试？之所以照猫画虎不来，是因为没有学到老中医处方中的加减配伍，即"君臣佐使"中"佐使"药的使用。我有跟诊的两次门诊，彭教授一共用到了 58 味药。除了常规温阳健脾、益气活血等，养阴、安神、利水、重镇、清热、燥湿、温润、凉血等众多类型的中药都有用到。比如彭教授常用的一个药对：田七、北黄芪，和它配伍的可能是益母草、玉米须、鸡血藤等。我想，既然寒温并用的底方已然很多，再加减的药物，绝对不是一症对一药这么简单，还是值得我们继续研究……可敬的是，我没见过彭教授开大方，他的处方药味在 10 ～ 15 味，以 12 味居多。而这些看似普通的处方，治好了千千万万的患者。有一次我碰到一个患者，她喝了彭教授的药之后，并没有很好的效果，但她并未质疑彭教授的医术："我没好，肯定是我的问题，因为在我之前、在我之后，我四五个朋友，不管得的是啥病，彭教授都给治好了！"

　　遗憾的是，我未能亲口询问彭教授，其药量中以 6g、8g、10g、12g、15g 居多，为何用 8 不用 9，用 6 不用 5 这种小细节，仅仅是以前的习惯，还是有其他深意。

诊 疗

　　彭教授看病还有一个特点，除了常规中医望、闻、问、切的四个环节外，还会给患者耐心讲解他所患疾病的病理病机和预后转归。这一环节在很多医生那里是没有的。除了医生没空之外，大家也觉得不必要：说了你也不懂，懂了也不一定能好。但这一点我是有学到并用在自己门诊的，因为我发现，如果患者对自己的身体、用药过程、疾病转归、服药变化等能提前有个了解，更有助于他们"知行合一"，让中药在该发挥作用的地方发挥作用。说得玄乎点儿，是授予患者正确的意念，帮助患者用"气功"（意念、专注力、想象等）来配合中药治病，效果会更好。

说得简单点儿，那就是跟患者说清楚了，患者就没那么害怕了。一方面，"恐惧是因为不知"；另一方面，中医讲肾主恐，消除了对疾病的恐惧，可以减少肾气的消耗，对身体有益。

可以看到，我从彭教授在做人、做事、学术、临床上，学到了很多东西。虽然我同彭教授并无师徒之名，甚至彭教授不一定能叫全我的名字——严格来说，我只能算他后辈校友或医生同事；但在他忙碌中不经意的言行，门诊中顺笔而下的处方，被学生总结经验发在知网上的论文……意外地影响了我。影响了我的言谈举止，影响了我的遣方用药，我心存感激。这说起来有点儿像我在中大研究外国哲学时所学到的一个理念：什么是真正的礼物？

礼　物

我们在现实生活中，当他人给予我们或我们赠予他人礼物时，总是源于或多或少的对过去的感激或对未来的期待。而礼物接受者把可以类比金钱的有形之物接受下来，会进入亏欠、补偿的经济循环和象征交换，从而礼物本身被取消了。

因此，"要想有礼物，就不该有互惠互利，不该有报答、交换、回礼，也不该出于亏欠"，一言以蔽之，建立在以等价交换为原则的理性计算的基础上的礼物都不是真正意义上的礼物。"礼物是某件你做了但你不知道你做了什么的事情，你不知道谁给出礼物，谁接受礼物，如此等等"。"真正的礼物"恰恰"在不在场中被给予"。
（Marion，1994）

我生命中，还有无数像彭教授这样的人，他们给出了礼物，没想过回报；而我接收礼物的时候，并不知道它的含义，直到它塑造成我现在的筋骨肌肉。这个社会上，有一辈子好吃懒做、无所事事的人，就有一辈子勤勉工作、终日忙碌的人。去年年底开业的新南方中医研究院，聘请彭万年教授领衔开展中药治疗危重症的研究。彭教授在去世前一两天，还在出门诊。对于他来说，白天持续工作、看诊到晚上十一二点很常见。朱总曾多次提过，劝彭教授少点儿工作，多歇一歇。但我知道，像彭教授这样勤勉的人，是停不下来的。"春蚕到死丝方尽，蜡炬成灰泪始干"，说的就是他们。

事实上，去年9月10日教师节当晚，我就是和朱总、彭教授一起吃的饭。

怀　缅

我最后一次见彭教授，是在2018年3月4日，养和医药连锁紫和堂名医专家新春茶聚上。彭教授一如既往地神采奕奕，来去匆匆。

而现在，彭教授驾鹤西去，愿天堂没有看不完的患者，愿彭教授安息。而这俗世上，肯定还有众多不能忘怀、默默怀缅他的人。

"知人者智，自知者明……不失其所者，久也；死而不忘者，寿也。"（《道德经》第三十三章）

邓烨

2018年5月6日